Dr. med. Christian Steiner

Zeit der Plagen?

Warum chronische Symptome zunehmen
und was die Holopathie dagegen tun kann.

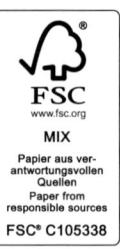

Dieses Buch beschreibt die Erfahrungen und Erkenntnisse des Autors mit der von ihm entwickelten Methode der *Holopathie*. Der Autor hat den Inhalt dieses Buches sorgfältig recherchiert und geprüft. Dieses Buch beabsichtigt jedoch nicht, ärztlichen Rat oder den Arztbesuch zu ersetzen. Eine Haftung des Autors für Personen-, Sach- und Vermögensschäden ist ausgeschlossen

1.Auflage August 2011
© 2011 Dr. Christian Steiner, A-9073 Viktring, der.holopath@gmail.com
ISBN 9 783 84237937 4

Inhalt

Vorwort

„Es gibt nur eine Medizin, nämlich diejenige, die dem Patienten am besten hilft".
Diesem Zitat meines verehrten Lehrers Prim. M. Dorcsi (Begründer der
österreichischen Homöopathie) wäre eigentlich nichts hinzuzufügen –
allerdings würde das einen funktionierenden Dialog zwischen den derzeitigen gegensätzlichen Strömungen der Heilmethoden – Schulmedizin
und Alternativmedizin – voraussetzen.

Schon diese heute gebräuchlichen Bezeichnungen drücken eine latente Spannung aus: Durch „Schul"-Medizin wird eine verstaubte Institution suggeriert, die nicht mehr viel zu bieten hat, während das alleinige
Heil bei den „Alternativen" liegt. Diese Sicht ist natürlich genauso falsch,
wie die umgekehrte, dass die „Schul"-Medizin die einzig wahre, wissenschaftlich legitimierte Form der Heilkunst ist.

Als einen ersten kleinen Beitrag zur Entkrampfung möchte ich daher
im vorliegenden Buch den Begriff „Schulmedizin" durch den neutrale-
ren der „klinischen" bzw. „universitären" Medizin ersetzen – ebenso
„Alternativ-" durch „Komplementär"-Medizin.

Der zweite – hoffentlich wesentlich substanziellere – Beitrag ist dieses Buch selbst. Denn die Auseinandersetzung zwischen klinischer und
komplementärer Medizin ist keine akademische. In Wirklichkeit wird sie
auf dem Rücken der Patienten ausgetragen und sie sind es auch, die
dafür büßen müssen, wenn ihnen Test- und Diagnosemöglichkeiten
vorenthalten werden, die eine Frühdiagnose und möglicherweise Verhü-
tung schwerwiegender chronischer Krankheiten ermöglichen – nur weil
diese Diagnosen aus dem Bereich der Komplementärmedizin stammen.

So wird auf diese Weise von klinischen Medizinern im Regelfall der
Einfluss des Tschernobyl-Fallouts auf den Patienten ignoriert (obwohl es
Berechnungen zur statistischen Steigerung der Krebsrate gibt [1]) – weil
(Gottseidank!) noch kein Geigerzähler tickt. Geeignete Methoden der
Komplementärmedizin – wie die in diesem Buch beschriebene *Holopathie*
können diese Belastung jedoch schon lange vor dem Ausbruch einer
Tumorerkrankung erfassen und – was noch wichtiger ist – geeignete
Ausleitungsverfahren durch Antioxidantien und seltene Erden vorschla-

---

[1]„Nach diesen Modellen (Anm.: lineare Dosis-Wirkungsbeziehung) wird bis 2065 in
Europa mit ungefähr 16.000 Fällen von Schilddrüsenkrebs und 25.000 Fällen von
anderen Krebsarten als Folge der Tschernobyl-bedingten Strahlenbelastung gerechnet."
Zitat Wikipedia, abgerufen am 28.2.2011

gen. Denn bei den – strahlenmedizinisch gesehen – geringen Belastungen, denen wir derzeit ausgesetzt sind, geht es gar nicht so sehr um die Vermeidung von Krebs, sondern eine allgemeine Steigerung der Immunität und der Selbstheilungskräfte: Obwohl der Durchschnittspatient nur mit winzigen (klinisch-medizinisch eben unmessbaren) Mengen an Plutonium, Strontium oder Cäsium belastet ist, steigert deren Ausleitung bzw. Neutralisierung durch die Holopathie Leistungsfähigkeit und Allgemeinbefinden zum Teil beträchtlich – einfach deshalb, weil radioaktive Schwermetalle (vor allem Plutonium) für das Energiesystem des Menschen auch in minimalster Dosis eine Belastung darstellen.

Da es aber laut universitärer Medizin gar kein Energiesystem des Menschen gibt, ist dieser Sachverhalt für die klinische Medizin irrelevant. Patienten mit gestörter Abwehr – Allergiker, Patienten mit chronischen Entzündungen oder Autoimmunerkrankungen wie Hashimoto oder Polyarthritis könnten von der beschriebenen Verbesserung des Immunsystems entscheidend profitieren. Sie müssen jedoch dafür büßen, dass von offizieller Seite entsprechende komplementärmedizinische Diagnose- und Ausleitungsverfahren wie die Holopathie bestenfalls ignoriert, im schlimmeren Fall aktiv bekämpft werden.

Über die Auswirkungen der – von der klinischen Medizin ebenfalls praktisch ignorierten – anderen entscheidenden Umweltbelastungen, wie permanenter Elektrosmog, Schwermetalle, Spritzmittel, Nahrungsmittelzusatzstoffe und die Rolle von akutem und verdrängtem Dauerstress wird hier ebenfalls noch ausführlich die Rede sein. Auch über den Preis, den die Patienten dafür zahlen müssen.

Natürlich werden wir uns auch mit den – beschränkten – Möglichkeiten, vieler komplementärmedizinischer Methoden beschäftigen, mit diesen Belastungen fertig zu werden. Dabei handeln einige Kapitel davon, wie die Holopathie diese Beschränkungen überwindet.

Dieses Buch soll also aufzeigen, was in der Komplementärmedizin heute möglich ist. Letztlich aber ist es auch dazu gedacht, einen „Dialog unter Freunden" zu fördern – aufzuzeigen, wie viel wir einerseits der universitären Medizin verdanken, wie viel aber auch diese – und noch mehr die Patienten mit chronischen Symptomen und/oder Krankheiten – von einer Weiterentwicklung der Komplementärmedizin wie der Holopathie profitieren könnten.

Natürlich wollen wir dabei die Stärken der einzelnen Verfahren – auch und besonders der klinischen Medizin – gebührend würdigen. Bei einem ehrlichen Dialog muss es aber auch möglich sein, schonungslos alle Schwächen aufzudecken. Die größte Schwachstelle des klinisch-medizinischen Systems ist die große Anzahl von Menschen mit chronischen Symptomen bzw. Patienten mit chronischen Krankheiten. Das steht anscheinend in totalem Widerspruch zu den Erfolgen der modernen Medizin, die wir tagtäglich erleben:

2008 betrug die durchschnittliche Lebenserwartung eines Neugeborenen in Österreich 80,4 Jahre[1]. Im 19. Jh. waren es 35,6 Jahre[2], noch 1920 58 Jahre (für Frauen jeweils 4-6 Jahre mehr). Ein klarer Beweis für die Besserung der Lebensbedingungen und den Fortschritt der Medizin.

Die heutige Medizin ermöglicht durch Notfallmedizin, Geburtshilfe, moderne OP-Techniken und Medikamente ein hohes Maß an Sicherheit und Gesundheit. Unfälle, schwere Geburten, die meisten chronischen Krankheiten – sogar Krebs – und das Alter haben weitgehend ihren Schrecken verloren.

Auch die Lebensqualität ist enorm gestiegen: Noch nie gab es so viele Leute aller Altersgruppen – besonders unter den (Früh-) Pensionisten! – die Nordic Walken, Joggen, Bergwandern oder andere Sportarten betreiben, noch nie zuvor hatten die Reform- und Biokostläden derartige Umsätze. Paradiesische Zustände also?

Man braucht sich nur im Familien- oder Bekanntenkreis umzuhören, um das Bild zu revidieren: Die erwähnten rüstigen Senioren benötigen (fast) alle eine Handvoll Medikamente, um den Blutdruck, die „Nerven", die Schilddrüse und, und ... zu kontrollieren. Aber auch vielen „Middleages" geht es nicht wirklich gut: Irgendein „Weh" plagt nahezu jeden: Abgespanntheit, Leistungsschwäche, Müdigkeit, Infektanfälligkeit, Verspannungen, Kopfschmerzen, Schlaflosigkeit u.v.a.m. sind die – meist chronischen – Symptome.

Die Zahl der „diffusen", – klinisch-medizinisch keinem Organbefund zugehörigen Beschwerden nimmt ständig zu. Dazu kommen noch die „echt" chronisch Kranken. Diese machen – je nachdem, wen man fragt – 20-40% der Bevölkerung aus. Nach einer österreichischen Erhebung ist sogar jeder mehrfach in seinem Leben chronisch krank. Wobei auch Kinder und Jugendliche keine Ausnahme bilden: Bereits 20% von ihnen gelten als chronisch krank (alle Angaben: Siehe Kapitel 1.2.3).

Zahlreiche weitere Zahlen (siehe Kapitel 1) zeigen ebenfalls sehr deutlich, dass chronische Krankheiten und Befindlichkeitsstörungen das große und ungelöste Problem unseres Gesundheitssystems darstellen.

---

[1] Österreichisches statist. Zentralamt

[2] www.pro-heraldica.de/genealogie/.../lebenserwartung/

Warum ist das so? Sind chronische Krankheiten und Symptome eine Art Schicksal, das jede Gesellschaft eben hinnehmen muss? Ist echte Heilung, die keiner weiterer Medikamente und Therapien bedarf, das Privileg einiger Auserwählter oder reine Glückssache?

Ich glaube das nicht.

Für das Unvermögen der universitären Medizin, echte Gesundheit für jeden zu ermöglichen, muss es handfeste Gründe geben. Diese können nicht nur in den Genen oder ungesunden Lebensgewohnheiten liegen – zu viele Menschen sind heute trotz unauffälliger Familienanamnese und bewusster Lebensführung von irgendeinem chronischen Gesundheitsproblem betroffen.

Auf der anderen Seite muss es ebenso Gründe geben, warum viele komplementärmedizinische Therapeuten bei eben denjenigen chronischen Krankheiten und Störungen erfolgreich sind, bei denen die Schulmedizin versagt. Das bequeme Standardargument der Schulmedizin hierzu ist der Placebo-Effekt: Alles beruht auf Einbildung. Allerdings – selbst wenn es stimmen sollte, dass es Einbildung ist, die Millionen Menschen durch die Komplementärmedizin Linderung oder oft sogar Heilung verschafft hat – warum tritt dann die Schulmedizin so häufig als erbitterter Gegner der Komplementärmedizin auf, anstatt die segensreiche (angebliche) „Einbildung" im Interesse der Patienten zu fördern?

Ich musste dies selbst 2007 erfahren, als die Ethikkommission des Landes Oberösterreich eine wissenschaftliche Überprüfung der Holopathie durch Doppelblindstudie[1] in einem großen REHA-Zentrum untersagte. Begründung: Unwissenschaftlichkeit. Was allerdings an einer Doppelblindstudie nach internationalen, wissenschaftlichen Kriterien unwissenschaftlich sein soll, hat die Ethikkommission nie verlauten lassen. Ein beispielloser Willkürakt, der die Voreingenommenheit der Kommissionsmitglieder beweist, die mit ihrer präpotenten, begründungslosen Ablehnung geltendes Recht gebrochen haben.

Warum ruft es so große Aufregung hervor, wenn Vertreter einer energetischen Methode ernsthaft versuchen, ihre Methode nach schulmedizinischen Maßstäben zu beweisen? Warum werden die Erfolge der Komplementärmedizin als eine Art Schwindel (wenn auch zum Wohle

---

[1] Weder Arzt noch Patient wissen, ob eine Therapie echt oder Placebo ist. Der Versuchsleiter kann jedoch die Ergebnisse der „echten" (Verum-) und der „falschen" (Placebo-) Gruppe vergleichen. Mittels statistischer Methoden lässt sich somit beweisen, ob eine Methode einen therapeutischen Effekt aufweist oder eben nur auf Placebo beruht.

des Patienten) dargestellt? Warum also können universitäre und Komplementärmedizin nicht auf Augenhöhe miteinander kommunizieren?

Sollten die Gründe dafür womöglich die gleichen sein, warum die universitäre Medizin bei chronischen Störungen und Erkrankungen so häufig versagt? Wenn ja – was sind diese Gründe?

Die Antwort ist eher einfach: Es liegt am Weltbild der klinischen Medizin, das letztlich den Menschen als eine zwar komplexe – aber eben doch nur rein biochemisch funktionierende Maschine ansieht. Leben *ist gleich* Chemie sowie klassische Mechanik[1], Lebenskräfte – das Chi der Chinesen – und ganz besonders natürlich Bewusstsein und Geist sind die *Folge* der biochemischen und mechanischen Reaktionen der Zellen – *nicht deren Ursache.*

Dieses Weltbild lässt keine anderen Diagnosen und Therapien zu als rein biochemische (Labor, Pharmazie) und klassisch physikalische (bildgebende Verfahren, EKG physikalische Therapie, Ergotherapie usw.) Alles andere ist eine Art Schwindel, ein Hokuspokus, selbst wenn die Patienten davon profitieren.

Daher würden klinisch-medizinische (oder „wissenschaftlich skeptische" [2]) Hardliner weite Bereiche der Komplementärmedizin, vor allem Methoden der Energiemedizin[3] wie die Holopathie am liebsten verbieten. Denn deren Weltbild geht davon aus, dass Lebenskräfte und Geist *eigenständige* Kräfte sind, welche die Biochemie und -physik des Körpers *steuern* – dass also Biochemie und -physik *Folgen* der Lebenskräfte und des Bewusstseins sind und nicht deren Ursachen..

Von daher ist das Verhältnis (eingefleischter) klinischer Mediziner und -Wissenschaftler vor allem gegenüber der Energiemedizin leicht erklärt: Es ist der unversöhnliche Kampf der Aufklärung (des 17. u. 18. Jahrhunderts) gegen den Aberglauben des Mittelalters – der angeblich der Energiemedizin zugrundeliegt. Unter diesen Umständen kann man natürlich wirklich keine Augenhöhe erwarten[4].

---

[1]Vorwiegend die klassische Mechanik des 19. Jahrhunderts, die neuen Erkenntnisse der Physik (Quantenphysik) haben im Weltbild der Schulmedizin keinerlei Niederschlag gefunden

[2]Vgl. die absurden Unterstellungen, die Holopathie würde Diabetikern eine Therapie ohne Insulin einreden http://www.scienceblogs.de/kritisch-gedacht/2010/04/holopathie-fur-diabetiker.php, abgerufen 29.2.20011

[3] Die Begriffe *Energiemedizin* und *energetische Methode* werden in Kapitel 2.2 eingehend diskutiert

[4]Dass auch die Forschungen der klinischen Medizin größtenteils aus kommerziellem

Das Versagen der klinischen Medizin gegenüber chronischen Krankheiten ist ebenso leicht erklärbar: Der heutige ständig zunehmende Elektrosmog (die Summe aller Frequenzen durch Handys und deren Netze, WLAN, SAT-Anschlüsse usw.) sowie Schwermetalle (radioaktive durch die A-Tests und Tschernobyl und nicht-radioaktive durch die Auto-Katalysatoren) belasten jeden Einzelnen so, dass seine individuellen Schwachstellen aufbrechen – beim einen ist es der Blutdruck, beim Nächsten die Verspannung der HWS oder LWS, beim Dritten eine Depression usw. Jeder reagiert so unterschiedlich auf die Schwächung seiner Lebenskräfte durch Frequenzen und toxische Substanzen, dass die Schulmedizin in der Fülle der Symptome keine gemeinsame Ursache erkennen kann und daher eine Wirkung von E-Smog oder unterschwelliger Radioaktivität negiert – Handys und alle Drahtlos-Funktionen der digitalen Welt sind völlig harmlos, allfällige Symptome beruhen nur auf Einbildung, ja – können gar nichts anderes sein.

Analoges gilt für die Radioisotope im Boden und in der Ackerkrume, die z.T. eine Halbwertszeit von einigen Hunderttausend Jahren haben. Solange kein Geigerzähler reagiert, der an den Patienten gehalten wird, ist alles in Ordnung. Dass allerdings seit Jahren die Krebsrate trotz Vorsorgeuntersuchungen zunimmt und bereits wenige Mikrogramm (Tausendstel Milligramm) von Plutonium in Knochenmark oder Lunge ausreichen, um Leukämie bzw., Lungenkrebs auszulösen, hat sicher überhaupt nichts miteinander zu tun. Ebenso ist die Häufigkeit von Hirntumoren, die bei Anrainern von Hochspannungsleitungen und Handymasten gefunden wurden, sicher nicht auf E-Smog zurückzuführen – ganz einfach, weil es für die klinische Medizin weder E-Smog noch latente (unterschwellige) radioaktive oder Schwermetallbelastung gibt.

Natürlich ist für die klinische Medizin dann erst recht der Zusammenhang zwischen E-Smog bzw. Schwermetallbelastung und Migräne, Verspannungen, Immunschwäche, Allergien (sowie Autoimmunerkrankungen, Lebensmittelunverträglichkeiten, Hypertonie, Burn-out, Depression u.v.a.m.) nicht erkennbar. Sollte eines dieser Probleme auftreten, bekommt der Patient selbstverständlich alle Mittel, die die jeweiligen Symptome reduzieren. Nur eines bekommt er nicht – eine ursachenbezogene Therapie, die seine – durch hunderterlei technische und chemi-

---

Interesse von der Pharmaindustrie bezahlt werden, die Komplementärmedizin – vor allem die Energiemedizin aber von allen Fördertöpfen praktisch ausgeschlossen wird, verschiebt dieses Ungleichgewicht weiter zugunsten der etablierten Medizinmethoden.

sche Einflüsse gestörte Organ- und Bewusstseinsenergie vor weiteren Störungen schützt und entsprechend aufbaut.

Das wäre auch nur auf der Grundlage eines Weltbilds möglich, das zwar (selbstverständlich!) die enge Verzahnung zwischen Biochemie und -physik einerseits und Lebenskraft und Bewusstsein andererseits anerkennt, in dem aber wie gesagt Bewusstsein und Lebenskraft grundsätzlich die *Ursache* der biochemisch-/-physikalischen Vorgänge sind und nicht deren Folge. Das bedeutet nicht, dass in vielen Fällen nicht auch Biochemie und -physik die Ursache für entscheidende Veränderungen der Lebens- und Bewusstseinskräfte sein können: In positiver Hinsicht tun das eine gesunde Ernährung, Vitamine, Spurenelemente etc., oft auch – gut gewählte – Medikamente bzw. Sport, Wellness oder physikalische Therapie. In negativer Hinsicht sind es jedoch Lebensmittelzusätze, Spritzmittel, Junkfood, eine Vielzahl von Medikamenten oder Impfungen – vor allem jedoch Schwermetalle (besonders radioaktive!) und ein heute unfassbar dichter Filz aller nur denkbarer elektromagnetischer Frequenzen.

Wenn wir verstehen, dass dies die Faktoren sind, welche die Steuerkräfte des Gehirns und der Organe ständig beeinträchtigen, wird klar, dass wir die Ursachen für die Vielzahl der Beschwerden des heutigen, zivilisationsgeschädigten Menschen vor uns haben.

Allerdings ist die klinische Medizin weder bereit, noch imstande, daraus ursachenzentrierte Therapien abzuleiten, da sie sich sowohl aufgrund ihrer Weltanschauung, als auch aufgrund der daraus folgenden streng materialistischen Untersuchungs- und Therapiemethoden gegen derartige Erkenntnisse (fast) vollständig abschottet. Und genau das ist der Grund für die derzeitige Hilflosigkeit der klinischen Medizin gegenüber einer Flut chronischer Symptome und Krankheiten: Sie kann sie nicht stoppen – im Gegenteil, es werden immer mehr.

Die Hoffnung zur Lösung unserer zivilisationsbedingten Gesundheitsprobleme liegt daher bei der Energiemedizin – denn sie geht davon aus, dass jedes Symptom und jede Krankheit durch Störung einer körpereigenen Energie entsteht. Diagnose bedeutet hier nicht (nur) die Anwendung von Labormethoden oder bildgebenden Verfahren, sondern das Erfassen der Blockaden der Lebensenergie. Dementsprechend bedeutet energetische Therapie nicht (allein) die Zufuhr biochemisch wirksamer Substanzen, sondern den Ausgleich der Patientenenergie – die Aufhebung ihrer Blockaden.

Grundsätzlich verfolgen alle energiemedizinischen Methoden wie Akupunktur, Homöopathie, Elektroakupunktur und Bioresonanz diesen

Ansatz. Allerdings tun sich die klassischen Verfahren schwer, die entscheidenden Belastungen des E-Smogs und der (teils radioaktiven) Schwermetalle und ihre Auswirkungen auf Organe, Nervensystem und Bewusstsein zu erfassen und zu therapieren. Ebenso besteht ein grundsätzliches Manko in der energetischen Messung und Therapie von Stressreaktionen und Burn-out – – klassische energetische Methoden sind überwiegend organorientiert.

In diesem Buch stelle ich Ihnen eine Methode vor, die diese Schwachstellen beseitigt – die Holopathie. In der Holopathie ist es definitiv möglich, die Auswirkungen von E-Smog, (latenter) Radioaktivität, Schwermetallen und Stress auf Organe und das Gehirn zu messen und zu therapieren.

Das, sowie die Erfolge der Holopathie-Anwender und meine eigenen in der täglichen Praxis mit großteils ausgesprochen schwierigen und schulmedizinisch „austherapierten" Patienten sind die Gründe, weshalb ich davon überzeugt bin, dass der Holopathie eine absolute Schlüsselrolle bei der ursachenorientierten Diagnose und Überwindung der heutigen chronischen Symptome und Krankheiten zukommt.

Klagenfurt, im Februar 2011   Dr. Christian Steiner

Postskriptum

Die Tragödie von Fukushima hat leider meine bisherigen Ausführungen über die Folgen auch schwacher Radioaktivität auf schreckliche Weise aktualisiert. 25 Jahre nach Tschernobyl fühle ich erneut mit den Opfern und frage mich, welche Langzeitfolgen 35 Millionen Japaner im nur 240 km entfernten Ballungsraum Tokyo[1] wohl erleiden werden und welche Auswirkungen ein 150 Millionen-Volk, das so sehr von Meeresfrüchten abhängig ist wie die Japaner, erfahren wird, wenn das Meer massiv radioaktiv kontaminiert ist.

Und die Auswirkungen für uns? Natürlich glaube ich den Experten, die keinerlei Gefahr sehen, einfach weil Japan sehr viel weiter weg ist, als Tschernobyl (Luftlinie Tschernobyl-Wien: 1045 km, Tokyo-Wien: 9138 km). Was die Experten jedoch herunterspielen ist die Tatsache, dass vermutlich einige hundert kg Plutonium freigesetzt wurden[2] (die im Kern geschmolzenen Reaktoren enthielten insgesamt ca. 4 Tonnen da-

---

[1]Im Vergleich: Moskau ist immerhin 695 km von Tschernobyl entfernt

[2]http://www.spiegel.de/panorama/0,1518,753662,00.html

von [1]). Wie bereits besprochen stellt Plutonium die mit Abstand gesundheitsschädigendste Substanz der Welt bereits im Bereich einiger *Mikrogramm* dar (wenn es in Form von feinstem Pulver vorliegt – aber diese Bedingung wurde durch die Kernschmelze leider erfüllt!)

Das Problem ist die Nahrungskette. Denn bereits bei anderen Giften hat man hier von Stufe zu Stufe eine Anreicherung beobachtet – und am Ende der Nahrungskette stehen immer wir – der Mensch. Es ist also immerhin möglich, dass sich auf dem gleichen Weg auch winzigste Spuren von Plutonium soweit anreichern, dass sie zumindest unser Immunsystem beeinträchtigen.

Daher möchte ich mit Ihnen einige Erfahrungen teilen, die ich aus meinen Holopathie-Ausleitungskuren gegen Schwermetalle gewonnen habe:

Zunächst einmal – **vermeiden Sie Kalium-Jodid Tabletten**. Kaliumjodid kann nur eines: Es kann radioaktives Jod, das bei einem Reaktorunfall freigesetzt wird, verdrängen und dadurch Schilddrüsenkrebs verhindern. Das ist gut für Leute, die unmittelbar neben einem havarierten Kernkraftwerk wohnen. Aber – radioaktives Jod hat nur eine Halbwertszeit von Stunden bis Tagen – daher ist Kaliumjodid im Fall von Japan nutzlos, da die Wolke mehrere Wochen braucht, um bei uns anzukommen. (Das einzige, was Kaliumjodid dann auslöst, ist eine Schilddrüsenüberfunktion).

Was Sie brauchen, sind Antioxidantien, sowie abwehrsteigernde Spurenelemente und Substanzen, die Schwermetalle binden können. Nehmen dafür Sie in erster Linie Selen (abwehrsteigernd) in Kombination mit den Vitaminen A, E, C und OPC (Antioxidantien), sowie Mikroalgen (Schwermetallbinder).

Verwenden Sie die angeführten oder ähnliche Einzelpräparate, da in fertigen Kombinationen meist nicht die nötigen Konzentrationen der Vitamine, auf die es ankommt, enthalten sind. Gängige Handelspräparate dafür sind:

› Selen – aus der Apotheke: Selenase 200XXL, 1x1 Tabl. oder Selen-Methionin (von Pure Encapsulation) 2x1 Kaps.

› Vitamin A – aus der Apotheke: Beta Carotin (von Pure Encapsulation) 2x1 Kaps.

---

[1]Die Befüllung mit spaltbarem Material betrug bei den 2 Reaktoren jeweils ca. 70 T, bei den verwendeten MOX-Brennstäben ist 3% Plutonium enthalten. Quelle: Wikipedia

> Vitamin E – aus der Apotheke: Vitamin E (von Pure Encapsulation) 2x1 Kaps.

> Vitamin C – aus dem Reformhaus/ der Apotheke: zahlreiche Anbieter 1x1000mg

> OPC – aus der Apotheke: OPC Traubenkernextrakt (von Allpharm) 2x1 Kaps.

> Algen – aus dem Reformhaus: Spirulina-Alge und AFA-Alge verschiedener Hersteller, jeweils 1x5 Tabl.

Die Kur in der angegebenen Form wirkt nicht spezifisch gegen Radioaktivität (das ist biophysikalisch unmöglich), aber sie kann die Widerstandskraft der verschiedensten Körperzellen gegen jede Art von toxischer Belastung erhöhen. Damit wirkt sie nach 2-3 Wochen Einnahme meistens auch allgemein leistungssteigernd.

Die Holopathie verwendet darüber hinaus Mischungen von Seltenerden, die Schwermetalle (auch radioaktive in schwacher Konzentration) verdrängen können. Dadurch wird die o.a. Kur stark verstärkt (eine entsprechende Rezeptur muss jedoch von Therapeuten getestet werden).

Ich hoffe, dass Sie und ich diese Kur nur für den „Luxus" der Leistungssteigerung und für nichts anderes benötigen und wünsche dabei viel Erfolg!

Klagenfurt, im April 2011

1 Zeit der Plagen?

1.1 Die beste medizinische Versorgung der Welt?

Ein Leben ohne universitäre Medizin ist nicht vorstellbar. Wir verdanken ihr das Sicherheitsnetz, durch das wir ungleich ruhiger leben könn(t)en, als beispielsweise unsere Großeltern: Eine Notfall- und Rehabilitationsmedizin, die auch Schwerstverletzten das Überleben, oft auch vollständige Genesung ermöglicht, eindrucksvolle OP-Techniken und wirkungsvolle Medikamente für eine Vielzahl chronischer bzw. lebensbedrohlicher Erkrankungen, eine Geburtshilfe, die praktisch keine Sterblichkeit von Kindern und Müttern mehr kennt, eine gute Überlebens-Chance bei vielen Krebserkrankungen, um nur die allerwichtigsten Errungenschaften zu nennen. Dazu kommen extrem leistungsstarke Diagnosetechniken mit bildgebenden Verfahren (z.B. MRT oder CT, neuerdings auch 3-dimensional) und Labortests, die auch noch unvorstellbar winzige Konzentrationen von Blut- oder Stoffwechselparametern feststellen können.

Infektionskrankheiten stellten noch bis zur Entwicklung des Penizillins (1944) für die Menschheit eine Geißel dar, gegen die es nahezu keine Hilfe gab. Heute ist fast jede Infektionskrankheit – sogar AIDS – durch moderne Antibiotika bzw. antivirale Medikamente zumindest beherrschbar. Ebenso waren bipolare Störung, Schizophrenie oder schwere Formen der Epilepsie noch im 19 Jh. ein Ticket für Einrichtungen wie den Narrenturm – heute können die Betroffenen durch entsprechende Pharmazeutika nahezu beschwerdefrei leben.

Die konsequente Überwachung und (meist notwendige) Senkung von Blutdruck, Blutfetten und (oft auch) Blutzucker gehören heute zum medizinischen Standard. Dies ist nur ein weiteres Beispiel dafür, wie die wissenschaftliche Medizin unsere Lebenserwartung gegenüber der Generation um 1900 um 30 Jahre erhöht hat.

Das Gesundheitssystem mit seinem Netz aus niedergelassenen Ärzten und Krankenhäusern stellt somit (zumindest in den meisten Industriestaaten) für jedermann eine Garantie dar, relativ beschwerdefrei ein vorgerücktes Alter zu erreichen.

„Die medizinische Versorgung in Deutschland nimmt im weltweiten Vergleich eine Spitzenposition ein. Auch wenn Sie chronisch krank sind, werden Sie grundsätzlich auf hohem Niveau versorgt[1]“.

„...sichert die AOK Rheinland/Hamburg eine optimale medizinische Versorgung mit allen modernen, wissenschaftlich anerkannten Behandlungs- und Heilmethoden [2]“

„Optimale Versorgung ... auf der Grundlage von medizinischen Leitlinien nach neuesten wissenschaftlichen Erkenntnissen [3]“

So oder so ähnlich lautet auch die Selbsteinschätzung führender medizinischer Institutionen.

Daneben gibt es heute hunderttausende Therapeutinnen und Therapeuten, die Komplementärmedizin betreiben oder wenigstens zusätzlich zur Pharmazie Komplementärmedizin anbieten – denn die meisten Patienten wollen sie. Darüber hinaus stellt die Komplementärmedizin heute einen stetig wachsenden Milliardenmarkt dar.

Aber warum ist das so? Ist nicht die klinische Medizin heute auf einem Höchststand, der sich als schlagendster Beweis durch immer rüstigere Senioren ausdrückt, die immer länger leben? Weshalb also brauchen wir überhaupt komplementärmedizinische Methoden – oder gar deren „besonders unwissenschaftliche“ Variante – die Energiemedizin?

Wenn es im Gespräch mit Familienangehörigen, Freunden und Bekannten um den Gesundheitszustand geht, stellt man sehr rasch fest, dass anscheinend nur sehr wenige Menschen wirklich zufrieden sind. Die meisten haben „irgendwas“: Verspannungen, Kopfweh, Muskel- oder Gelenkschmerzen u.v.a.m. Außerdem fühlt sich ein Großteil – wahlweise oder in beliebigen Kombinationen – müde, überdreht, überlastet, fix und fertig, frustriert, gereizt, antriebsschwach und/oder kann nicht ein- oder durchschlafen.

Und das sind noch die „Glücklichen“, die (vermutlich) nicht chronisch erkrankt sind. Vielen aber ergeht es wie diesen Patienten, die mich schließlich wegen ihrer chronischen Beschwerden aufgesucht haben[4].

---

[1] *http://www.bkk-firmus.de/leistungen/bkk_medplus*

[2] *hamburg.cylex.de/firma-home-hamburg/aok-hauptgeschaeftsstelle-wandsbek-1156598.html*

[3] *www.hausaerzteverband.de/cms/uploads/media/merkblatt_patient_01.pdf*

[4] Zusatzbefunde zur klinischen Medizin stammen aus holopathischer Testung. Durch Holopathie konnte ich die Beschwerden der Pat. dauerhaft bessern, teilweise ausheilen.

Beispiele aus meinen Patienten:

Fall 1: Rita P.

Frau P. spürt nun schon zum dritten Mal in diesem Winter den Druck hinter der Stirn und den Jochbeinen. Mit ihrer chronischen Sinusitis weiß sie Bescheid – ein Rezidiv ist aufgetreten. Und das, obwohl sie bereits zwei Antibiotika-Kuren in drei Monaten hinter sich hat. Seufzend greift sie zum Handy und vereinbart einen Termin mit ihrem HNO-Arzt. Eigentlich hat er ihr schon das letzte Mal in Aussicht gestellt, dass das neue Antibiotikum, das er ihr gibt, alle Eitererreger ausrotten wird – und nun das. Ob sie auch diesmal wieder eine Pilzinfektion in der Scheide und einen Harnwegsinfekt bekommen wird? Die Harnblase war ja auch schon so oft entzündet. Und wenn da nicht ihre furchtbare Müdigkeit wäre! Bis jetzt hat ihr dagegen noch kein Arzt helfen können. Aber jetzt muss sie zusehen, dass sie bald einen Termin beim HNO-Arzt bekommt, am besten auch beim Gynäkologen und sicherheitshalber auch beim Urologen...

Rita P. hat Glück: Sie bekommt rasch ihr Antibiotikum (ein noch aggressiveres als das letzte Mal), der Gynäkologe gibt ihr den entsprechenden Schutz für die Scheidenflora, der Urologe bescheinigt ihr, dass der Harn nur wenig Bakterien enthält, „aber wenn der Kollege ohnehin ein Antibiotikum gibt, ist ja die Sache damit erledigt".

Rita P. hat Pech: Zwar ist sie eine mündige Patientin in dem Sinn, dass sie ihre Ärzte immer genau fragt, was sie tun kann – doch dies beschränkt sich leider auf das Erkennen der Symptome und die pünktliche Einnahme der Medikamente. Zwar ahnt sie, dass es eine gemeinsame Ursache hinter ihren Krankheiten geben muss, aber die 5-Minuten Medizin ihres Hausarztes und die einseitige Spezialisierung ihrer Fachärzte lassen nicht zu, dass die klinisch-medizinischen Kollegen die eigentlichen Ursachen für Rita P.s Krankheiten erkennen können: Eine Pilzbelastung des Darms (als Folge zahlreicher Antibiotika-Kuren) und eine Schwäche der Nebenniere (aufgrund einer allgemeinen Erschöpfung in der 3-fach Belastung Beruf-Kinder-Haushalt). Beide Faktoren führen zu einer Immunschwäche, die dann die immer wiederkehrenden Infekte auslöst. Diese und die eingenommenen Antibiotika verstärken weiterhin die Immunschwäche. Der nächste Infekt ist vorprogrammiert...

Fall 2: Peter R.

Peter R. spürt seinen Magen. Laut Röntgen liegt lediglich eine kleine Zwerchfellhernie vor, die Wirbelsäule ist weitgehend in Ordnung. Die Gastroskopie zeigt beginnende Reizungen an der Speiseröhre, allerdings ohne Helicobacter[1]. Der Patient erhält von seinem Arzt einen Säureblocker verschrieben, aber nunmehr treten Kopfschmerzen auf. Leider entsteht beim Wechsel zu einem anderen Präparat zusätzlich Schwindel. Der Internist vermutet eine versteckte Depression und gibt daher einen Stimmungsaufheller. Warum wird Peter R. dann dieses Druckgefühl nicht los? Ein Belastungs-EKG hat er schon ohne Ergebnis hinter sich. Ob er das Angebot seines Internisten annehmen und noch eines machen lassen soll? Auch die Leber-, Nieren- und Pankreaswerte aus dem Blut sind in Ordnung, aber sollte er nicht doch zu diesem Gastro-Enterologen gehen, der ihm eine zusätzliche Oberbauch-Sonografie vorgeschlagen hat? Oder sollte er gleich die kombinierte Gastro-Duodeno-Colonoskopie vornehmen lassen? Andererseits, der Internist hat ja auch eine Erschöpfungsdepression erwähnt – sollte er wirklich zu dem Psychologen gehen, der ihm empfohlen wurde?

Peter R. ist in der „Mühle" der klinischen Medizin gefangen, da niemand seine Elektrosensibilität erkennt – vor seinem Haus wurde ein neuer Handymast errichtet, der direkt in seine Wohnung strahlt (selbst wenn die Ärzte darauf eingingen – was könnten sie dagegen tun?). Weiter anhaltende und neu hinzukommende Beschwerden sind vorprogrammiert...

Fall 3: Lydia F.

Frau F. würde sich selbst als sportlich bezeichnen und ihren Lebenswandel als solide. Ihre Ernährung besteht aus viel Gemüse mit etwas Geflügel und Fisch. Selten, dass sie sich zu einer Stelze versteigt oder einmal ein Glas Wein trinkt. Deshalb ist sie ziemlich schockiert, als sie kleine Knötchen an einigen Fingergelenken bekommt und den rechten kleinen Finger nicht mehr richtig abbiegen kann.

Laut Orthopäden handelt es sich um die ersten Anzeichen chronischer Polyarthritis. Er versucht zunächst antientzündliche Mittel und physikalische Therapie. Als sich die Symptome verschlimmern, schlägt er Cortison in hoher Dosis vor. Frau F. lehnt zunächst eine derart massive

---

[1]Helicobacter pylori ist ein säureresistenter Keim des Magens, der Gastritis und Geschwüre hervorrufen kann.

Medikation ab. Als dann jedoch auch weitere Finger und die Daumen zu schmerzen beginnen und sie die Hand nicht mehr richtig abwinkeln kann, stimmt sie den Cortisoninfusionen und der nachfolgenden Einnahme zu. Nebenwirkungen stellen sich ein: Gewichtszunahme, Akne, Gereiztheit. Aber wenigstens hören die Schmerzen auf – bis ein neuer Schub kommt und der Arzt zusätzlich einen Immunblocker (wie bei Transplantatpatienten) vorschlägt...

Worauf der Orthopäde nicht geachtet hat: Frau F. hat sowohl Goldkronen als auch Amalgamplomben im Mund. Zusammen wirken sie wie eine Batterie- es entsteht ein winziger, aber dauerhafter Stromfluss, der das in den Plomben enthaltene Quecksilber verstärkt freisetzt. Leider wirkt diese Schwermetallbelastung auch als Wegbereiter anderer Schwermetalle und Metalle, die die Patientin nicht mehr richtig ausleiten kann: Palladium aus Autokatalysatoren, Aluminium aus Verpackungen und Reste des Tschernobyl-Niederschlags. Ohne (Schwer)Metallentgiftung wird das Immunsystem der Pat. weiterhin überreizt sein – ein weiteres Fortschreiten der Krankheit erscheint vorprogrammiert...

Fall 4: Franz W.

Franz W. hat allen Grund, März und April zu hassen: Hasel, Birke und andere Frühblüher machen ihm das Leben zur Hölle. Gut, die Histaminblocker seines Hausarztes helfen dagegen weitgehend, aber wenn er einmal vergisst, eine Tablette einzunehmen, fühlt er sich der Erstickung nahe. Gegen die dauernd verstopfte Nase nimmt er ein Nasenspray, ohne das gar nichts geht.

Was der Arzt nicht erkannt hat: Franz W. hat aufgrund von Dauerstress einen Mangel lebenswichtiger Neurotransmitter[1] – Dopamin und Noradrenalin. Dadurch befindet sich sein vegetatives System in ständiger Alarmbereitschaft, die sich auch auf sein Immunsystem überträgt. Dazu kommen noch die Giftstoffe einer starken Pilzbelastung des Darms. Beides zusammen überreizt das Immunsystem derart, dass es gegen harmlose Pollen wie gegen einen Todfeind reagiert. Ein Fortdauern der Pollinosis und womöglich weitere Allergien sind vorprogrammiert...

---

[1]Botenstoffe, die die Übertragung von einem Nerven zum nächsten ermöglichen

Fall 5: Maria S.

Was Maria S. in letzter Zeit beunruhigt, ist die Tatsache, dass sich die Beschwerden ihrer „harmlosen" Pollenallergie mehr und mehr in den Lungenbereich verlagern – kurz, sie hat immer öfter asthmatische Zustände. Sie hofft, dass es sich nicht zu echtem Asthma auswächst, aber ohne ein bis zwei Hübe Cortisonspray am Tag kommt sie nicht über die Runden. Dabei lebt sie doch sportlich und isst vernünftig (gelegentlich ein Kaffee und ein Tiramisu können sich doch nicht so negativ auswirken).

Ihr Lungenfacharzt meint, sie hätte derzeit lediglich eine asthmoide Bronchitis, rät ihr aber, das Cortison einstweilen beizubehalten. Ein Blick auf den Kalender verrät ihr, dass „ihre" Pollen schon vorbei sein müssten. Aber warum braucht sie dann immer noch den Asthma-Spray?

Was ihr behandelnder Arzt nicht weiß: Zusätzlich zu ähnlichen Faktoren wie im Fall Franz W. besteht bei Maria S. eine starke Verdrängung (sie wurde als Kind von einer Stiefmutter massiv unterdrückt). Der resultierende unterschwellige Stress nimmt mit dem Alter zu und treibt die Pollenallergie immer mehr in Richtung Autoimmunreaktion, d.h. die Allergie gegen sich selbst – in diesem Fall gegen die Lunge. Da weder die Ursachen für die Pollinosis, noch der Dauerstress der Verdrängung aufgelöst werden, ist ein Fortschreiten der Erkrankung vorprogrammiert...

Der Leidensweg dieser Patienten erscheint geradezu tragisch: Jeder von ihnen hat eigentlich alles richtig gemacht – sie sind rechtzeitig zum Arzt gegangen und haben sich den verordneten Therapien unterzogen. Trotzdem sind sie immer tiefer in ihre Erkrankung hineingerutscht.

Wenn man (so wie ich) viele solcher Patienten erlebt hat, kann man (so wie auch die Betroffenen) an die Selbstdarstellung klinisch-medizinischer Institutionen von der „besten medizinischen Versorgung der Welt" nicht mehr so recht glauben. Besonders, wenn wir auch die „Symptomenflut" berücksichtigen, mit der man in seinem sozialen Umfeld konfrontiert wird.

Offensichtlich ist etwas (gewaltig) faul im System der klinischen Medizin – kein Wunder also, dass Patienten, wenn sie es sich leisten können, lieber den/die KomplementärmedizinerIn besuchen. Kein Wunder, dass der seit den 1980er Jahren boomende Markt der Komplementärmedizin immer noch wächst.

Die klinische Medizin hat zu lange die Umwelt- und Stressfaktoren ignoriert, die heute unser aller Gesundheit untergraben:

- › ständig zunehmender Elektro-Smog

- › Belastung durch Schwermetalle wie Quecksilber (Amalgam), Palladium (Autokatalysatoren), Blei (früher Benzinzusatz)

- › Radionuklid-Dauerbelastung durch Tschernobyl u.v.a. Störfälle (Fukushima?), sowie durch 622 Kernwaffentests in der Atmosphäre

- › Dauerbelastung durch Spritzmittel, Nahrungsmittelzusatzstoffe und Genfood[1]

- › Zunehmende Stressbelastung[2] bei bereits hohen Stress-Altlasten = Verdrängungen

- › Häufig ebenso unerkannt wie unbehandelt bleiben die Folgen für den Körper wie Verpilzung, Übersäuerung, Immunschwäche u.v.a., die ihrerseits weitere Erkrankungen erzeugen können (Allergien, Autoimmunerkrankungen, Burn-out, Depressionen u.v.a.m.)

Das führt dazu, dass die klinische Medizin meist symptomorientiert ist und oft Krankheiten „verwaltet", anstatt sie zu heilen. In den meisten Fällen erfolgt zwar – klinisch gesehen – eine wirksame Therapie, aber ohne Kenntnis und Behandlung der übergeordneten Ursachen können diese Therapien keine Heilung bringen. In anderen Fällen werden und bleiben die Patienten krank, nicht weil sie die Ratschläge der Ärzte ignoriert, sondern weil sie sie befolgt haben.

Wer kann da noch bestreiten, dass wir heute dringend eine Ergänzung – in vielen Fällen auch eine Alternative – zur klinischen Medizin brauchen?

In den folgenden Kapiteln werden wir daher das Versagen der modernen Medizin angesichts der heutigen Umwelt- und Stressbelastung näher beleuchten und uns vor allem genauer anschauen, inwieweit die

---

[1] Beispielsweise wurde das Korn des täglichen Brotes schon längst durch den US Agrar-Multi Monsanto genetisch „verbessert", dabei aber keimunfähig gemacht, sodass die Bauern ihr Saatgut bei Monsanto kaufen müssen. Das bedeutet für uns – die Konsumenten – den täglichen Verzehr eines genetisch verarmten Grundnahrungsmittels. Immun- und andere Störungen sind dadurch vorprogrammiert!

[2] Chronischer Stress wird von der klinischen Medizin zwar als Krankheitsfaktor anerkannt – jedoch besteht die Therapie der Pharmazie hauptsächlich im „Ruhigstellen" - nicht im Aufdecken und Verarbeiten. In diesem Punkt sind auch die Erfolge der traditionellen Psychologie (Gesprächstherapie o.ä.) mehr als bescheiden.

gängigen komplementärmedizinischen Methoden tatsächlich eine Alternative zu bieten haben.

Zunächst aber wollen wir uns noch mit Studien und Zahlen zur Wirksamkeit der klinischen Medizin beschäftigen.

1.2 Das Ende des medizinischen Fortschritts?

1.2.1 Später geborene Generationen sind kränker als ältere

Studien der David Geffen School of Medicine an der UCLA (University of California)[1] legen den Schluss nahe, dass sich die Lebenserwartung und die Gesundheit der jüngeren Generationen wieder verschlechtern. Denn die Studien zeigen, dass die jetzt älter werdende Generation kränker ist als die Vorgängergenerationen: Bei den Menschen, die 1999 in ihren 60ern waren, ist gegenüber der Vorgängergeneration, die bereits 1988 das gleiche Alter aufwiesen, die Zahl der Behinderungen (Schwierigkeiten beim Gehen, Knien, Aufstehen etc.) um 40-70 Prozent angestiegen.

Nach Selbstaussagen sind die jetzt Fünfzigjährigen in schlechterer gesundheitlicher Verfassung, haben mehr Schmerzen und auch mehr Probleme, die körperlichen Alltagsaufgaben zu bewältigen, als die vorhergehenden Jahrgänge. Sie haben zudem mehr chronische Leiden, psychische Krankheiten und Alkoholprobleme. Einige Wissenschaftler sprechen bereits von einer „Erosion der Menschen mittleren Alters in den USA" [2]

1.2.2 Beginnt die Lebenserwartung wieder zu sinken?

Da diese Effekte umso stärker werden, je jünger die untersuchte Generation ist, bezeichnet der Epidemiologe S. Jay Olshansky[3] im Editorial in

---

[1] *http://www.newsroom.ucla.edu/portal/ucla/people-entering-their-60s-have-112137.aspx*

[2] Cross-Cohort Differences in Health on the Verge of Retirement - *http://www.nber.org/papers/w12762*

[3] *http://web.mac.com/sjayo/SJayOlshansky/Background.html*

„Archives of Internal Medicine" junge Menschen geradezu als Risiko-Anzeiger (wörtlich: als „Kanarienvögel im Kohlebergwerk") – denn gerade bei ihnen kommen Herz-Kreislauferkrankungen (prozentuell) am häufigsten vor.

Bei den jetzt 50-jährigen steigen ebenso die Herzprobleme gegenüber den Vorgängergenerationen wieder an[1] (nachdem die Häufigkeit von Herz-Kreislaufproblemen aufgrund massiver Vorsorgeprogramme jahrzehntelang zurückgegangen war).

Wenn dieser Trend – und die damit verbundene Todesrate – bei den Nachfolge-Generationen ebenso anhält, wie die Häufigkeit aller anderen Beschwerden, wird dies insgesamt auch einen Rückgang der allgemeinen Lebenserwartung nach sich ziehen.

1.2.3 Chronische Erkrankungen nehmen eindeutig zu

Eine Statistik über die jährlichen Fallzahlen chronischer Erkrankungen gibt es nicht – in den deutschen und österreichischen Statistikämtern kann man nur aktuelle Zahlen abrufen. Diese werden für Österreich mit ca. 30% chronischer Kranker angegeben (www.statistik.at Gesundheitsbefragung 2006) und für Deutschland mit 20% (www.bund.de).

Eine Abschätzung über den tatsächlichen Verlauf in der Entwicklung chronischer Krankheiten ermöglichen jedoch die Daten aus folgenden frei zugänglichen Statistiken der offiziellen Stellen[2] (zu Vorkommnissen nach Abrufen der Daten siehe Ende des Kapitels):

› Krankenhaustage (pro 100.000 Einwohner)

› Medikamentenverbrauch (in definierten Tagesdosen pro Patient – DDD)

› Anzahl der Sterbefälle (nach Diagnosen)

---

[1]Archives of internal Medicine - *http://archinte.ama-assn.org/cgi/content/short/168/3/264*

[2]*www.bund.de*, abgerufen 16.10.2010

Krankenhaustage

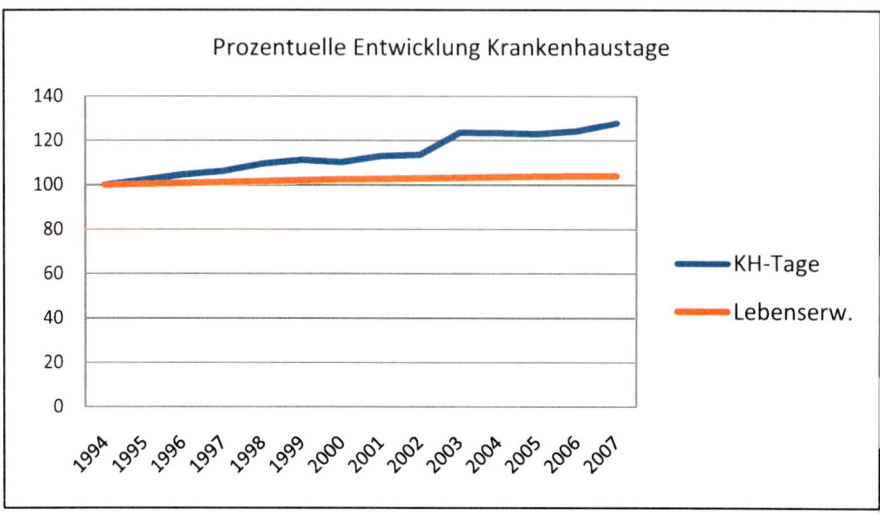

Abbildung 1: Entwicklung der Krankenhaustage in Deutschland

Zwischen 1994 und 2007 stieg die mittlere Lebenserwartung in Deutschland um 3,8% (von 76,5 auf 79,4 Jahre), die Zahl der Krankenhaustage pro 100.000 Einwohner jedoch um 27,8% (von 17.754 auf 22.693)[1].

Von Vertretern der klinischen Medizin wird gerne argumentiert, dass allfällige Zunahmen chronischer Erkrankungen durch das heute höhere Alter der Bevölkerung erklärt werden können– alte Menschen werden eben einfach öfter krank. Die offiziellen Daten zeigen jedoch, dass dieses Argument falsch ist. Denn wenn wir uns nicht die absoluten Zahlen sondern die *prozentuelle Entwicklung* der Krankenhaustage, des Medikamentenverbrauchs und der Sterbefälle nach Diagnosen ansehen und diese ebenso mit der *prozentuellen Erhöhung der Lebenserwartung* vergleichen, wird eine enorme Diskrepanz deutlich: Die Kurven der prozentuellen Entwicklung aller 3 Statistiken steigen zum Teil extrem an, die die Lebenserwartung nur sehr gering. Daraus lässt sich eindeutig ablesen, dass chronische Krankheiten insgesamt stark zunehmen.

---

[1]Quellen: http://www.gbe-bund.de > Krankenhaustage; >Lebenserwartung. Wikipedia. Beide abgerufen am 16.10.2010

Dies trifft besonders für die typischen Zivilisationskrankheiten Hypertonie, Diabetes und Atherosklerose zu, wenn wir uns den damit verbundenen Medikamentenverbrauch ansehen.

Medikamentenverbrauch

Die vorliegende Auswertung bezieht sich auf definierte Tagesdosen pro Versichertem – DDD. Wiederum sind weniger die absoluten Zahlen als vielmehr die prozentuellen Entwicklungen des Arzneimittelverbrauchs entscheidend.

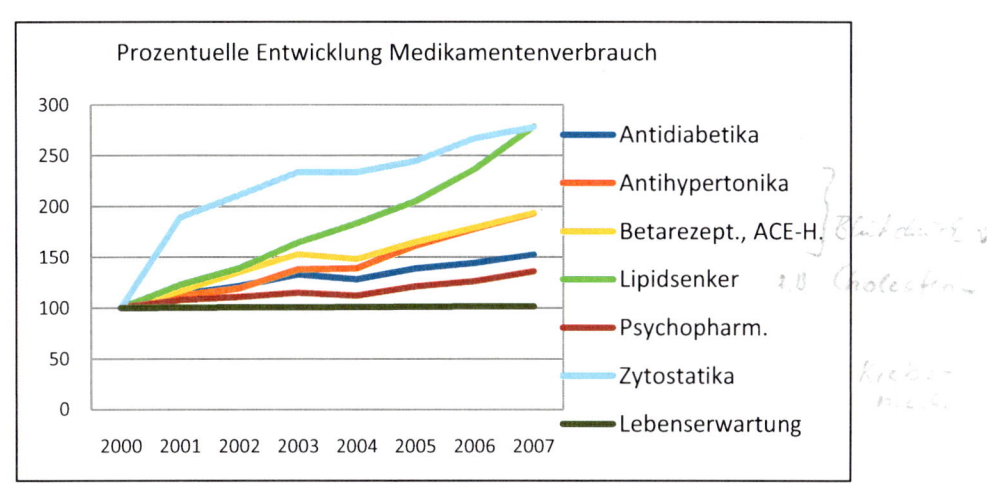

Abbildung 2: Entwicklung des Medikamentenverbrauchs

› **Hypertonie:** Der Verbrauch an Betarezeptorenblockern und ACE-Hemmern (typische Blutdrucksenker), sowie an anderen Antihypertonika hat sich in 7 Jahren fast verdoppelt (Steigerung um 93%).

› **Diabetes:** Antidiabetika wurden im gleichen Zeitraum um 52% mehr benötigt.

› **Atherosklerose:** Der Anstieg im Verbrauch der Lipidsenker (Mittel gegen Cholesterin u.a. Blutfette) um 178% in nur 7 Jahren zeigt, dass die Volkskrankheit „Arterienverkalkung" massiv im Vormarsch ist[1].

---

[1] Diese Zahlen sind umso erschreckender, als ja seit Jahrzehnten von allen

> **Psychische Erkrankungen:** Bei den Psychopharmaka stieg der Verbrauch innerhalb von 7 Jahren „nur" um 36%. Dies erscheint auf den ersten Blick geradezu moderat, wir werden jedoch im Kapitel „Stress" sehen, dass es sich dabei keineswegs um harmlose Beruhigungsmittel, sondern größtenteils um Neuroleptika (meist wesensverändernde Medikamente mit massiven Nebenwirkungen) handelt. Zudem schlagen sich psychische Erkrankungen am massivsten von allen in der Sterbestatistik nieder (siehe dort).

> **Krebs:** Der Verbrauch an Zytostatika stieg von 2000-2007 um 178% an – so viel zu den Erfolgen der Vorsorgeprogramme.

Anzahl der Sterbefälle

Auch bei den Sterbefällen wird von Vertretern der klinischen Medizin gern argumentiert, dass die Patienten heute älter werden und daher einfach altersbedingt an bestimmten Krankheiten sterben. Wenn man allerdings die prozentuelle Verteilung der Sterbefälle mit der (vergleichsweise geringen) prozentuellen Entwicklung der Lebenserwartung vergleicht, ergibt sich auch hier eine erhebliche Diskrepanz, die mit dem zunehmendem Alter nicht erklärt werden kann. Die untenstehenden Abbildungen machen dies deutlich.

> **Psychische Erkrankungen:** Am überraschendsten in der Sterbefall-Statistik ist sicherlich der Anstieg der Todesfälle während oder aufgrund einer psychischen Erkrankung von 1980 bis 2006 um geradezu sagenhafte 290%. Es litten 2006 also fast dreimal so viele Patienten bis zu ihrem Tod an psychischen Erkrankungen, als 1980. Angesichts dieser Zahlen kann man nur mehr von einer weitgehender Hilflosigkeit der klinischen Medizin gegenüber psychiatrischen Erkrankungen sprechen. Zusätzlich besteht der Verdacht, dass es sich nicht nur um einen sozialmedizinischen Trend handelt, sondern möglicherweise (auch) um die Nebenwirkungs-Folgen schwerwiegender Psychopharmaka. (Ob dies so ist, können nur zukünftige Untersuchungen klären, aber sollte es zutreffen, wäre das ein unfassbarer Skandal).

---

offiziellen Stellen und den Medien massive Aufklärung gegen ebendiese Zivilisationskrankheiten betrieben wird. Tatsächlich hat ein Müsli-, Biofood- und Sport-Boom heute weite Teile der Bevölkerung erfasst. Offensichtlich nützt er jedoch – volksmedizinisch gesehen – wenig bis gar nichts.

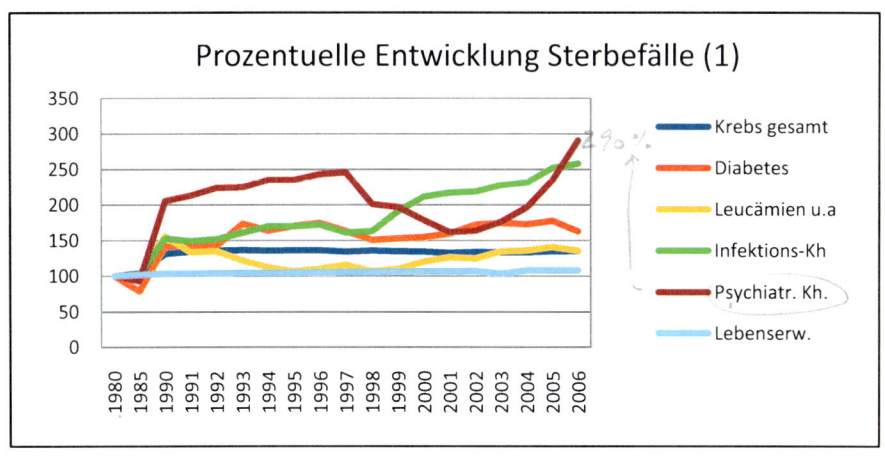

Abbildung 4: Entwicklung der Sterbefälle nach Krankheitsursachen (1)

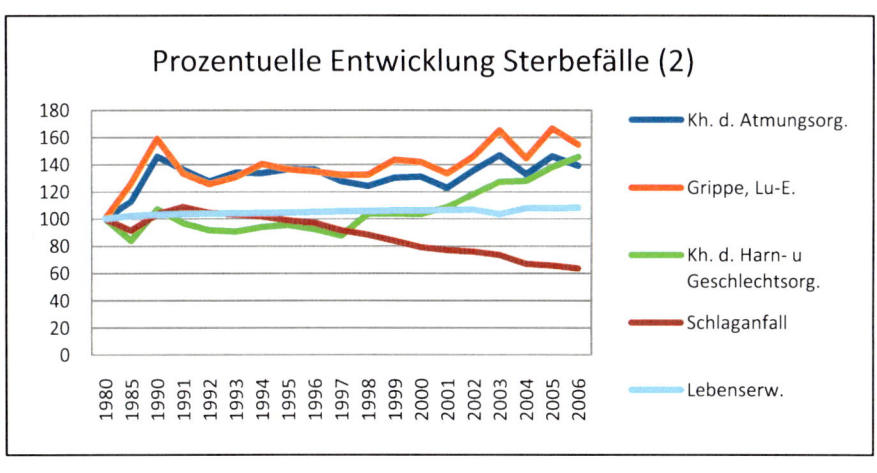

Abbildung 3: Entwicklung der Sterbefälle nach Krankheitsursachen (2)

› **Infektionskrankheiten (ohne HIV):** Auch die Zunahme der Sterbefälle an Infektionskrankheiten mit über 250% zwischen 1980 und 2006 überrascht. Die Statistik erfasst hier offenbar in erster Linie die tödlichen Folgen antibiotikaresistenter Keime, sowie die Opfer von Hospitalismus – der Übertragung derartiger Keime durch Krankenhaus-Aufenthalte oder ambulante ärztliche Maßnahmen (Blasenspiegelungen, Katheterisierung, etc.). Jahrzehntelang wurden Antibiotika unkritisch bei jedem fieberhaften Infekt verordnet und waren eine Art Freibrief für invasive ärztliche Untersuchungen und Eingriffe. Das hat dazu geführt, dass beispielsweise in Spanien und Italien bereits 50% aller Streptokokken-Infektionen (gebräuchlichste Eitererreger) antibiotikaresistent sind. Dieses Problem macht aber auch allen anderen EU-Mitgliedern (und ähnlichen Industrienationen) zu schaffen[1].

› Ein zweiter, wesentlicher Grund für massive Antibiotikaresistenzen sind *mit Antibiotika vollgestopfte Nutztiere.* Selbst in der – in Bezug auf Einhaltung von Vorschriften absolut vorbildlichen – Schweiz weisen mehr als 40 Prozent der Bakterien, die in Hühnern gefunden wurden, Resistenzen gegen mindestens ein Antibiotikum auf[2]. Ähnliches gilt dann natürlich auch für Rinder und Schweine (und wie mag es erst in Ländern aussehen, in denen man es mit Vorschriften nicht so genau nimmt?). Die Resistenz, die Streptokokken (oder andere Bakterien) im Kälber- oder Hühnerstall erworben haben, wirkt sich im Fall einer Infektion (beispielsweise durch Hantieren mit dem infizierten Fleisch) auch beim Menschen unheilvoll aus – laut vorliegender Statistik immer öfter auch tödlich.

› Die Sterbefälle bei **Diabetes** und **Krebs** stagnieren nach einem Anstieg Ende der 80er Jahre um 48% bzw. 45% in etwa, allerdings um den Preis eines stark erhöhten Arzneimittelverbrauchs (52% bzw. 178% alleine im Zeitraum 2000-2007). Dies zeigt, dass in jüngerer Zeit der Aufwand bedeutend größer geworden ist, das Überleben der Betroffenen zu ermöglichen. Das ist m. E. ein – auch statistisch sichtbares – Anzeichen, dass die Selbstheilungskräfte in der Bevölkerung abnehmen.

› Auffällig ist auch der starke **Aufwärtstrend** aller ausgewiesenen chronischen Krankheiten zwischen 1985 und 1990, denn 1986 fand der Reaktor-Unfall von Tschernobyl statt. Dies zeigt objektiv, wie

---

[1] *http://www.spiegel.de/spiegel/print/d-50666726.html*

[2] Fachmagazin BMC Public Health.
http://www.medizinauskunft.de/artikel/gesund/Essen_Trinken/12_12_antibiotika.php,
abgerufen 11.11.201

tödlich die radioaktive Tschernobyl-Wolke für die Bevölkerung tatsächlich – entgegen aller offiziellen Beschwichtigungen war! Außerdem begann in Deutschland und Österreich ab Mitte der 1980er-Jahre der Ausbau des Handy-Netzes. Beides zusammen – Belastung durch Tschernobyl und den Mobilfunk – war offenbar für zahlreiche Menschen einfach zuviel!

› Todesfälle infolge **Schlaganfall** – sowie **Herzinfarkt** – konnten infolge verbesserter intensivmedizinischer Methoden deutlich reduziert werden – **Hypertonie** *als die dahinterstehende Erkrankung hat sich jedoch extrem vermehrt* (Zunahme der Antihypertonika alleine von 2000-2007 um 93%!).

› Todesfälle durch **Grippe und Pneumonie** (Lungenentzündung) sind von 1980 bis 2006 um 54,64% gestiegen. Offenbar haben die zugrundeliegenden Viren an Virulenz („Bösartigkeit") zugenommen – das konnten sie jedoch nur aufgrund einer verringerten Resistenz ihrer Wirte – uns. Da Bakterien den Boden für Viren vorbereiten und umgekehrt, ist dieser Resistenzverlust sicherlich zum Teil eine weitere Folge chronischer Infektionen durch antibiotikaresistente Keime. Natürlich spielen weitere Umwelteinflüsse wie die Zunahme des Verkehrs eine Rolle. Beachten Sie den extremen Anstieg zwischen 1980 und 1990, der ab 1986 mit dem Tschernobyl-Niederschlag zusammenfällt.

› Todesfälle durch **Krankheiten der Atmungswege** (Asthma, chronische Bronchitis, Emphysem etc.) folgen im Wesentlichen der Entwicklung von Grippe und Pneumonie und damit wahrscheinlich ganz ähnlichen Ursachen. Ihr Anstieg betrug im angegebenen Zeitraum 40%.

1.2.4 Das Politikum der chronischen Krankheit

Chronisch Kranke gelten als unheilbar – ihre Symptome können vorübergehend gebessert, aber nicht geheilt werden. Daher ist die Frage nach der Anzahl der chronisch Kranken in der Bevölkerung ein hochbrisantes Politikum – steht doch die Glaubwürdigkeit des staatlichen Gesundheitssystems auf dem Spiel. Entsprechend unterschiedlich sind die Antworten, je nachdem, wen man fragt.

Die Erhebungen des österreichischen statistischen Zentralamts zeigen eine deutliche Zunahme chronischer Krankheiten im Laufe von nur

7 Jahren: Beim Mikrozensus 1999 des österreichischen statistischen Zentralamts waren anhand einer Liste bis zu 4 Nennungen möglich. Auf diese Weise gaben ca. 27,5% der Männer und 30% der Frauen an, an einer chronischen Krankheit zu leiden[1].

Bei der Gesundheitsbefragung 2006/2007 des österr. Stat. Zentralamts wurde ebenfalls das Vorhandensein chronischer Krankheiten in der Bevölkerung erfragt. Dabei gaben jedoch bereits 64,8% (60,4% der Männer und 69% der Frauen) an, an einer chronischen Krankheit zu leiden[2].

Im Vergleich dazu geben das deutsche Statistikamt und die deutschen Krankenkassen die Anzahl der chronisch Kranken in der Bevölkerung mit etwa 20% an [3]

In Österreich laufen die Dinge offenbar anders. In einer zweiten Befragung 2006 wurden dort die Menschen anhand einer ausführlichen Liste nicht nur nach gegenwärtigen, sondern auch nach früher durchgemachten chronischen Erkrankungen befragt.

Hierzu die Details zur Gesundheitsbefragung 2006: „Litten Sie jemals an einer der angeführten Krankheiten?" – Mehrfachnennungen möglich[4]:

> Allergisches Asthma
> Asthma aus anderer Ursache
> Allergien
> Diabetes
> Grauer Star
> Tinnitus
> Bluthochdruck
> Herzinfarkt

---

[1] http://www.statistik.at/web_de/statistiken/gesundheit/gesundheitszustand/chronische_krankheiten (Chronische Krankheiten in der Bevölkerung 1999), abgerufen am 15.09.2009

[2] http://www.statistik.at/web_de/statistiken/gesundheit/gesundheitszustand/chronische_krankheiten (Chronische Krankheiten in der Bevölkerung 2006), abgerufen am 15.09.2009

[3] http://www.pflegewiki.de/wiki/Chronische_Krankheit

[4] STATISTIK AUSTRIA, Gesundheitsbefragung 2006/07. Erstellt am: 18.07.2008, abgerufen am 15.10. 2010

- › Schlaganfall, Gehirnblutung
- › Chron. Bronchitis, Emphysem
- › Arthrose, Arthritis, Gelenksrheuma
- › Wirbelsäulenbeschwerden, Osteoporose
- › Harninkontinenz
- › Magen- und Darmgeschwür
- › Krebs
- › Migräne, häufige Kopfschmerzen
- › chron. Angstzustände
- › sonstige chron. Krankheiten

Ergebnis:

Durchschnittl. Anzahl der chron. Krankh.					
Insgesamt	1,9	Männer	1,7	Frauen	2,2
15 bis unter 60	1,4	15 bis unter 60	1,3	15 bis unter 60	1,6
15 bis unter 30	0,9	15 bis unter 30	0,8	15 bis unter 30	1,1
30 bis unter 45	1,3	30 bis unter 45	1,1	30 bis unter 45	1,4
45 bis unter 60	2,1	45 bis unter 60	1,9	45 bis unter 60	2,3
60 und mehr	3,4	60 und mehr	3,0	60 und mehr	3,6
60 bis unter 75	3,0	60 bis unter 75	2,7	60 bis unter 75	3,2
75 und mehr	4,0	75 und mehr	3,6	75 und mehr	4,2

Quelle: Österr. Statistisches Zentralamt[1]

Laut Gesundheitsbefragung 2006 erlitt also *jeder(!) Österreicher in seinem Leben 1,9 chronische Krankheiten* (die über 75-jährigen 4), wobei dann 64,5% in irgendeiner Weise chronisch krank blieben!

Wie gesagt, das betrifft nur Österreich. Für Deutschland oder andere EU-Länder lassen sich daraus laut offizieller Statistik keine Schlüsse ziehen, aber es ist anzunehmen, dass hier eine vergleichbare Situation vorliegt.

Man könnte meinen, diese Probleme betreffen ausschließlich Erwachsene. Weit gefehlt! Auch rund 20 Prozent aller Schulkinder in Deutschland leiden heute an Krankheiten, die sie mindestens ein halbes Jahr, meist aber lebenslang begleiten[2]. (Hier drängt sich allerdings eine Frage auf: Wenn bereits 20% der Kinder chronisch krank sind, wie kann

---

[1] *http://www.statistik.at/web_de/statistiken/gesundheit/gesundheitszustand/chronische_krankheiten/index.html*, abgerufen am 15.10.2010

[2] Focus online, 01.03.05

dann die Gesamtzahl *aller* chronisch Kranken ebenfalls nur 20% betragen?)

Fazit: Chronische Krankheiten oder „diffuse" Befindlichkeitsstörungen stellen eindeutig das wesentliche Problem der modernen Medizin dar.

1.3 Warum die moderne Medizin an den chronischen Krankheiten scheitert

Natürlich können wir auf den Webseiten der großen Organisationen des medizinisch-industriellen Komplexes – beispielsweise der deutschen Krankenkassen – weder etwas über den sich abzeichnenden Rückgang der Lebenserwartung, noch über eine Verschlechterung des Gesundheitszustandes in Erfahrung bringen. Wobei viele Menschen im Sinn der klinischen Medizin zwar nicht krank sind, sich aber auch nicht wirklich gesund fühlen (chronische Müdigkeit, Antriebsschwäche und Verspannungen als Symptome eines beginnenden Burn-outs gehören ganz wesentlich dazu – über die Ursachen dafür wird in diesem Buch noch ausführlich zu diskutieren sein).

Und schon gar nichts finden wir in der Selbstdarstellung derartiger Institutionen über die (zunehmende) Ohnmacht der klinischen Medizin gegen chronische Krankheiten, sowie den hohen Anteil chronisch Kranker in der Gesellschaft – die oft genug gerade durch die Anwendung medizinischer Maßnahmen erkrankt sind.

Denn – es existieren zwar zig-tausende Fälle, in denen die Patienten durch Rauchen, Fast Food, Alkohol, Übergewicht, Bewegungsmangel etc. selbst schuld an chronischen Krankheiten sind. Dennoch zeigt der medizinische Alltag oft genug, dass es ebenso eine beträchtliche Anzahl von Patienten gibt, die für ihre chronischen Erkrankungen nichts können. Diesen Patienten geht es trotz professioneller klinisch-medizinischer Behandlung immer schlechter, sie rutschen immer tiefer in eine chronische Erkrankung bzw. Befindlichkeitsstörung hinein. Sie werden chronisch krank, nicht *weil* sie etwas falsch machen, sondern *obwohl* sie sich an die Ratschläge der Ärzte halten. Viele Gespräche mit Kollegen und auch meine eigenen langjährigen Erfahrungen erhärten diesen Verdacht.

Diesen Verdacht schöpfen auch Journalisten der deutschen „Spiegel"-Redaktion in dem Buch „Vorsicht Arzt! Krise der modernen Medizin"[1]. Die Autoren gehen sogar noch einen Schritt weiter, indem sie zeigen, dass es einen Zusammenhang zwischen der Überversorgung der westlichen Bevölkerung mit Ärzten und der Zunahme chronischer Erkrankungen gibt und stellen dabei ketzerische Fragen: Entsteht Krankheit vielfach erst durch ihre Bekämpfung? Sind chronische Krankheiten (oftmals) Ausdruck chronischer Medikamenten-Nebenwirkungen sowie nicht behandelter Ursachen?

Selbst, wenn wir das alles nur teilweise glauben (wollen): Ganz im Gegensatz zu den Werbesprüchen medizinischer Institutionen zeigen das vorliegende statistische Zahlenmaterial ebenso wie die Erfahrung komplementärmedizinisch tätiger Kollegen und vieler chronisch kranker Patienten, dass die universitäre Medizin auf dem besten Weg ist, den Kampf gegen die chronischen Krankheiten zu verlieren.

1.3.1 Die Ursachen

Umweltfaktoren

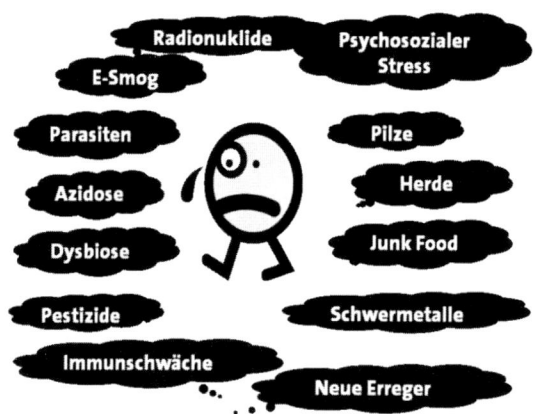

Abbildung 5: Beispielloser Umweltstress belastet das Immunsystem

---

[1] Vorsicht Arzt! Krise der modernen Medizin (Spiegel-Taschenbuch).Halter Hans, Franke Klaus, Oehlert Giesela, Stössel Jürgen-Peter

Seit Mitte der 1980er Jahre haben sich die auf uns einwirkenden Umweltbelastungen drastisch verändert. Vor allem zwei tiefgreifende Veränderungen haben stattgefunden, die einzigartig im Vergleich zu früher sind:

›   Der totale Ausbau der Telekommunikation durch SAT-Schüsseln und Handys. Im kleinen Österreich gibt es derzeit 2500 Handysender (in Deutschland x 10!). Derzeit ist es definitiv nicht mehr möglich, strahlungsfrei zu leben. Versuchen Sie einmal, per Handy aus dem hintersten Winkel eines Hauskellers zu telefonieren – es ist meist ohne Probleme möglich. Das heißt, selbst bei Umzug in den Souterrain wären Sie immer noch elektromagnetisch belastet. Dabei eskaliert die Zunahme des Hochfrequenz-Smogs noch: Immer mehr Mobilfunk-Anbieter und neue technische Standards (UMTS, HSDPA, LTE,…) beanspruchen immer mehr Übertragungskanäle und steigern dadurch die Belastung. Wir werden weiter unten sehen, dass Handystrahlung und andere Formen von E-Smog das Regulationssystem des Körpers empfindlich stören können.

›   Zusätzlich zum atomaren Niederschlag von 622 atmosphärischen Kernwaffentests (von 1945 bis 1963) hat der Fallout von Tschernobyl an Stärke alles bisherige um mehr als das 10-fache übertroffen.. Außerdem gab es neben Tschernobyl eine Vielzahl von militärischen und zivilen Atomunfällen, in denen radioaktives Material freigesetzt wurde. Schließlich bewirkt der fortschreitende Klimawandel, dass der Permafrostboden Sibiriens auftaut und damit wiederum am Kreislauf des Wassers teilnimmt. Damit ist nicht auszuschließen, dass die winzigen, im Wasser gelösten radioaktive Staubteilchen aus den „wilden" Atommüll-Lagerstätten der ehemaligen UDSSR durch Verdunstung erneut in die Atmosphäre gelangen könnten.

Radioaktive Schwermetalle

Umweltbelastungen – Spritzmittel wie Herbizide, Fungizide, Elektrosmogbelastung und vor allem (Schwer)Metalle wie Palladium, Blei und Aluminium sind „Türöffner", die den Stoffwechsel für andere noch aggressivere Toxine „vorbereiten": radioaktive Elemente, mit denen unser Lebensraum reichlich kontaminiert wurde. Denn die eigentlich schwerwiegenden Umweltkatastrophen gehen über Tschernobyl und

Fukushima noch hinaus – Ereignisse, die in der Weltöffentlichkeit kaum Beachtung gefunden haben.

› **Beispiel 1**: 29.9.57 – Die Explosion eines Tanks mit flüssigen Abfallprodukten der Plutonium-Wiederaufbereitungsanlage „Majak" in Sibirien setzt große Mengen an radioaktiven Stoffen frei. Die Belastung der Gegend um Kyschtym entspricht nahezu der doppelten Menge des Tschernobyl-Unfalls und kann wegen geringer Ausbreitung der Fallout-Wolke 30 Jahre vor der Weltöffentlichkeit geheim gehalten werden.[1] Eine wissenschaftliche Untersuchung der russischen und norwegischen Regierung von 1997 kommt zu dem Ergebnis, dass seit 1948 bis heute von Majak bei multiplen Störfällen vor allem die radioaktiven Isotope Strontium-90 und Cäsium-137 massiv in die Umwelt abgegeben wurden[2]. Nach Ansicht des Helmholtz-Zentrums München wurden diese Ereignisse lange Zeit unterschätzt. Heute wird der Unfall von Majak in die nächsthöchste Stufe nach Tschernobyl gereiht.[3] Möglicherweise sind die Folgen von Majak langfristig noch größer, da von 1945 bis mindestens 1953 kontaminiertes Wasser aus der Plutoniumproduktion direkt in den Fluss Tetscha, später in den Karatschai-See geleitet wurde. Dieser gilt als einer der radioaktivsten Orte der Welt[4].

› **Beispiel 2:** Am 28.3.1979 kommt es im Reaktor von „Three Miles Island" zu einem Versagen der Kühlung und beinahe zu einer Kernschmelze. Stundenlang entweichen radioaktive Materialien in die Atmosphäre, der Reaktorbau wird mit radioaktiv verseuchtem Wasser geflutet. Als Folge kommt es in der näheren Umgebung zu zahlreichen Krebsfällen, Fehlgeburten und Missbildungen. Der Vorfall wird jedoch von den offiziellen Stellen heruntergespielt, eine offizielle Untersuchungskommission stuft den Störfall als gering ein. Fest steht heute jedoch, dass eine Kernschmelze mit den gleichen Folgen wie nach Tschernobyl nur um Haaresbreite vermieden wurde. Greenpeace stellt fest, dass Radioaktivität in erheblichem Maße freigesetzt, die Unterlagen darüber aber lt. Aussagen von Zeitzeugen vertuscht

---

[1]Die Zeit,16.8.07. Henning Sietz: Das Menetekel von Majak, abgerufen 10.9.2010

[2]New Scientist, 6.12.97. Rob Edwards: Russia´s Toxic Shocker, abgerufen 10.9.2010

[3]Helmholtz Zentrum München 25.9.07. Presseinformation: Hintergrundbericht – 50 Jahre Störfall von Kyschtym, , abgerufen 10.9.2010

[4]ebenda

wurden. Ein früherer Techniker berichtet, es sei 40 mal mehr Radioaktivität freigesetzt worden, als von der Kommission zugegeben [1].

› **Beispiel 3:** Am 6.4.93 kommt es zum Atom-Unfall von Tomsk 7 (heute: Sewersk, Sibirien). In der gleichnamigen Wiederaufarbeitungsanlage, in der waffenfähiges Plutonium erzeugt wird[2], explodiert einer der radioaktiven Tanks. „In die Atmosphäre geschleuderte radioaktive Partikel (Anm.: „nur" Uranhexafluorid oder doch auch Plutonium?) kontaminierten ein Gebiet von über 120 Quadratkilometern. Zahlreiche Dörfer mussten evakuiert werden, sie sind dauerhaft unbewohnbar. Noch heute leiden die Menschen in der Region an den Folgen. Viele zeigen dieselben Symptome wie die Opfer von Tschernobyl und Majak: Krebs, Blutkrankheiten, Schädigung des Erbguts. Die Kontamination der Region geht schleichend weiter. Immer noch wird flüssiger Atommüll einfach in den Boden gepumpt, auf dem Gelände sammelt sich mehr und mehr Atommüll an[3].

› **Beispiel 4:** In der Nuklearfabrik von Hanford (Washington) wurde seit 1945 das Plutonium für die Atombombe von Nagasaki und alle Bomben des kalten Kriegs angereichert – insgesamt 1200 Tonnen[4]. Hierbei wurden durch 25 Jahre flüssiger radioaktiver Abfall aus der Plutoniumproduktion in den Fluss geleitet. Der Columbia River ist einer der größten Flüsse der USA, aus dem zahlreiche Städte ihr Trinkwasser beziehen[5]. Von 177 riesigen Speichertanks, die zuletzt 241 Mio. Liter hochradioaktiver chemischer Abfälle aus der Plutoniumaufbereitung enthalten, sind nach Schätzungen bereits 67 undicht geworden. Dokumentiert ist, dass es im Becken des KE-Reaktors, in dem rund 1000 Tonnen Brennelemente lagern, im Februar 1993 zu

---

[1] http://www.greenpeace-magazin.de/index.php?id=430, abgerufen 11.11.20

[2] http://de.wikipedia.org/wiki/Kerntechnische_Anlage_Tomsk, abgerufen 10.9.2010

[3] http://www.greenpeace.de/themen/atomkraft/atomunfaelle/artikel/infos_zur_ausstell ung_sewersktomsk_7/

[4] Michele Gerber: On the Home Front: The Cold War Legacy of the Hanford Nuclear Site. University of Nebraska Press, Lincoln 2007

[5] Department of ecology/Washington: Frequently asked questions: F: Does anyone get drinking water from the Columbia River? A: There are many communities downstream of Hanford that draw water from the Columbia for all or part of their domestic water supply (http://www.ecy.wa.gov/programs/nwp/faq.htm#seattle)

einem Leck kam, durch das über mehrere Monate kontaminiertes Wasser auslaufen konnte.[1]

›   **Beispiel 5:** Nicht genug damit, bauten die Amerikaner in den 1950er- und 1960er Jahren in Hanford insgesamt 9 Kernreaktoren, die nicht einmal einen Primärkreislauf enthielten. Aus Kostengründen saugten sie lediglich Flusswasser an und – nachdem es durch den Reaktor gelaufen war leiteten sie es einfach in den Fluss zurück![2]. Auf diese Weise gelangten täglich immense Mengen langlebiger Radionuklide in den Columbia-River. Flussabwärts befanden sich damals wie heute Fischgründe und Grundwasserbrunnen zur Trinkwasserversorgung für Millionen von Menschen.

Bei all dem müssen wir uns vor Augen halten, dass Plutonium, Strontium, Kobalt und Cäsium die am meisten toxischen Substanzen sind, die es auf der Welt gibt. Beispielsweise können bereits einige Milligramm Plutonium – als Staub eingeatmet – Lungenkrebs erzeugen. Die höchstzulässige Dosis davon beträgt nicht einige Mikrogramm sondern exakt *null!* Nun kommen aber zu den 1.200.000 kg amerikanischem Plutonium noch einmal mindestens dieselbe Menge, wenn nicht mehr auf russischer Seite hinzu.

Zu alldem müssen wir noch den Fallout von 622 Atombombentests in der Atmosphäre[3] hinzurechnen, zum Teil mit Bomben, deren Sprengkraft mehr als das 3000 fache über der von Hiroshima lag[4].

Es ist gar nicht abzuschätzen, wieviel von den giftigsten Isotopen der Welt bei der Herstellung von Plutonium, bei Unfällen oder durch die A-

---

[1]Michael D'Antonio: Atomic Harvest:Hanford and the Lethal Toll of America's Nuclear Arsenal. Crown, New York 1993

[2]„Gewaltige Pumpwerke transportierten das Wasser zu den Reaktoren und wieder zurück. Da diese Reaktoren ohne Sekundärkühlkreis arbeiteten, war das die Reaktoren verlassende Kühlwasser stark mit radioaktiven Spaltprodukten belastet. Obwohl man es vor der Einleitung in den Columbia River sechs Stunden in riesigen Becken abklingen ließ, gelangten auf diesem Weg jeden Tag mehrere Terabecquerel langlebiger Nuklide in den Fluss und damit in die Umwelt" Zitat Wikipedia

[3]Vortrag H.R. Völkle vom BAG (Schweiz), Abteilung Strahlenschutz, vom Juni 2005

[4]Als Krönung des Ganzen zündeten die Sowjets 1961 die größte Bombe, die jemals gebaut wurde in 4000m Höhe. Sie hatte eine Sprengkraft von mehr als 3800 Hiroshima-Bomben. Der Feuerball reichte bis in eine Höhe von 64 km, die von ihr ausgelöste Schockwelle war noch nach der 3. Erdumkreisung messbar. *(S. J. Zaloga, The Kremlin's Nuclear Sword, Smithsonian Institution Press, Washington and London, 2002*

Tests in löslicher Form in den Kreislauf des Wassers oder in die Luft freigesetzt wurde und wieviel sich dann tatsächlich in Pflanzen, Tieren und Menschen abgelagert hat.

Ein weiteres Problem besteht darin, dass die meisten Spaltprodukte Halbwertszeiten von dutzenden bis tausenden von Jahren haben und daher nur gering bis gar nicht abgebaut werden können. Daher wirken diese Immissionen (Vgl. dazu den Bericht des Salzburger Umweltamts [1]). Durch die Waldbrände in den russischen Wäldern wurde ein Teil des Tschernobyl-Niederschlags nochmals in die Atmosphäre hochgewirbelt, denn es handelte sich um Torffeuer, die auch den Boden in Brand setzten.[2] Es ist nicht auszuschließen, dass auf diese Weise der Fallout ein zweites Mal zumindest teilweise bis zu uns verweht wurde. Zudem werden die radioaktiven Schwermetalle in jeder Stufe der Nahrungskette stärker angereichert, bis sie schließlich ihre höchste Konzentration im Endglied der Nahrungskette erreichen – in uns.

In den Jahrzehnten ihrer Freisetzung haben die Schwermetalle Zeit gehabt, das gesamte Biotop zu durchsetzen, während früher nur einige Pflanzen und tierische Produkte betroffen waren. Deshalb, und weil wir prinzipiell am Ende der Nahrungskette stehen, nimmt die biologisch relevante Belastung mit Radionukliden nicht nennenswert ab. Natürlich ist unsere radioaktive Belastung nicht in dem Maße erhöht, dass ein Geigerzähler zu ticken beginnt, wenn wir ihn über die Röhrenknochen oder die Leber eines Patienten hallten (dann wäre wahrscheinlich ohnehin alles zu spät). Dennoch bewirken einzelne, für sich (mit herkömmlichen Mitteln) unmessbare Strahlungspartikel insgesamt eine Aktivitätserhöhung, vor allem, wenn wir berücksichtigen, dass sie über Jahrzehnte einwirken. Hinzu kommt die große Nähe vieler radioaktiver Substanzen zum Knochenmark, was auf die Standardstrategie des Körpers im Umgang mit Giften zurückzuführen ist: Wenn ein Toxin nicht ausgeschieden oder abgebaut werden kann, wird es eingemauert (z.B. bei Verkalkungen bei der TBC) – im Extremfall in den Knochen eingelagert Dies ist bei einigen Radionukliden der Fall (wobei eine Ursache dafür auch in der stoffwechselbedingten Verwechslung z.B. von Strontium mit Calcium liegt). Die dadurch entstehende Nähe von strahlendem Material zu den Knochenmarksstammzellen ist natürlich fatal – denn im Knochenmark

---

[1] http://www.salzburg.gv.at/025_rmls_bericht_1.10.2009_bis_31.3.2010.pdf

[2] http://www.tagesschau.de/ausland/russlandfeuer100.html

erfolgt die gesamte Blutbildung einschließlich genetischer Programmierung der Immunzellen!

Elektrosmog

Durch kinesiologische und andere energetische Testverfahren (siehe dazu 2.2.2 *Die wichtigsten Methoden der Energiemedizin*) kann man sehr gut zeigen, dass Handystrahlung vom Körper massiv abgelehnt wird. Je nach Typus kann sie das Immunsystem blockieren (Folge: Abwehrschwäche) oder überreizen (Folge: Allergien), das Hormonsystem lähmen (Regelstörungen) und tiefgreifende vegetative Störungen verursachen (Schlafstörungen, Hypertonie)[1]. Auch wenn die klinische Medizin diese Testmethoden nicht anerkennt, gibt es jedoch langsam auch von offizieller Seite Widerstand gegen die überbordende Handynutzung. Beispielsweise hat die Österreichische Ärztekammer – spät, aber doch – reagiert und fordert nun ihre Mitglieder auf, den Patienten anzuraten, den Handygebrauch einzuschränken und für Kleinkinder überhaupt zu unterbinden. (Ein löblicher Vorsatz, der nur ein wenig spät kommt).

Darüber hinaus lese ich in „Chip": „Der französische Umweltminister Jean-Louis Borloo will den Verkauf von Handys verbieten, die für Kinder unter sechs Jahren entworfen sind. Dies berichtet die britische Tageszeitung *The Independent*. Frankreich reagiert damit auf eine schwedische Studie, die festgestellt hatte, dass Kinder und Jugendliche die ein Mobiltelefon benutzen, einem fünfmal höheren Risiko ausgesetzt sind, an einem Gehirntumor zu erkranken"[2].

Genug Stoff für die Bedenken offizieller Stellen lieferte bereits 1997 eine Studie des australischen Wissenschaftlers M. Repacholi, der ursprünglich die Unbedenklichkeit von Handystrahlung nachweisen wollte und dafür 100 Mäuse 18 Monate lang täglich 2x30 Min. „mit dem Handy telefonieren ließ", d.h. einer vergleichbaren Strahlung aussetzte. 100 andere, gleichartige Mäuse blieben unbestrahlt. Beide Gruppen waren

---

[1]Mobiltelefonexposition zeigt im Laborversuch Einfluss auf das Wohlbefinden und den Schlaf
Bengt B. Arnetz, Torbjorn Akerstedt, Lena Hillert, Arne Lowden, Niels Kuster, and Clairy Wiholm: The Effects of 884 MHz GSM Wireless Communication Signals on Self-reported Symptom and Sleep (EEG)- An Experimental Provocation Study, PIERS Online, Vol. 3, No. 7, 1148-1150, 2007

[2]Zitat Chip online: http://www.chip.de/news/Frankreich-plant-Handy-Verbot-fuer-Kinder_34381688.html

transgen, d.h. sie waren vorher gezielt genetisch geschädigt worden, um ihre Anfälligkeit für Krebs zu erhöhen (nur so konnte in der rel. kurzen Zeit ein Tumorrisiko untersucht werden, denn allgemein nimmt man die Dauer zur Entstehung eines Tumors mit ca. 5 Jahren an). Auf diese Weise entstand bei den unbestrahlten Mäusen eine Tumorrate von 22%, bei den „Handy-Mäusen" jedoch von 43%! [1].

Und wie reagierten Universitäten und Behörden auf diese sensationellen Ergebnisse? Gar nicht![2].

Trotz der angeblich geringen oder nicht vorhandenen Beweiskraft der Repacholi-Studie waren jedoch maßgebliche Wissenschaftler und offenbar sogar offizielle Stellen in Brüssel beunruhigt. Wohl deshalb fand von 2000-2004 die bisher größte E-Smog-Studie statt, die von 12 universitären Forschungsgruppen in 7 Ländern der EU durchgeführt wurde. Bei den tausenden von Messungen wurde besonderer Wert auf „Verblindung" gelegt – die Objektivierung der Daten zum Ausschluss persönlicher Erwartungen. Das – und die gemeinsamen Ergebnisse verschiedener Universitäten – macht die Erkenntnisse der Reflex-Studie besonders wertvoll.

Zitate aus dem Studienreport[3]:

> „Eine Zunahme der Mikronuklei in sich teilenden Zellen weist darauf hin, dass entweder das Programm der Zellteilung gestört ist oder dass, was in unserem Fall zutreffen dürfte, von Chromosomen, den Trägern der Gene, abgespaltenes Material als kleiner Extrakern erscheint."

---

[1] http://www.huffingtonpost.com/social/ddanimal/cell-phones-and-brain-can_b_585992_48131240.html

[2] Überflüssig, zu erwähnen, dass die Studie heute von der Handy-Lobby und „unabhängigen" offiziellen Stellen als widerlegt gilt.. Denn von transgenen Mäusen könne man nicht auf Menschen schließen. (obwohl sie sonst allgemein in der Krebsforschung verwendet werden). Angeblich seinen Repacholi Fehler unterlaufen. „Originellstes" Argument der dt. Ges. für Strahlenschutz: Die Mäuse wären in den Käfigen hin- und hergelaufen, sie hätten sich also nicht in einer gleichartigen Ausrichtung zum Feld befunden, wie das bei Handynutzern der Fall ist, die das Ding ans Ohr halten. Daher sei die Situation beim Menschen prinzipiell anders und die Studie nicht auf den Menschen übertragbar
(http://www.ssk.de/de/werke/1997/volltext/ssk9715.pdf)

[3] http://www.muenchen.de/cms/prod2/mde/_de/rubriken/Rathaus/70_rgu/04_vorsorge_schutz/strahlen/pdf/reflex_vortrag_adlkofer.pdf

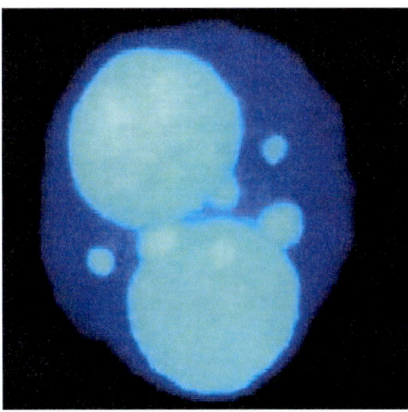

Abbildung 6: Mikronukleus-Test: Nach Handybestrahlung entstandene Mikro-Nuclei (kleine hellblaue Objekte) zeigen Chromosomenschäden an.

› „Ein weiterer Test ist der Comet-Assay, ...(der) den Anstieg von Einzel- und Doppel-DNA-Strangbrüchen anzeigt, wenn die DNA, die Grundsubstanz der Gene, geschädigt wird. Die Abbildung zeigt ein Beispiel dafür, was sich tut, wenn HL60-Zellen[1] entweder nicht-ionisierenden RF-EMF(Anm.: entspricht Handystrahlung) oder ionisierenden Röntgenstrahlen ausgesetzt werden." (Anm.: Die Folge der Einwirkung intensiver Handystrahlung erscheint nahezu gleich stark wie die einer schwachen Gammastrahlung!)

---

[1]Eine Zelllinie (extra für Laboruntersuchungen in der Mikrobiologie kultivierte Zellen), die ursprünglich aus Knochenmarkszellen einer Leukämiepatientin stammt

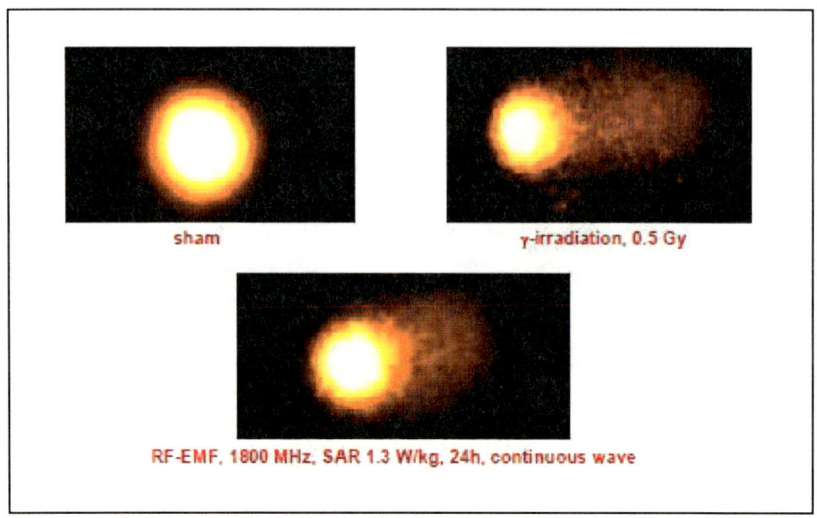

Abbildung 7: Vergleich der Zellschäden nach Gamma-Bestrahlung (rechts oben) und Handy-Exposition (unten). Links oben eine unbestrahlte Zelle.

› „Ein weiterer Test, der auf eine massive Genschädigung hinweist, ist die Chromosomenanalyse. (...) Wenn diese drei Tests positiv ausfallen, spricht dies eindeutig dafür, dass eine Genschädigung, wodurch auch immer, stattgefunden hat."

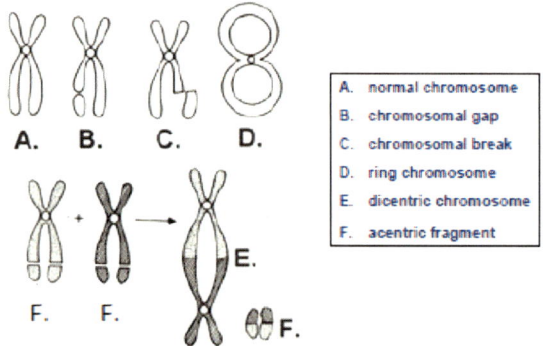

Abbildung 8: Chromosomenschäden

Was hat nun diese multiuniversitäre Studie ergeben?

48

Dazu eine grafische Darstellung der Ergebnisse[1]:

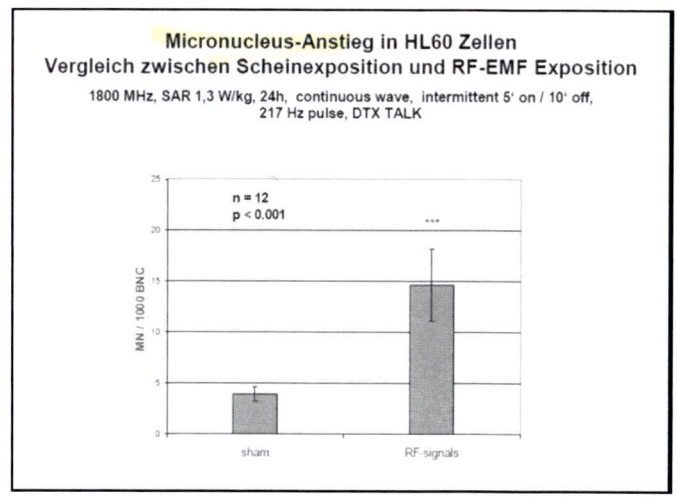

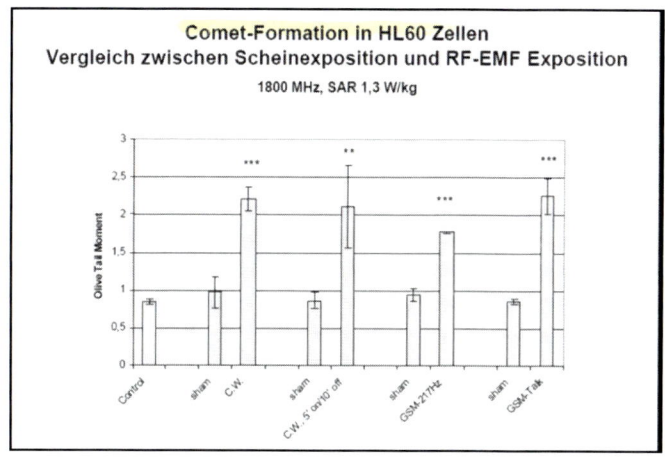

[1]Alle Grafiken:
http://www.muenchen.de/cms/prod2/mde/_de/rubriken/Rathaus/70_rgu/04_vorsorg
e_schutz/strahlen/pdf/reflex_vortrag_adlkofer.pdf., Abdruck mit freundlicher
Genehmigung von Prof. Franz Adlkofer, Verum Foundation (www.verum-foundation.de)

49

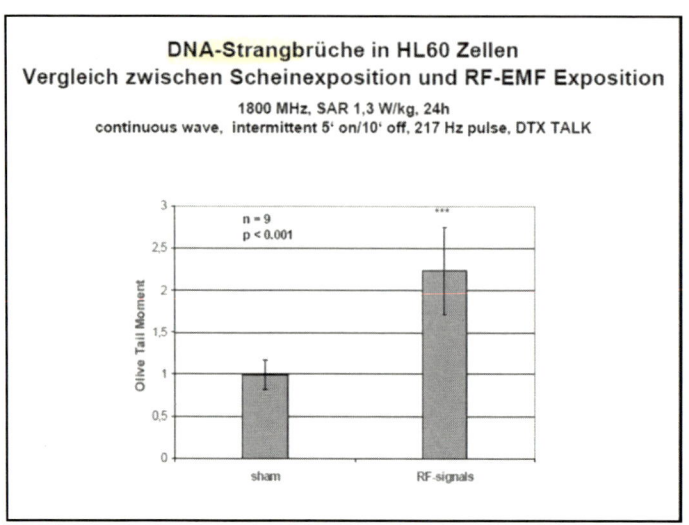

DNA-Strangbrüche in HL60 Zellen
Vergleich zwischen Scheinexposition und RF-EMF Exposition
1800 MHz, SAR 1,3 W/kg, 24h
continuous wave, intermittent 5' on/10' off, 217 Hz pulse, DTX TALK

Das Ergebnis der Studie:

› Unter der Einwirkung handy-typischer Mikrowellenstrahlung traten innerhalb der gesetzlich zulässigen Strahlungsdosen statistisch hochsignifikante Veränderungen an den Zellkernen auf, die mit der Schädigung der DNA einhergehen. Strahlenmediziner wissen schon seit langem, dass Schäden an den Chromosomen eine höhere Tumorrate hervorrufen. Repacholi wurde also voll bestätigt.

Die Reaktion der Behörden...

› ...beispielsweise der Deutschen Gesellschaft für Strahlenschutz, des Bayrischen Landesamts für Gesundheit und Lebensmittelsicherheit[1], sowie der entsprechenden staatlichen Institutionen aller anderen EU-Länder[2]: „Es sind bis heute keine biologischen Mechanismen bekannt, die durch RF-EMF (Anm.: entspricht Handystrahlung) unter-

---

[1]http://www.oberthulba.rhoen-saale.net/fileServer/LKKG/2016/21768/Studienvergleich.pdf

[2]Die Behörden setzen heute die Empfehlungen des Mobile Communication Seminar, Brussels (Sept23-24, 2004) um, auf dem die Ergebnisse der REFLEX-Studie vorgestellt und wissenschaftlich diskutiert wurden. Aus den vorliegenden Ergebnissen zogen die Teilnehmer und die angeführten amtlichen Stellen die o.a. Schlüsse.

halb der geltenden Sicherheitsgrenze ausgelöst werden und zur Krankheitsentstehung beitragen können." (Anm.: Wie bitte???)

› „Vorsorgemaßnahmen sind als Folge dieser Überlegungen sinnlos, ja kontraproduktiv, weil sie die Angst in der Bevölkerung eher schüren als vermindern" (Anm.: Klar, die gesamte Studie beruht ja auf Einbildung!)

Mehr ist dazu nicht zu sagen.

Allerdings hatte die Heuchelei im Dienste der Handy-Lobby Methode: Wenn die zuständigen Behörden schon REFLEX – eine multiuniversitäre, praktisch perfekte Studie zum Thema E-Smog – einfach in Bausch und Bogen verwerfen konnten, taten sie sich natürlich leicht, dasselbe mit Studien von Einzelpersonen oder privaten Institutionen zu tun. (Besonders, wenn sie vielleicht – weil sie nicht über das üppige Budget der REFLEX-Studie verfügten – nicht ganz so perfekt ausgeführt waren).

Folgende Studien wiesen ebenfalls den gesundheitsschädigenden Einfluss von Handystrahlung nach oder gaben wenigstens einen Hinweis darauf – wurden jedoch genauso von den Behörden abgeschmettert[1]:

› **Naila:** In der oberfränkischen Stadt gleichen Namens fand ein Gremium von Hausärzten zwischen 1994 und 2004 einen Anstieg der Tumorerkrankungen bei Patienten im Umkreis einer Handystation.

› **Von Klitzing:** Der Medizinphysiker führte bereits Anfang der 90er Jahre Tests an Patienten unter Handy-Einstrahlung mittels EEG durch und fand Beeinflussungen des Alpha-Rhythmus (Grundaktivität im Wachzustand). Von Klitzing hat darüber hinaus ab 2000 Studien mit der HRV[2] vorgenommen, die belegen, dass sich die dem Willen entzogene vegetative Regulation unter Handyeinfluss verschlechtert. Damit gekoppelt lassen sich eine Abflachung der Traumphase, Verminderung der Konzentration und Erhöhung des Stresspegels nachweisen[3].

---

[1]Alle Angaben: http://www.oberthulba.rhoen-saale.net/fileServer/LKKG/2016/21768/Studienvergleich.pdf

[2]Heart Rate Variability. Zu einem gesunden Menschen gehört eine gewisse Unregelmäßigkeit des Herzschlags. Je gleichmäßiger der Herzrhythmus, desto blockierter ist das System der vegetativen Regulation.

[3]http://gigaherz.ch/media/download/Prof_v_Klitzing-

› **Salford et al:** Auftreten von Neuronenschädigungen aufgrund von Steigerung der Durchlässigkeit der Blut-Hirnschranke durch elektromagnetische Strahlung (2003).

› **TNO** (eine niederländische Gesundheitsorganisation): Die niederländische Regierung beauftragte die TNO 2003 mit einer Studie, um den Einfluss von GMS- und UMTS-Basisstationen (Handymasten) zu untersuchen. Die Tests liefen doppelblind mit einer Kontrollgruppe ab[1]. Es trat eine statistisch signifikante Verringerung des Wohlbefindens und der Wahrnehmungsfähigkeiten auf.

› **Fejes et al:** Untersuchung der Spermienanzahl und -beweglichkeit bei Männern, die das Handy im Stand-by Modus tagsüber in der Hosentasche trugen und einer Kontrollgruppe. Ergebnis: Eine signifikante Verschlechterung für die Probanden mit dem Handy.

Die „unabhängigen" Experten und Behörden haben alle diese Studien von Anfang an abqualifiziert. Im Gegenzug gibt es lt. dem Verband deutscher Ingenieure (VDI) angeblich 3000 unabhängige Studien, die die Ungefährlichkeit der Handystrahlung bestätigen. Der Medizinphysiker Von Klitzing hat versucht, vom VDI auch nur eine davon zu bekommen – er erhielt nicht einmal diese eine[2].

Eine Milliardenindustrie wie die Telekommunikation sorgt eben dafür, dass Hindernisse, egal welcher Art, einfach verschwinden. Jedoch - in dieser Situation die Objektivität der wissenschaftlichen Gutachter anzuzweifeln, zeigte bisher nur, dass man ein unbelehrbarer Verschwörungstheoretiker war. Wo es doch bis vor kurzem alle maßgeblichen Experten sagten: Der einzige Effekt des Handys ist die Erwärmung. Alles andere ist psychosomatisch – reine Einbildung.

Wenn man bedenkt, dass das erste Handynetz in Deutschland und Österreich (C-Netz) bereits 1984 bzw. 1985 eingeführt wurde[3] und längst

---

Elektrosensibilitaet_ist_messbar.pdf

[1]Doppelblind: weder Untersucher, noch Patienten wissen, ob eine Einwirkung real, oder nur vorgetäuscht ist. Kontrollgruppe: Eine gleich große Menge unbehandelter Probanden. Durch Vergleich der real exponierten Gruppe mit der scheinexponierten, sowie der Kontrollgruppe werden die Daten objektiv, d.h. frei von subjektiven Erwartungen

[2]http://gigaherz.ch/media/download/Prof_v_Klitzing-Elektrosensibilitaet_ist_messbar.pdf

[3] www.handy-seiten.de/10-Geschichte/10-geschichte.html

bestehende, hochkarätige Studien das Gefahrenpotential der Handy-strahlung aufzeigen, ist es wirklich kein Verdienst, sondern allenfalls ein Riesenskandal, dass das Märchen von der Erwärmung als einzig mögliches Handyrisiko von offiziellen Stellen erst heute (Juni 2011) – 26 Jahre später – in Zweifel gezogen wird.

Auf der Homepage der Österreichischen Ärztekammer (Pressekonferenz vom 9.6.11) kann man dazu folgendes nachlesen (Zitat):

Die Weltgesundheitsorganisation (WHO) hat Handy-Strahlungen untersucht und der Gefahrenkategorie 2B zugeordnet. Das bedeutet, dass Handys möglicherweise krebserregend sind. Auch der Europarat hat ein Zeichen gesetzt. Mit der Ende Mai dieses Jahres gefassten Resolution fordert er ein grundsätzliches Umdenken in der Mobilfunkpolitik, Schutz- und Vorsorgemaßnahmen sowie im Besonderen eine Aufklärung unter Kinder und Jugendlichen.

„Jahrelang wurde das Thema bei uns heruntergespielt, und nun erkennt die WHO die Bedenken als gerechtfertigt", zeigt sich auch Univ.-Prof. Dr. Wilhelm Mosgöller vom Institut für Krebsforschung der Medizinischen Universität Wien sehr erfreut. Aber: „Mehr als zwölf Jahre nach unserem ersten Nachhaken, und nachdem jetzt auch die IARC (International Agency for Research on Cancer; internat. Krebsforschungs-Gesellschaft) nachgezogen hat, reagieren die Mobilfunk-Interessenvertreter trotzdem wie gewohnt mit Verharmlosung, zeigen sich als unbelehrbar und ohne Konzept, das der Faktenlage gerecht wird", kritisiert der Experte.

Insbesondere das etwas hilflose „Wir halten doch die Grenzwerte ein!" blende völlig aus, wie diese „Grenzwerte" zustande kämen. Mosgöller: „Dabei beruft man sich auf Schutzwerte für zuviel akute Erwärmung. Bei der IARC-Einstufung geht es aber nicht um akute Wärme, sondern um völlig andere Effekte, wie Langzeitwirkungen, zum Beispiel hinsichtlich eines Krebsgeschehens.

Mosgöller geht noch einen Schritt weiter: Der Hinweis auf die Einhaltung der „Grenzwerte" seitens der Mobilfunkbetreiber ignoriere und blende (...) wissenschaftliche Fakten komplett aus: (...) biologische Wirkungen, die für das IARC-Votum 2B relevant seien, finden weit unter diesen empfohlenen Oberwerten statt und sind mit Wärmeentwicklung – auf denen die Grenzwerte fußen – nicht erklärbar.
(Zitat Pressekonferenz Ende).

Freuen wir uns also, dass die Experten nunmehr zum gleichen Schluss kommen, wie unvoreingenommene Wissenschaftler – sowie alle energiemedizinisch tätigen Therapeuten - bereits Jahrzehnte zuvor.

Es ist natürlich gut, dass die WHO und der Europarat die Langzeit-krebserregende Wirkung der Handystrahlung endlich anerkennen. Das heißt jedoch keineswegs, dass die Patienten 20 Jahre Handy- oder andere Hochfrequenzstrahlung völlig symptomlos vertragen, um dann plötzlich einen Gehirntumor zu bekommen. Denn das Krebsrisiko bildet nur die Spitze eines Eisbergs: Die Realität stellt sich für E-Smog belastete Patienten ganz anders dar – viele leiden bereits nach stunden- oder tageweiser Handy-Exposition an Störungen des vegetativen oder des Immun-Systems. Je nach individueller Schwachstelle reagieren die Patienten sehr verschieden - das kann nur eines oder auch mehrere der folgenden Symptome sein:

› Allergien(die sich bis zu Autoimmunerkrankungen steigern können)

› Verspannungen

› Kopfschmerzen

› wiederkehrende Infekte

› Schilddrüsenstörungen

› Herz-Kreislaufsymptome

› Hypertonie

› Schlafstörungen

› Müdigkeit (bis hin zum Burn-out und zur Depression), u.v.a.m.

Da die klinische Medizin keinerlei Untersuchungsmethoden besitzt, mit denen sie eine E-Smog-Belastung feststellen kann, wurden derartige Symptome bisher ausschließlich psychosomatischen oder ergonomischen Faktoren zugeschrieben. Gar eine gemeinsame Ursache – den E-Smog – dahinter zu sehen, übersteigt das Weltbild der klinischen Medizin entschieden[1].

Daher gibt es auch für solche Patienten – außer reiner Symptombekämpfung – keine Hilfe durch die universitäre Medizin.

In der Holopathie verfügen wir jedoch über eine Digitaltechnik, die sowohl die eindeutige Bestimmung belastender Frequenzen, als auch

---

[1] Vergleichen Sie dazu auch Microsofts „Anleitungen zu sicherem Arbeiten":
Alle Verspannungen kommen nur von einer falschen Sitzhaltung und haben mit dem E-Smog des Computers nicht das Geringste zu tun!

deren Neutralisierung (beispielsweise am Arbeitsplatz) ermöglicht. Für die betroffenen Patienten, die oft eine jahrelange Odyssee durch die Instanzen der klinischen Medizin hinter sich haben, ist die Fähigkeit der Holopathie, endlich die Ursachen aufzudecken und zu beseitigen, geradezu ein Segen. Ich möchte dies anhand der folgenden Fallbeispiele zeigen:

› 32 jähriger Lokführer klagt über Müdigkeit, Leistungsschwäche und Verspannungen trotz einer gesunden Ernährung und sportlichen Lebensweise. Klarerweise besteht eine starke E-Smogbelastung (stärker, als bei allen meinen Patienten bisher). Als einzige Therapie erhält der Patient eine QuintBox. Nach 14 Tagen Tragezeit während des Dienstes gibt der Pat. bereits eine deutliche Verbesserung seines Allgemeinzustands und seiner Leistungsfähigkeit an. Nach 4 Wochen verschwinden seine Beschwerden. Danach ist der Pat. leider nicht bereit, den Kaufpreis für die Box auszulegen und gibt sie zurück. In der Folge treten die Beschwerden wieder genauso auf wie zu Beginn.

› 35 jähriger Angestellter kommt wegen Pollinosis[1]. Er ist sportlich, in sehr gutem Allgemeinzustand, arbeitet jedoch in einem Büro, in dem hinter seinem Arbeitsplatz zahlreiche Leitungen für einen Gewerbebetrieb in der Wand verlegt sind. Ich finde in erster Linie eine E-Smog-Belastung im Niederfrequenzbereich und gebe ihm nach einer Segmentaltherapie auf den Kopf zunächst nur einen QuintChip[2] mit. Dabei bleibt es dann auch – eine weitere Therapie ist nicht notwendig, da der Pat. praktisch beschwerdefrei ist.

› 41 jährige Angestellte kommt wegen hormoneller Beschwerden – die Periode ist unregelmäßig, außerdem ist sie erschöpft und klagt über Verspannungen im Nackenbereich und Kopfschmerzen. Laut Holopathie-Testung besteht in erster Linie eine starke E-Smog-Belastung, die dadurch erklärbar ist, dass die Pat. als Telefonistin arbeitet und von Schaltschränken umgeben ist. Ich gebe der Pat. nur Pueraria[3] zur Unterstützung des Hormonsystems, ansonsten aber erhält sie eine QuintBox zur Heimanwendung, die mit einem Anti-E-Smog-Programm plus Hormonen in Schwingungsform programmiert ist.

---

[1] Pollinosis: Allergie gegen Blütenstaub
[2] QuintChip: Magnetumhänger, der mit einem Anti-E-Smog-Programm geprägt ist
[3] Pueraria: Pflanzliches Präparat aus der Thailändischen Medizin

Seither ist die Pat. beschwerdefrei – einige Kontrollen im Abstand von 3-6 Monaten bestätigen, dass das auch nach Absetzen des Pueraria, nur mit der Box alleine so bleibt.

› 46 jährige Bankangestellte kommt wegen chronischer Kopfschmerzen und HNO-Infekten, Bronchitis und Schilddrüsenunterfunktion. In der Testung stelle ich eine Immunschwäche und Autoimmunreaktionen vor dem Hintergrund einer starken E-Smog-Belastung fest. Die Patientin erhält Spurenelemente als Immunmodulatoren, die eine leichte Besserung bringen. Damit ist die Patientin aber verständlicherweise noch nicht zufrieden. Daher programmiere ich eine QuintBox mit einem E-Smog-Programm für PCs (wegen des Bank-Arbeitsplatzes). Damit hören die Kopfschmerzen auf, die Schilddrüsenfunktion normalisiert sich. Auch die wiederkehrenden Infekte werden deutlich besser. In weiterer Folge merkt es die Pat. selbst, wenn sie die Box vergessen hat oder die Batterie leer ist, da dann jeweils eine Verschlechterung eintritt – mit der Box bleibt sie jedoch stabil.

Akuter Stress

Stress ist zu einem der größten Gesundheitsrisiken in der modernen Arbeitswelt geworden. Dies ergab eine Untersuchung in den Mitgliedstaaten der Europäischen Union. Danach nehmen Leistungsverdichtung, Arbeitstempo und Zeitdruck ständig zu und lagen im Jahr 2000[1] deutlich höher als im Vergleichsjahr 1990.

Knapp zwei Drittel stehen regelmäßig unter Termindruck und von mehr als jedem zweiten Beschäftigten wird ein hohes Arbeitstempo verlangt. Viele Beschäftigte haben inzwischen Schwierigkeiten, sich nach der Arbeit zu regenerieren.[2]

Die Umweltfaktoren bilden also leider nur eine Seite des Problems. Die andere ist die Summe der negativen sozialen und sozioökonomischen Faktoren, denen die heutige Gesellschaft unterworfen ist. Denn die heutige Multimedia-Gesellschaft ist vor allem durch eines ge-

---

[1]Die meisten Beschäftigten würden heute wohl eher sehnsüchtig auf die Anforderungen von 2000 zurückblicken...

[2]http://www.ergo-online.de/site.aspx?url=html/gesundheitsvorsorge/psychische_belastungen_stress/stress_am_arbeitsplatz_und_se.htm

kennzeichnet: Eine ungeheure Hektik, in der natürliche Rhythmen verloren gegangen sind. Früher mussten die Menschen hart arbeiten, aber die Arbeit endete irgendwann. Das hat sich durch die heutigen Smartphones mit Internetanbindung geändert – denn selbst wenn der Chef oder ein Kollege noch um 11h abends ein Mail schickt – der moderne Arbeitnehmer zeigt seine Unersetzbarkeit, indem er einfach immer erreichbar ist und entsprechend reagiert. Und zwar schnell.

Gleichzeitig erlebt ein Großteil der Menschen in der Zeit der Wirtschaftskrise bei vorherrschendem Turbokapitalismus und vielfach zerfallenden Beziehungen[1] neben dem akuten Leistungsdruck auch chronische Existenz-, Beziehungs- und Trennungsängste (sowie, Wut, Frustration und Minderwertigkeit). Dies fügt ihrem akuten Stress eine chronische Komponente hinzu, denn der einzige Weg, mit diesen negativen Gefühlen fertig zu werden, ist meist die Verdrängung. Dabei wissen wir aus der Stressforschung, dass es nur eines gibt, das schlechter ist als ständiger Stress: Verdrängter ständiger Stress, wie er eben mit solchen Gefühlen einhergeht (siehe folgenden Abschnitt!)

Und als wäre das alles nicht genug, wird in der heutigen Gesellschaft sowohl der akute wie auch der chronische, verdrängte Stress vor allem durch einen Faktor gesteigert: Durch permanente *Reizüberflutung* (besonders mit negativen Emotionen). Konkret: Der US-Journalist Neil Postman[2] hat schon in den 1980er Jahren errechnet, dass jeder durchschnittliche Amerikaner bis zum Erreichen der Volljährigkeit 10.000 Morde im TV gesehen hat – die Zahlen sind heute garantiert wesentlich höher. Und was den Teil der Sendungen betrifft, die zufällig nicht gewalttätig sind: Die Beziehung zwischen permanentem TV- Schwachsinn und Psyche hat noch niemand untersucht, aber ich denke, man muss nicht gerade in Psychologie promoviert haben, um sich hier ebenfalls eine Wechselwirkung vorstellen zu können.

Auch die Reizüberflutung mit letztlich inhaltsleeren Computerspielen, sowie die Permanent-Berieselung mit ebensolcher Musik hat ihre Folgen – die Konzentrationsfähigkeit der Kinder nimmt dramatisch ab[3] (Die der Erwachsenen allerdings auch☺ Man sieht es im Vergleich alter Filme zu

---

[1]Die Scheidungsrate liegt in den Städten bei über 50%

[2] N. Postman: Wir amüsieren uns zu Tode

[3] Nach einem Gespräch mit Hauptschul- Lehrern: Einstufungstests zu den Leistungsgruppen der Hauptschule, die noch vor Jahren verwendet wurden, müssen heute „entschärft" werden, um noch einen akzeptablen Notendurchschnitt zu ergeben.

neueren Produktionen – die Schnittfolge wird immer rascher. Gab es früher Einstellungen von mehreren Minuten pro Szene, so dürfen diese heute nur maximal 8 Sekunden dauern, da sich nach der Weisheit der Film und TV-Leute „kein Mensch länger als 8 Sekunden auf etwas konzentrieren kann"[1].

Kein Wunder, dass Therapeuten, Lehrer und Medien einen Anstieg der allgemeinen Aggressionsbereitschaft beobachten[2].

Begleitet wird diese Phänomen neben allgegenwärtigem Leistungsdruck und Hektik von einem subjektiv verkürzten Zeitgefühl (die Zeit reicht nicht mehr). Wer kann noch daran zweifeln, dass unsere Gesellschaft von Stress geradezu erdrückt wird?

Hinzu kommt noch ein weiterer Faktor: Stress stellt eine *unspezifische* Anpassungsreaktion dar. Das heißt, alles, was Körper und Gehirn belastet, führt letztlich zu Stress – die vielbeschworene Schwiegermutter ebenso wie chronische Zahnherde oder eine Pilzbelastung des Darms. Denn auch rein physische Einflüsse wie z.B. Schwermetalle erfordern konkrete Abwehrreaktionen und erzeugen dadurch einen Energiebedarf, der letztlich den inneren Stresspegel anhebt.

Möglicherweise ist somit der allgemein wachsende psychosoziale Stress auch eine Folge von E-Smog und Radionukliden („Heavy-Metal" als Folge von Radionukliden im Hirn der Musiker?). Analog gilt das dann auch für Dysbiose (falsche Keime im Darm, vor allem Candida) und Schwermetalle (Palladium aus Autokatalysatoren, Quecksilber aus Amalgamplomben usw.)

Hinzu kommen die „üblichen" Insektizide, Herbizide, Antibiotika und Hormone, die in der Lebensmittel- und Viehproduktion verwendet werden, zusammen mit den ebenfalls gängigen Konservierungsstoffen, Emulgatoren, Farbstoffen etc., die regelmäßig unserer Nahrung zugesetzt werden (Natürlich sollen hier auch Zahnherde und -füllungen, Impfungen, Wohngifte wie Weichmacher etc. nicht vergessen werden – die komplette Liste wäre jedoch einfach zu lang).

Die Langzeitfolgen aus all dem sind einerseits eine zunehmende Vergiftung – andererseits eine Erhöhung des inneren Stresspegels auch von der physischen Seite her. Zusammen mit dem extremen Stresspegel un-

---

[1] Steven Spielberg in einem BBC-Interview 98

[2] Mitteilung von zahlreichen, mir persönlich bekannten Therapeuten und Lehrern; vgl. Spiegel 6/2001

serer Gesellschaft sind das „ideale" Bedingungen zur Entstehung von Burn-out als einer neuen Volkskrankheit.

Verdrängter Stress

Die Gehirne höherer Lebewesen – vor allem der Säugetiere – sind so konstruiert, dass sie riesige Mengen an Sinneseindrücken aufnehmen können: Beim Menschen alleine für das Sehen 1 Gigabyte, das Hören 50 Megabyte pro Stunde – pro Jahr sind das 7 Terabyte bzw. 270 Gigabyte[1], ungefähr das Doppelte einer handelsüblichen Festplatte mit sehr großer Kapazität.

Offenbar ist das Gehirn aber mit der Echtzeit- Interpretation derartiger Datenmengen überfordert. Daher nehmen wir nur einen Teil bewusst wahr, ein anderer (wahrscheinlich der größere) wird im Unterbewusstsein zwischengelagert. Die Auseinandersetzung mit diesen Daten – d.h. deren Verarbeitung – findet dann im Schlaf statt.

Es geht aber nicht nur um die reine Datenmenge. Denn der wichtigste Unterschied zwischen dem Gehirn und einem Computer ist der, dass das Gehirn Informationen stets entsprechend den Gefühlen während der Wahrnehmung einordnet [2]. Daher bekommen angenehme Erlebnisse wie Sex eine weit größere Bedeutung als etwa ein Arbeitsessen, obwohl die Summe der Sinneseindrücke womöglich gleich groß war. Dasselbe gilt allerdings auch für unangenehme Ereignisse – alles, was mit Stress, Konflikt oder Schmerz verknüpft ist, bleibt sehr lange haften – offensichtlich, weil deren Aufarbeitung sehr viel mehr Aufwand erfordert, als „Business as usual".

Wenn diese Bewältigung nicht bewusst, also im Wachzustand erfolgt, bleibt nur die automatische Verarbeitung im Unterbewusstsein, hauptsächlich im Schlaf. Wird die Automatik jedoch überfordert, ist nur mehr die Speicherung ohne jede Verarbeitung möglich – die Verdrängung.

Das Gehirn kann jedoch – wiederum anders als ein Computer – die Daten nicht auf ein Peripheriegerät (z.B. eine Festplatte) auslagern, wo sie keine Rolle mehr spielen, bis sie – vielleicht erst in Jahren – wieder

---

[1]Medieninformatik: Eine Einführung, A. Butz, H. Hussmann, R. Malaka, S. 31, Pearson Studium 2009

[2]A genetic variation of the noradrenergic system is related to differential amygdala activation during encoding of emotional memories, B.Rasch, K.Spalek, S.Buholzer et al., http://www.pnas.org/content/106/45/19191

aufgerufen werden. Das Zentralnervensystem bildet vielmehr ein (neuronales) Netzwerk, in dem alle gefühlsbeladenen, daher für uns wichtigen Informationen ständig „irgendwie" präsent bleiben und daher alle Bewusstseins- und Steuerungsvorgänge weiterhin beeinflussen. Das gilt auch dann, wenn wir versuchen, negative Eindrücke oder Gefühle zu vergessen („loszulassen") – es geht nicht! Wir können sie nur verarbeiten – erst dadurch bekommen sie eine andere Bedeutung und können erst dann nicht nur im Bewusstsein, sondern vor allem im Unterbewusstsein gleichsam „ad acta" gelegt werden.

Nicht verarbeitete negative Eindrücke wie Stress, Konfrontationen mit Verletzungen und schmerzhafte Erlebnisse führen jedoch aufgrund der geschilderten Gesetzmäßigkeiten zu Fehlsteuerungen des Gehirns und damit zu geistigen wie körperlichen Problemen – das sogenannte *Post-traumatische Stress-Syndrom (Post Traumatic Stress Disorder)*[1] ".

Für die Gesundheit des Patienten spielt also (neben Umwelttoxinen und Elektrosmog) nicht nur der aktuell vorhandene – also der Akutstress eine Rolle, sondern vor allem, wieviel Stress (z.B. in Form von unverarbeiteten Konflikten und Leid) er im Unterbewusstsein gespeichert hat – das ist dann die Zeitbombe der Post Traumatic Stress Disorder, die meist sogar gerade dann hochgeht, wenn der Akutstress etwas nachlässt: Beim Manager, der in den Armen der Partnerin einen Herzinfarkt erleidet, bei der Patientin, die vor allem am Wochenende und im Urlaub krank wird, beim Pensionisten, der sich gerade nach Pensionsantritt gestresst fühlt usw.

Die Lebensgeschichte des Patienten beeinflusst daher die Entstehung seiner Symptome. [2]

Diese Grunderkenntnis der modernen Psychosomatik geht bereits auf die Psychoanalyse S. Freuds zurück, sowie auf psychosomatisch orientierte Internisten wie die Professoren G. v. Bergmann (Berlin), L. Kreh, V. v. Weizsäcker (Heidelberg) und Th. v. Uexküll (Gießen/Ulm).

Das psychosomatische Konzept von A. Mitscherlich[3] formuliert wesentliche Gesetze der Psychosomatik schon in den 1950er- Jahren: Am

---

[1]Begriff der amerikan. Psychologie. Wörtl. übersetzt: Stress-Störung infolge Trauma – Ursprünglich eine schreckliche Erfahrung tausender Vietnam-Heimkehrer, wird die Bezeichnung PTSD heute für alle psychosomatischen Folgen von verdrängtem Stress verwendet. Mehr dazu im Kapitel 4.2.2 *Chronischer Stress.*

[2]Vgl. Psychosomatische Medizin: Ein kurz gefasstes Lehrbuch, W.Bräutigam, P. Christian, M. v. Rad, Thieme 1992

[3]Ebenda, S 53

Anfang einer außergewöhnlichen seelisch-mentalen Belastung z.B. einer Lebenskrise versucht der Patient eine Verarbeitung. Wenn das nicht gelingt, wird zunächst eine Neurose auftreten (Fixierung auf ein Problem, übermäßiges Bedürfnis nach Harmonie, Zuwendung, Sicherheit, Kontroll- und andere Zwänge u.v.a.m.). In einer zweiten Phase kommt es jedoch zur Verdrängung und daraus resultierend zu körperlichen Symptomen.

Kurz gesagt: Jedes verdrängte Erlebnis „... wandelt sich (durch) immer längere Verdrängung in ein körperliches Symptom."[1]

Die Entwicklung zur Krankheit verläuft dabei in 6 Stufen und lässt sich am besten anhand des genialen Modells von Th. Detlefsen und R. Dahlke[2] beschreiben (wenn wir auch noch einige wesentliche Aspekte von Bewusstsein und Unterbewusstsein, sowie der Stressreaktion hinzunehmen; siehe auch Kapitel 4.2.2 *Chronischer Stress*):

› **Stufe 1:** Der Pat. ist einer Situation ausgesetzt, die er nicht verarbeiten kann (lieblose Kindheit/Ehe, extremer Existenzkampf, Mobbing, Ungerechtigkeiten u.v.a.m.). Schmerz und Stress sind dabei praktisch dasselbe! Für den Pat. geht es nur darum, dass die Belastung = der Stress aufhört bzw., dass es nicht mehr wehtut.

> › *Die „Lösung":* Neurotisches Verhalten, schließlich oder gleichzeitig Verdrängung des Schmerzes ins Unterbewusstsein.

> › *Das Resultat:* Das Leben geht irgendwie weiter.

> › *Der Preis:* Der Schmerz = Stress ist nicht weg. Er wird nur nicht mehr bewusst wahrgenommen. Im Unterbewusstsein besteht er weiter und entfaltet dort ein „Eigenleben".

› **Stufe 2:** Das „Eigenleben" von verdrängtem Schmerz/Stress – auch weitere Verletzungen aufgrund des neurotischen Verhaltens – erzeugen zunehmenden Druck im Unterbewusstsein. Als eine Art „Notventil" entstehen zunächst funktionelle Beschwerden (ohne organischen Befund).

---

[1]Grundlagen der Psychologie, Soziologie und Pädagogik für Pflegeberufe, S. Charlier, S. 113, Thieme 2001

[2]Th. Detlefsons und R. Dahlke in ihrem wegweisenden Buch „Krankheit als Weg" (Random House 2008), sowie Th. Detlefsen: Schicksal als Chance, Goldmann 1980.

> **Stufe 3:** Wenn die zugrundeliegende Verletzung = das zugrundeliegende Stressmuster weiterhin nicht aufgearbeitet wird, nimmt der unbewusste Stress weiter zu. Das bisherige „Notventil" reicht nicht mehr – es entsteht eine akute Erkrankung, meist eine Entzündung (Sinusitis, Bronchitis, Zystitis[1] etc.).

> **Stufe 4:** Gibt es immer noch keinerlei Auflösung des verdrängten Leidens-/Stressmusters, wird die destruktive Kraft der Verdrängung noch stärker. Es entsteht eine chronische Erkrankung.

> **Stufe 5:** Schlechte Nachrichten für alle, die an das „Loslassen" (ohne echte innere Konfrontation und Verarbeitung) glauben: Für das Gehirn/den Geist ist es wichtiger, die destruktive Kraft des unbewussten = verdrängten Leids/Stresses zu verringern, als die Unversehrtheit des Körpers zu wahren. Wenn daher nicht einmal die Auseinandersetzung mit einer chronischen Erkrankung ausgereicht hat, um dem Patienten seine Verdrängung vor Augen zu führen – sodass er sie wenigstens ansatzweise auflösen kann – kommt es jetzt zu irreversiblen Schäden an den Organen. Eine der stärksten Ausprägungen davon ist Krebs.

> **Stufe 6:** Ist die Verdrängung so stark, dass der Pat. nach wie vor nichts von den ursprünglichen Verletzungen überwinden kann, tritt schließlich der Tod ein.

Als Zusammenfassung und Schlussfolgerung kann ich hier nur zwei Sätze aus dem vorigen Abschnitt wiederholen: Was ist schlimmer als ständiger Stress? Ständiger verdrängter Stress!

Wir können nur ahnen, wie viele chronische Symptome und/oder Krankheiten auf das Konto des verdrängten Akutstresses gehen.

1.3.2 Die Auswirkungen

Allgemeine Zunahme chronischer Krankheiten?

Der Gesundheitszustand der mitteleuropäischen (und wohl auch der amerikanischen) Bevölkerung durchläuft seit Jahren (völlig unbemerkt

---

[1] Die Nachsilbe „-itis" nach der lateinischen Bezeichnung des Organs gibt immer eine Entzündung an. Im vorliegenden Fall: Nebenhöhlenentzündung, Husten, Blasenentzündung

von offiziellen Institutionen) eine kritische Entwicklung: Erfahrene Therapeuten aller denkbaren Therapierichtungen beobachten immer chronischere Krankheitsverläufe und zunehmende Therapieresistenz.

› **Beispiel 1:** Zuerst war es die Vogelgrippe, dann SARS, jetzt die Schweinegrippe... Tourismus in Verbindung mit dem internationalen Flugverkehr, der als Hauptursache für die Verbreitung von Viren gilt, gibt es schon seit Jahrzehnten, aber warum warnen Gesundheitsbehörden gerade in letzter Zeit weltweit vor neuen Pandemien? Dies könnte ein Hinweis auf eine zunehmend abwehrschwache Bevölkerung sein[1] . Allerdings führt auch die „normale" Grippe, die vor Jahren einfach nur Schnupfen und Fieber erzeugt hat, heute oft zu schwerwiegenden Symptomen: Gelenkschmerzen, „kalten" Lungenentzündungen, Herz-Kreislaufbeschwerden, die bei geschwächten Personen – oder im Falle von Leistungssport bei übergangener Grippe – zum Tod führen können[2]

› **Beispiel 2**: Während Allergien früher eher Seltenheitswert hatten, sind sie heute in der westlichen Welt zu einer wahren Volkskrankheit geworden. Die dramatische Zunahme der Allergiehäufigkeit fand vor allem in den letzten Jahrzehnten des letzten Jahrhunderts statt. Schätzungsweise rund 20% der bundesdeutschen Bevölkerung sind betroffen [3]Man kann sagen, dass es heute in den Industrieländern wohl kaum noch eine Familie gibt, in der nicht mindestens ein Mitglied eine Allergie oder eine ekzematöse Erkrankung aufweist. Und die meisten dieser Erkrankungen, z.B. Asthma oder Neurodermitis gelten als chronisch, das heißt, klinisch-medizinisch als symptomatisch therapierbar, aber nicht heilbar. Die Verbreitung von *Allergien bei Kindern*, wie *Heuschnupfen*, hat in den vergangenen zehn Jahren weltweit vor al-

---

[1]… oder sollten die Stimmen vor allem aus dem Internet recht haben, die von einer Panikmache global agierender Pharmakonzerne zur Ankurbelung ihres Impfstoff-Verkaufs sprechen? Vgl. als ein Beispiel unter vielen: „Schweinegrippe – Impfung gefährlicher als Virus? *www.impfkritik.de/pressespiegel/2009123102.htm*

[2]Die durch Influenza bedingte Letalität war innerhalb der vergangenen 15 Jahre mit mehr als 30 000 Toten in der Saison 1995/1996 am höchsten. 2002/2003 und 2004/2005 kam es zu etwa 15 000 zusätzlichen Todesfällen. Die Zahlen für 2009 liegen noch nicht vor (Ärzte Zeitung, 03.09.2009)

[3]http://www.bencard-allergie.de/index.php?id=zunahme, http://www.neurodermitisportal.de/blog/drastische-zunahme-von-allergien/

lem in jüngeren Altersgruppen zugenommen[1]. *Neurodermitis* nimmt ebenfalls zu: Die Erkrankungsrate hat sich in den westlichen Industrieländern in den letzten Jahrzehnten verdreifacht. Unter Schulkindern wurde dabei eine Häufigkeit von etwa 10% festgestellt. Insgesamt haben in Deutschland derzeit rund 4 Millionen Menschen Neurodermitis[2]. Reagiert die Haut gerötet und gereizt, ist oft ein allergisches Kontaktekzem die Ursache dafür. Das ist schon jetzt eine der häufigsten Hauterkrankungen, und sie wird immer häufiger. Heute ist jeder fünfte Mitteleuropäer davon betroffen, Experten rechnen aber mit einem weiteren Anstieg[3].

› **Beispiel 3:** Chronische Erkrankungen nehmen auch bei Jugendlichen insgesamt zu. Dies betrifft neben den Allergien orthopädische, psychische, sowie Herzerkrankungen[4]. Insbesondere kommen bei Kindern und Jugendlichen heute Erkrankungen vor, die noch während meines Studiums als ausschließliche Domäne von Erwachsenen galten:„Auch junge Erwachsene oder sogar Jugendliche können einen Herzinfarkt erleiden", warnt Professor Hans-Jürgen Becker von der Deutschen Herzstiftung[5]. Auch Gallensteine treten heute bereits bei Jugendlichen und Kindern auf[6]. Dasselbe gilt auch für Nierensteine, die nunmehr schon bei Babys vorkommen[7]. „Aktuelle Studienergebnisse verdeutlichen eine Zunahme von vermeidbaren chronischen Erkrankungen im Kindes- und Jugendalter. Erkrankungen wie Diabetes, Bluthochdruck und Fettstoffwechselstörungen waren noch vor wenigen Jahren überwiegend Erkrankungen des Erwachsenenalters. Durch die Zunahme von Übergewicht und Adipositas treten diese

---

[1]http://www.wissenschaft-online.at/artikel/849549

[2]http://neurodermitis.dermis.net/content/e287/e467/index_ger.html

[3]http://www.medizinpopulaer.at/archiv/koerperpflege-kosmetik/details/article/kontaktekzeme-trifft-es-bald-schon-jeden.html

[4]Zunahme chronisch kranker Kinder und Jugendlicher . Kimming, A. Et al. 2004 Forschungsprojekt „Interklinikschule" u.a. Uniklinik für Kinder- u. Jugendmedizin Tübingen - http://www.klschule.fr.schule-bw.de/Schueler%20mit%20chronischer%20Erkrankung.pdf

[5]Deutsches Ärzteblatt 11.5.2004

[6]T. Lang, Monatsschrift Kinderheilkunde, Vol 145, Nr. 10, S 1102-1114

[7]„Mein kleiner ist 10, 5 Monate und hat mehrere Nierensteine auf beiden Seiten." Diskussionsbeitrag aus: Netmoms *www.netmoms.de/fragedetail/5400437*

Erkrankungen mittlerweile bereits im Kindesalter auf. Spezialisten sprechen von „New Morbidities" bei Kindern und Jugendlichen" (Zitat aus „Handbuch Schwere Zeiten … neue Wege" der AOK[1]). In einer Studie aus dem Jahr 2004 litten von ca. 1700 befragten Kindern in Deutschland 14% an einer chronischen Erkrankung[2] Dabei treten folgende chronische Krankheiten bzw. Störungen bei den Schulkindern vorwiegend auf (www.bzga.de):

› Allergien

› Asthma bronchiale

› Neurodermitis und andere nicht ansteckende Hauterkrankungen

› Diabetes mellitus (Typ I)

› Angeborene Herzfehler

› Epilepsien

› Aufmerksamkeitsstörungen/Hyperaktivität (ADHS)"

› **Beispiel 4**: Chronische, nicht fassbare „diffuse" Beschwerden nehmen zu. Viele Patienten klagen über chronische Müdigkeit, Erschöpfung, chronische Infekte, Konzentrationsschwäche, Leistungsverlust, Antriebsschwäche, Verspannungen und zahlreiche andere Beschwerden mit hohem Leidensdruck. Ihnen allen gemeinsam ist, dass die Erkrankung diffus ist, das heißt, meist ein Sammelsurium verschiedenster Krankheitsbilder bildet. Am Ende steht dann oft die Depression.

> › *Burn-out, Chronisches Erschöpfungssyndrom, CFS* (CFS – Chronic fatigue syndrome). Ein Burn-out-Syndrom (engl. (to) burn out: "ausbrennen") ist ein Zustand ausgesprochener emotionaler Erschöpfung mit reduzierter Leistungsfähigkeit, der als Endzustand einer Entwicklungslinie bezeichnet

---

[1] http://www.anschub.de/uploads/tx_themenhefte/Schwere_Zeiten...neue_Wege__Lese probe.pdf

[2] Zunahme chronisch kranker Kinder und Jugendlicher . Kimming, A. Et al. 2004 Forschungsprojekt „Interklinikschule" u.a. Uniklinik für Kinder- u. Jugendmedizin Tübingen - http://www.klschule.fr.schule-bw.de/Schueler%20mit%20chronischer%20Erkrankung.pdf

werden kann, die mit idealistischer Begeisterung beginnt und über frustrierende Erlebnisse zu Desillusionierung und Apathie, psychosomatischen Erkrankungen und Depression oder Aggressivität sowie einer erhöhten Suchtgefährdung führt. Burn-out kann nahezu alle sozialen Gruppen treffen – von Schülern über Forscher bis hin zu Arbeitslosen und Rentnern sind Krankheitsfälle bekannt.[1] Die Bezeichnung *CFS* ist unabhängig davon zur Beschreibung des gleichen Zustands entstanden, bezieht sich aber offenbar mehr auf die Erschöpfung des Patienten und ihre körperlichen Folgen. Burn-out/CFS ist charakterisiert durch eine lähmende geistige und körperliche Erschöpfung/Erschöpfbarkeit[2] (keine gesunde, sondern eine krankhafte, den Patienten aushöhlende Müdigkeit). Dazu können noch Symptome an praktisch allen Organen und dem Bewegungsapparat kommen. Insgesamt nimmt alleine die pathologische Müdigkeit eindeutig zu: Bereits 29 Prozent der Österreicher leiden an krankhafter Tagesmüdigkeit, 14 Prozent unter Tagesschläfrigkeit[3]. Davon ausgehend lässt sich die Zahl der Burn-out-Erkrankten nur schätzen – Burn-out gehört aber derzeit schon zu den häufigsten psychischen Erkrankungen.[4]

> *Multiple Chemical Sensitivity (MCS)* bezeichnet ein chronisches Beschwerdebild mit z.T. starken Unverträglichkeiten gegenüber auch niedrigen Konzentrationen vielfältiger flüchtiger Chemikalien, wie z.B. Duftstoffen, Zigarettenrauch, Lösungsmitteln oder Abgasen[5]. MCS-Betroffene geben meist eine Vielzahl von unspezifischen Beschwerden an. Häufig werden benannt: Müdigkeit, Kopfschmerzen, Abgeschlagenheit, Konzentrationsstörungen, Augenbrennen, Verlust an Merkfähigkeit, Schwindel, Atemnot, Beschwerden des Bewegungsapparats, Magen-Darm-

---

[1] http://www.burnout.net/

[2] Wikipedia

[3] Http://science.orf.at/science/news/29382

[4] http://www.burnout.net

[5] Wikipedia

Beschwerden, Haut- und Schleimhautprobleme, diffuse Schmerzen. In der Regel nehmen die Symptome mit der Zeit zu, ebenso die Anzahl der Substanzen, die von den Betroffenen als auslösend wahrgenommen werden[1]. Die Häufigkeit des MCS beträgt weltweit zwischen 0,5% (Deutschland) und 3,9% (USA)[2], wobei Chemikalien-Intoleranzen insgesamt wesentlich häufiger auftreten – bei 9-33 % der untersuchten Bevölkerungen[3].

› *ADHS (Aufmerksamkeitsdefizit-/Hyperaktivitätsstörung)* bezeichnet eine Diagnose, welche primär durch erhebliche Beeinträchtigungen der Konzentration und Daueraufmerksamkeit, der Planungs- und Handlungskontrolle, sowie oft durch motorische Hyperaktivität gekennzeichnet ist[4]. Das Bundesministerium für Gesundheit geht davon aus, dass 2-10% aller Kinder, Jugendlichen und Erwachsenen an ADHS leiden[5]. Da die letzten Jahrzehnte durch eine Zunahme an Stress und Hektik sowie durch höhere Anforderungen gekennzeichnet sind, treten die Symptome der Erkrankung möglicherweise deutlicher hervor und werden häufiger diagnostiziert[6]. Durchaus problematisch in diesem Zusammenhang ist auch die – vor allem in den USA gängige – Praxis, Kindern bereits beim Verdacht von ADHS eine amphetaminähnliche Droge, nämlich Ritalin zu verabreichen[7].

---

[1]Thomas Eikmann, Caroline Herr: *Multiple Chemical Sensitivity Syndrome (MCS).* Hessisches Zentrum für Klinische Umweltmedizin, Universitätsklinikum Gießen und Marburg GmbH

[2]Bauer A, Schwarz E, Mai C.(2008): Multiple Chemical Sensitivity (MCS): Ein Update. Umwelt Medizin Gesellschaft 21(4)

[3]Andersson L, et al. 2008. Prevalence and risk factors for Chemical Sensitivity and sensory hyperreactivity in teenagers. Int J Hyg Environ Health 211:690

[4]http://arbeitsblaetter.stangl-taller.at/PUBLIKATIONEN/RitalinADHS.shtml

[5]Position der Drogenbeauftragten der Bundesregierung und des Bundesministeriums für Gesundheit zur Anwendung von Methylphenidat bei der Behandlung des Aufmerksamkeitsdefizit- und Hyperaktivitätssyndroms (ADHS) vom 29. April 2002, www.bmgesundheit.de

[6]http://www.info-adhs.de/adhs-was-ist-das/haeufigkeit.html

[7]Nach Prof. Friedrich (Universitätsklinik f. Neuropsychiatrie des Kindes- und

> *Latente Depression*: Patienten entwickeln eine Reihe schwer fassbarer und oft nicht nachvollziehbarer Beschwerden. Diese können „wandern" (von einem Körperteil in den nächsten ziehen) oder eine Kette unterschiedlicher Symptome bilden (z.B. wenn die LWS-Verspannungen aufhören, kommt es zu Kopfschmerzen, wenn diese verschwinden, zu Herzdruck, danach wieder zu neuerlichen Verspannungen im HWS-Bereich). Der gemeinsame Nenner hinter allen Symptomen kann eine – ansonsten unauffällige, eben latente – Depression sein. Experten schätzen, dass bis zu 30% der Bevölkerung an dieser Vorform der Depression leiden, wobei Frauen deutlich häufiger betroffen sind als Männer[1].

> *Depression*: Ist der Leidensdruck groß genug, entwickelt sich eine latente Depression zu einer manifesten Form – oft entsteht diese auch von Anfang an. Die Schilderung eines Betroffenen macht deutlich, dass eine Fülle von Beschwerden auftreten können, die den Patienten an alles andere, als eine klassische Depression denken lassen: "Zuerst hatte ich das Gefühl, heimtückisch von irgendeinem Übel überfallen worden zu sein. Ich hatte keine Ahnung, dass ich unter einer Depression, das heißt unter einer seelischen Störung, litt. Ich wusste wohl, dass ich mich nicht gut fühlte, dass ich gedrückter Stimmung war. Ich wusste, dass ich weder zu der Arbeit, mit der ich mich gerade befasste, noch zu den Menschen, mit denen ich arbeitete, rechtes Vertrauen hatte, aber ich kam nicht auf den Gedanken, dass ich krank sein könnte. Morgens fiel es mir furchtbar schwer aufzustehen, und abends konnte ich es gar nicht erwarten, wieder ins Bett zu kommen, obgleich ich auch nicht mehr gut schlief. Ich dachte, mit mir sei alles ganz in Ordnung, meine gedrückte Stimmung sei lediglich Ausfluss irgendeiner unbe-

---

Jugendalters in Wien) ---besteht der Verdacht, dass die meisten Kinder, die auf Ritalin gesetzt werden, das Leiden gar nicht haben, weswegen sie therapiert werden. (http://arbeitsblaetter.stangl-taller.at/RitalinADHS.shtml)

[1]Kendler, K.S., Karkowski, L.M., & Prescott, C. A. (1999). Causal Relationship Between Stressful Life Events and the Onset of Major Depression. American Journal of Psychiatry, 156 839-840

wussten persönlichen Enttäuschung, eines Umstandes, über den ich mir selbst nicht recht klar werden konnte. ... So zwang ich mich denn monatelang dazu, ein tristes, hoffnungsloses Leben weiterzuführen, bis meine düstere Stimmung sich wieder aufhellte. Aber selbst dann wusste ich noch nicht, dass ich krank gewesen war." Zitat Joshua Logan, Theaterproduzent und Regisseur[1]. Insgesamt nimmt der Trend zur Depression zu. Psychiater schätzen, das mindestens 10% der Bevölkerung eine derartige Depression durchmachen bzw. durchgemacht haben[2]. Laut einer Prognose der WHO werden depressive Störungen bereits im Jahr 2020 an erster Stelle jener Krankheiten stehen, die für vorzeitige Sterblichkeit oder Behinderung verantwortlich sind.

› **Beispiel 5**: Einer der Indikatoren für eine stärkere Belastung der Bevölkerung ist die zunehmende Anzahl der Patienten, bei denen Autoantikörper – also „Allergien" gegen die körpereigenen Organe auftreten. Ein Beispiel dafür ist die *Thyreoiditis Hashimoto,* eine Schilddrüsenerkrankung, bei der es zur Entzündung der Drüse durch Autoantikörper kommt. Das sind Antikörper, die vom eigenen Immunsystem gegen die Drüse und ihre Hormone gerichtet werden. Dadurch entsteht für den Körper der Eindruck einer Hypothyreose, also einer Schilddrüsenunterfunktion, weshalb meist das schilddrüsenstimulierende Hormon TSH[3] verstärkt ausgeschüttet wird. Ein erhöhter TSH-Wert weist heutzutage fast immer auf einen „Hashimoto" hin. Allerdings sind in der Praxis immer auch einige der Antikörper hyperthyreot – also mit Schilddrüsen steigernder – Wirkung. Deshalb überwiegen beim „Hashimoto" oft entsprechende Symptome mit Hypernervosität, (oft äußert sich diese durch „maschinengewehrartigen" Redefluss!), Zittrigkeit, Angstzuständen, Herzdruck und erhöhtem Puls. Wegen dieser Mischung von hypo- und hyperthyreoten An-

---

[1]Snyder 1944, S98

[2]http://arbeitsblaetter.stangl-taller.at/EMOTION/Depression.shtml

[3]TSH – Thyroid Stimulating Hormon – das Kontrollhormon, das die Schilddrüse zur Produktion ihres Hormons (L-Thyroxin) anregt. Erhöhte Basalwerte von TSH zeigen an, dass eine Stimulation der Schilddrüse notwendig ist – wenn kein Jodmangel vorliegt, ist dies eigentlich nur bei der Thyreoiditis Hashimoto notwendig, da die Antikörper gegen die Schilddrüse (und deren Hormone) einen hormonbremsenden Effekt haben.

tikörpern kann der TSH-Wert trotz vorliegendem „Hashimoto" auch normal sein. Sicherheit gibt nur der Test der Antikörper selbst (TAK, TRAK und TPO). Leider zahlt die Kasse diese Laborbestimmung nicht, weshalb die meisten Ärzte sich auf die TSH-Bestimmung beschränken. Allerdings (deshalb?) wurden hier von der klinischen Medizin die Normalwerte des TSH-Basalwertes relativ hoch angesetzt. Seit einiger Zeit wird eine Senkung des oberen Normwerts für TSH von ca. 4,0 auf ca. 2,5 diskutiert. Einige Labors in Deutschland haben ihre Normwerte schon gesenkt, so dass häufiger latente Hypothyreosen erkannt werden[1]. Bei ca. 26% der über 50-jährigen Frauen gilt dies bereits bei den derzeitigen Normalwerten[2]! Zwar ergeben Studien in den USA insgesamt „nur" ca. 10% Hashimoto-Thyreoitiden[3] – vor allem bei Frauen – aber bei routinemäßigen Antikörpertests und/oder Senkung der TSH-Normwerte[4] könnten es möglicherweise ein Drittel aller Frauen (oder mehr) sein, die in irgendeiner Weise betroffen sind[5] . Die folgenden Diskussionsbeiträge eines Internet-Forums für Ärzte[6] bestätigen dies. Die Fragestellung war: Zunahme von Hashimoto- Thyreoiditiden? Ursachen? Jodsubstitution?

> › *FA für Innere Medizin (ohne Schwerpunkt), Augenheilkunde:* Habe den Eindruck, dass es immer mehr v.a. junge Patienten mit Hypothyreose[7] bei Hashimoto-Thyreoiditis gibt – ist das   so?
> Hat evtl. eine Jodsubstitution damit etwas zu tun? Soll man

---

[1]FA f. Innere Medizin im u.a. Diskussionsforum: http://esanum-dent.at/beitrag/zunahme-von-hashimoto-thyreoiditiden-ursachen-jodsubstitution-/4390

[2]Deutsche Ärztezeitung 2006; 31-32: 2110-5

[3]Valeix P. e.a.: *Thyroid hormone levels and thyroid dysfunction of French adults participating in the SU.VI.MAX study*, 2004

[4]Auch die TRAK, TPO und TAK-Werte sind recht hoch angesetzt. Man sollte doch meinen, dass ein gesunder Mensch überhaupt keine Antikörper gegen sich selbst haben sollte!

[5]Dies ergeben meine Routine-Messungen der Meridian-Energie von Patientinnen im Rahmen der Holopathie

[6]http://esanum-dent.at/beitrag/zunahme-von-hashimoto-thyreoiditiden-ursachen-jodsubstitution-/4390

[7]Schilddrüsen-Unterfunktion

weiterhin Jodsubstitution (z.B. Jodetten-Depot 1x wöchentlich) empfehlen? (Anmerkung: Im weiteren Diskussionsver-
lauf wird dann erklärt, dass Jodsubstitution die Thyreoiditis
Hashimoto nicht beeinflusst).

› *FA für Allgemeinmedizin:* Seit Jahren beobachte ich eine Zunahme von Hashimoto Thyreoiditis (Hypothyreose und
Schilddrüsen Antikörper positiv). Die Tschernobylkatast-
rophe ist für mich eine wesentliche Ursache.

› *FÄ für Allgemeinmedizin:* Ich kann die Erfahrungen der Mit-
autoren nur bestätigen. Da ich in meiner allgemeinmedizi-
nischen Praxis sehr viele Kinder betreue, ist es schon auffällig, dass bereits 4-5 jährige Kinder erhöhte TSH-
Basalwerte haben und sich häufig der Verdacht auf eine
Hashimoto-Thyreoiditis bestätigt. Es sind auch viele über-
gewichtige Kinder dabei, die trotz Ernährungsumstellung,
Sport, Teilnahme an Kursen nur schlecht oder wenig abnehmen. Ob Tschernobyl nach so langer Zeit noch eine
Rolle spielt, vermag ich nicht zu beurteilen. Wir haben in
unserer Praxis auch ca. 10 Patientinnen mit einem Schild-
drüsenkarzinom, alle in den letzten 5 Jahren diagnostiziert.
Eigentlich sind SD-Karzinome eine Rarität.

› *FA für Allgemeinmedizin:* Bin seit 25 Jahren als FA für Allgemeinmedizin niedergelassen. Die Häufigkeit der Hashimoto
Thyreoitiden hat kontinuierlich im Laufe der Jahre zugenommen. Im Studium noch als „Rarität" bezeichnet ist
daraus eine „Realität" geworden. Die einzige Erklärung für
mich ist die Tschernobyl Katastrophe 1985.

Ich kann diese Beobachtungen nur vollinhaltlich bestätigen.

1.3.3 Eine erste Zusammenfassung und Schlussfolgerung

So segensreich die klinische Medizin bei Akuterkrankungen, in der Notfallmedizin, der Geburtshilfe, der Chirurgie und in vielen Bereichen der
Pharmazie ist, versagt sie doch nahezu vollständig in der Frühdiagnose
von Umweltbelastungen und deren adäquater Therapie.

Leider ignoriert sie weitgehend die schwerwiegenden Umwelteinflüsse, die wir oben besprochen haben. Sie tut dies grundsätzlich nicht leichtfertig, sondern aufgrund ihres Weltbilds, das eine steuernde und regulierenden Energie im Körper nicht anerkennen kann. Das macht die moderne Medizin jedoch blind für energetische Tests, die diese Einflüsse sehr wohl aufdecken können (siehe dazu Kapitel 2.2.2 *Die wichtigsten Methoden der Energiemedizin*). Und als Folge daraus macht sie das auch unfähig, die wahren Umwelt-Ursachen chronischer Symptome und Erkrankungen zu erkennen – und vor allem, diese über bloße Symptomkosmetik hinaus ursächlich zu therapieren.

In Bezug auf die gesundheitsschädigende Wirkung von Dauerstress ist sich die klinische Medizin zwar einig, ihre therapeutischen Möglichkeiten beschränken sich jedoch meist auf Beruhigungsmittel. Wie der Patient damit fähig werden soll, Stress besser zu verkraften, ist völlig unklar. Bei Burn-out fehlt jegliches ursächliches Behandlungskonzept.

Innerer Stress aufgrund von Verdrängungen fällt für die klinische Medizin in die gleiche Kategorie. Jedenfalls wird er ähnlich therapiert, denn es gibt keine Medikation, die Verdrängungen freisetzen könnte. In der Regel sind hier auch die Möglichkeiten der Psychotherapie nur beschränkt. Wir werden uns mit Stress sowie seinen klinisch-medizinischen und komplementären Therapieformen noch ausführlich im gleichnamigen Kapitel 4.2 beschäftigen.

Die klinische Medizin kann also weder auf die heute entscheidenden Umwelt-, noch die führenden Innenweltbelastungen ausreichend eingehen. Sie wird uns daher in der Überwindung der chronischen Befindlichkeitsstörungen – von denen weite Teile der Bevölkerung heute regelrecht heimgesucht werden – aber auch in der echten, ursächlichen Heilung der zahlreichen chronischen Krankheiten nicht weiterhelfen können.

2 Wie wirksam ist die Komplementärmedizin?

Wie wir gesehen haben, kann die Ausbreitung chronischer Krankheiten auf der Basis zunehmender Umweltbelastungen und Stress durch die klinische Medizin nicht oder nur ungenügend eingedämmt werden. Wie sieht es im Vergleich dazu mit der Komplementärmedizin aus?

Im nächsten Kapitel werden wir uns eingehend damit beschäftigen. Zuvor müssen wir uns aber die wichtigsten Richtungen der Komplementärmedizin überblicksweise ansehen.

2.1 Stoffwechselmedizin

Neben Sport und Bewegung beeinflusst nichts langfristig unseren Stoffwechsel so sehr wie der Zustand des Darms. Daher zählt die Darmsanierung – zusammen mit Sport – zu den wichtigsten Prioritäten der Stoffwechselmedizin.

2.1.1 Ernährung und Darm

Der Darm steuert durch Billionen von Bakterien, mit denen er in Symbiose „zusammenlebt", das Immunsystem. Insgesamt gibt es mehr Bakterien als Körperzellen!

Falsche Keime oder Pilze in dieser Darmflora können Allergien, Nahrungsmittelunverträglichkeiten und Immunschwäche verursachen. Unverträgliche und dadurch nur teilweise verdaute Nahrung wird durch Fäulnis oder Gärung abgebaut und setzt dadurch Toxine frei. Unbiologische oder gar wertlose Nahrung führt auf Dauer zu einer ausgeprägten Stoffwechselbelastung. Dies alles spielt eine wichtige Rolle bei der Entstehung von Zivilisationserkrankungen wie Diabetes, Gicht, Neurodermitis, Adipositas, Hypertonie u.v.a.m.

Deswegen hat der Aufbau der Darmflora (*Symbioselenkung*), sowie eine vollwertige Ernährung mit Nahrungsmitteln, die auch vertragen werden (!) für den langfristigen Erfolg jeder Therapie eine große Bedeutung. Symbiose-Therapien (z.B. mit „Sanum"-Präparaten), und die verschiedenen alternativen Ernährungssysteme (z.B. Vollwert nach Schnitzer oder Bruker) versuchen, dem Rechnung zu tragen. Dazu kommen Fasten-

und Entgiftungskuren (z.B. Leberreinigung nach Clark, Milch-Semmelkur nach F. Mayr) sowie zahllose Diäten.

2.1.2 Pflanzenheilkunde, Vitamine und Spurenelemente

Natürlich gehören zu den stoffwechselwirksamen Kuren auch die verschiedenen pflanzlichen Präparate (Phytotherapeutika), z.B. nach Hildegard v. Bingen, M. Treben, chinesischer Medizin, Ayurveda oder auch „nur" nach dem österr. Arzneibuch). Wobei die Grenze zu den diversen Tränken der Bioläden und den schon in Supermärkten angebotenen Spurenelement- und Vitaminmixen fließend ist. Jedenfalls spielt die Selbstmedikation heute eine immer wichtigere Rolle. Die Wirkung von Vitaminpräparaten wird in Studien allerdings höchst kontrovers beurteilt wird[1] und in der klinischen Medizin gelten Spurenelemente allgemein als wenig bedeutsam.

Im Kapitel Der „Innere Arzt" auf Seite 76 werden wir sehen, dass die Reaktionsfähigkeit auf Belastungen und äußere Reize ein wesentliches Charakteristikum des Lebendigen ausmacht. Krankheiten entstehen als Folge einer Blockade dieser Reaktionsfähigkeit.

Genau hier liegt die Schwachstelle von Ernährung, Sport und Entgiftung (zumindest, wenn sie isoliert angewandt werden): Die Unterstützung bzw. Entgiftung des Stoffwechsels ist zwar grundsätzlich immer positiv zu werten, reicht aber für sich allein genommen fast nie aus, die Blockaden in der Steuerung des Körpers zu beseitigen, aufgrund derer sich eine chronische Erkrankung manifestiert.

---

[1]PRO: Vitamin-Pillen können das biologische Alter senken (http://www.chiemgau24.de/leben/gesund-fit/allgemein);

CONTRA: 1. Eine Beobachtungsstudie im Journal of the National Cancer Institute (JNCI 2007; 99: 754-764) zeigt, dass die regelmäßige Einnahme von Multivitaminen das Risiko eines tödlichen Prostatakarzinoms verdoppelt. 2. Eine Meta-Analyse (Analyse zahlreicher Studien) ergibt, dass die regelmäßige Einnahme antioxidativer Multivitaminpräparate möglicherweise die Sterblichkeit erhöht . Vgl. Dt. Ärzteblatt 16.5.2007

2.2 Energiemedizin

Unter *Energiemedizin* versteht man eine Diagnose- und Therapieform, die auf der Hypothese aufbau, dass der Körper neben biochemischen Prozessen auch von biophysikalischen Vorgängen gesteuert wird. Diese nennt man in der Erfahrungsheilkunde allgemein (Lebens-) Energie, in der traditionellen chinesischen Medizin „Chi". Die Energiemedizin geht davon aus, dass diese Energie bestimmten Gesetzmäßigkeiten gehorcht (den Regeln der klassischen Akupunktur), dass Veränderungen des Chi feststellbar sind und auf Befindlichkeitsstörungen hinweisen können und schließlich, dass über eine gezielte Therapie dieser Energieverschiebungen auch die damit gekoppelten körperlichen oder mentalen Störungen gebessert bzw. zum Verschwinden gebracht werden können.

Der entscheidende Vorteil der Energiemedizin liegt also in ihrer Fähigkeit, die Steuerungssysteme der Körperreaktionen positiv zu beeinflussen und dadurch eine über eine bloße Symptomtherapie weit hinausgehende ursächliche Heilung anzuregen.

Die einzelnen Richtungen der energetischen Medizin umfassen in Deutschland tausende Therapeuten, die jeweils in Fachverbänden organisiert sind. Inzwischen versuchen auch viele klinisch-medizinisch tätige Ärzte eine oder mehrere energetische Richtungen als Alternative anzubieten, da dies in steigendem Maß von den Patienten gewünscht wird.

Die von den Chinesen geschaffene Vorstellung der körpereigenen Energie finden wir unabhängig davon auch in der Homöopathie und natürlich in allen anderen energetischen Verfahren, die alle letztlich von Homöopathie oder Akupunktur abstammen.

Allerdings gilt die Existenz des Chi derzeit in der universitären Medizin als unbewiesen. Vom klinisch-medizinischen Standpunkt sind die – unbestrittenen – Erfolge der Energiemedizin in allen ihren Zweigen eine reine Placebowirkung und/oder die Folge einer unbewussten positiven Arzt-Patientenbeziehung.

2.2.1 Was ist Energie?

Für die klinischen Mediziner ist sie eine bloße Einbildung, da sie sich einer unmittelbaren Messung und damit dem naturwissenschaftlichen Weltbild entzieht. Für den Energietherapeuten stellt sie eine Tatsache dar, die durch praktische Erfolge bestätigt wird.

Was aber ist die Körperenergie wirklich – gibt es jene geheimnisvolle Kraft, die unsere Zellen und Organe steuert? Die dafür sorgt, dass sich der Körper mit seinen ca. zehntausend Milliarden (10^{13}) Zellen aus einem einzigen Paar einer Ei- und Samenzelle bildet? Die ihn ein Leben lang erhält, bei Verletzungen heilt und ihm ermöglicht, seine Gestalt zu bewahren, obwohl sich – außer Nervenzellen und Zähnen – sämtliche Zellen im Rhythmus mehrerer Wochen bis Monate ständig erneuern? Die dem Körper seine erstaunliche Anpassung ermöglicht, einerseits auf den feinsten biochemischen Reiz, auf jede Strahlung und Schwingung der Umgebung zu reagieren[1], andererseits auch in größten Umwälzungen und Katastrophen zu überleben [2]?

Körpereigene Energie aus der Sicht jahrtausendealter Erfahrung

Wie alle Lebewesen mussten auch die Menschen häufig die Erfahrung körperlichen Unheils machen. Vor der Ära der Antibiotika und der modernen Operationstechniken waren das meist Infektionen und Unfallfolgen – beide nicht selten tödlich. Warum aber konnte ein Mensch eine Epidemie überleben – ein anderer jedoch nicht? Warum starb jemand an den Folgen eines Unfalls, während sich andere davon erholten?

Offenbar hatten die Überlebenden eine Kraft in sich, die die Opfer nicht oder zu wenig aufwiesen. Woher kam diese Kraft?

Der „Innere Arzt"

Nennen wir die Summe dieser Fähigkeiten zunächst *Reaktionskraft*. Sie ist allen Lebewesen eigen – wir finden sie bereits auf zellulärem Niveau als Fähigkeit der Zellen, gezielt auf Umgebungsreize zu reagieren. Sie veranlasst beispielsweise auch Wesen ohne Gehirn – Pflanzen – dazu, passend auf Tages- und Jahreszeiten zu reagieren (im Frühling auszutreiben,

---

[1]Eine noch wichtigere Frage ist: Wie schafft es das Energiesystem, auf der Basis von ca. 100 Milliarden Neuronen unseres Gehirns ein Bewusstsein aufzubauen? Diese Frage geht jedoch zunächst über den hier gesteckten Rahmen hinaus. Eine kurze Antwort skizziere ich anhand der Heim´schen Theorie unter *Der fällige Paradigmenwechsel beginnt in der Physik* auf Seite 82.

[2]Letztlich hat dies die Säugetiere befähigt, die gravierenden Umweltveränderungen, die die Saurier aussterben ließen, nicht nur zu überleben, sondern sich gegenüber allen anderen Gattungen durchzusetzen

Blätter und Blüten zu bilden etc.) und sich optimal an ihre Umgebung anzupassen. Bei Wesen mit Gehirn – Tieren – ist sie naturgemäß stärker ausgeprägt, sodass auch diese perfekt ihre evolutionäre Nische ausfüllen können

Wie bereits erwähnt, spielt die Reaktionskraft auch eine bedeutende Rolle in der Heilung. Die großen Ärzte der Antike wie Hippokrates – deren Ansichten die heutige Medizin mit begründet haben, nannten sie daher den *inneren Arzt*. Dieser Begriff wurde dann im 18. Jahrhundert auch von S. Hahnemann, dem Begründer der Homöopathie verwendet und ist seither in der gesamten alternativen Medizin üblich.

Dieser „innere Arzt" erhielt (leider nur in der Komplementärmedizin) einen großen Stellenwert für das Verständnis, was Medizin leisten kann und was nicht – was schließlich überhaupt die Aufgaben der Medizin sind: *Heilung ist demgemäß nicht die Folge ärztlicher Manipulationen sondern der Regulationsvorgänge des „Inneren Arztes".*

Daher besteht die vorrangige Aufgabe der Medizin bzw. des Patienten darin, dem „inneren Arzt" alle Mittel zur Verfügung zu stellten, die er braucht (richtige Ernährung, Sport, Vitamine, Pflanzen, Spurenelemente etc. seltener: Arzneimittel, OP´s) und ihm alle Hindernisse aus dem Weg zu räumen (Ausleitung, Entgiftung, möglichst biologische Umgebung). Heilung ist dann eine logische Konsequenz.

Das „Chi" der Chinesen

Auch die Chinesen kannten bereits den „inneren Arzt" in Form der erstaunlichen Reaktions- und Regulationsfähigkeit des Körpers. Wie die antiken Ärzte fragten auch sie sich, welche Kraft hinter diesen Fähigkeiten des Körpers steckt und beantworteten dies mit „Chi" – der Lebenskraft, die alle Lebensvorgänge ermöglicht und steuert. Gemäß den Vorstellungen der TCM (Traditionellen Chinesischen Medizin) fließt das Chi durch etwa 1500 Akupunkturpunkte, die auf 12 Meridianen und 2 „Gefäßen" liegen und kann durch selektive Nadelung dieser Punkte gesteuert werden. Denn zu viel oder zu wenig Chi bedeutet Beschwerden und/oder Krankheit (zu viel lässt „Hitze" und Entzündung entstehen, zu wenig „Kälte" und Degeneration). Über die Akupunkturpunkte kann das Chi wieder so harmonisiert werden, dass als Folge eines neuen Gleichgewichts wiederum Gesundheit eintritt (Details dazu, vor allem die Lehre der 5 Elemente siehe im Abschnitt *Akupunktur/TCM*).

Wenn nun das Energieniveau im Abwehrsystem unter einen kritischen Punkt absinkt, entstehen Infektionen und chronische Probleme, wie eine chronische Grippe oder ein anderer chronischer Infekt. Wenn das Energieniveau im Herzen absinkt, steigt das Risiko für Arrhythmien, Blutdruckprobleme usw. Im Kontext der Akupunktur und der Energiemedizin kann eine Erkrankung als Absinken der Energie eines bestimmten Organs beschrieben werden. Im Akutfall auch als überschießende Energie, bei chronischen Erkrankungen ist es fast immer ein Energiemangel. In der Praxis werden sehr gute Erfolge erreicht durch eine energetische Umverteilung oder auch Energieanregung eben dieser erkrankten Organe.

Dieses Konzept der Akupunktur fand bis heute in praktisch alle Bereichen der Komplementärmedizin Eingang.

Der Energiekörper aus heutiger Sicht

Die Erkenntnisse über den Elektromagnetismus liefern den heutigen Komplementärmedizinern und -biologen ein Konzept, mit dem das Chi der Chinesen verständlicher wird: Nämlich als Kraftfeld, ähnlich einem elektromagnetischen Feld, das ebenfalls für uns unsichtbar ist und nur durch seine Wirkungen beobachtet werden kann.

An die „Magie" elektromagnetischer Felder haben wir uns längst gewöhnt: Das mit unseren Sinnen nicht wahrnehmbare Feld eines Handymasts „verwandelt" sich mit einem geeigneten Detektor – einem Handy – in Telefongespräche, das ebenso unsichtbare Feld eines Fernsehsenders durch das richtige Nachweisgerät – einen TV-Empfänger – in Fernsehprogramme, usw.

Dass ähnlich geartete Felder (allerdings sehr viel komplexere, als elektromagnetische) die Bildung und lebenslange Erhaltung des Körpers steuern[1], erscheint in diesem Vergleich um nichts „magischer". Die Effekte dieser Vitalkräfte: Sie induzieren die richtigen biochemischen Reaktionen an der richtigen Stelle, zum richtigen Zeitpunkt und in der richti-

---

[1]Neben primär informationstragenden Feldern gibt es auch solche, die Energietransport und -umsetzung dienen, wie die Felder in Stromleitungen und E-Motoren, aber heutzutage verschwimmt die Grenze zwischen den beiden Arten immer mehr (beispielsweise werden Computer zunehmend durch Signale vernetzt, die die Stromversorgung als Leitung nutzen). Analog dazu müssen wir uns das Vitalfeld eines Körpers als informationstragendes Feld vorstellen, das aber auch die Energie übertragen kann, um gezielte biochemische Prozesse in der Zelle zu aktivieren.

gen Form, sodass die richtigen räumlichen Zusammenhänge von Zellen entstehen, die die Grundstruktur des Bewegungsapparats, der Organe und vor allem des Gehirns bilden.

Das morphogenetische Feld

Der britische Molekularbiologe R. Sheldrake ist diesen gestaltgebenden, den sog. *morphogenetischen*[1] Feldern seit den 1980er Jahren auf der Spur und liefert in zahlreichen Büchern Hinweise für das Vorhandensein formgebender, steuernder, eben morphogenetischer Felder – jenseits von Raum und Zeit[2].

Letzteres ist eine Schlussfolgerung aus der Tatsache, dass diese Felder raum-zeitliche Vorgänge beeinflussen. Wären sie innerhalb von Raum und Zeit, könnten sie nicht eine übergeordnete Position einnehmen und wären selbst permanenten Änderungen unterworfen. Wir gehen ja davon aus, dass der Energiekörper eine übergeordnete Instanz ist, die den Körper langfristig sinnvoll steuert – d.h., er braucht vor allem Stabilität. Wäre er aber innerhalb von Raum und Zeit, könnte er genauso von allen möglichen Einflüssen ständig verändert werden – die übergeordnete Stabilität wäre schwer zu erklären.

Nehmen wir ein Beispiel aus der Embryogenese, wo eine Hand zunächst einmal als Paddel gebildet wird, und sich dann Einschnürungen in der Form von Fingern entwickeln, sodass praktisch nur die Finger überbleiben. Wenn hier nicht eine übergeordnete Kraft vorhanden ist, die sozusagen die gesamte Hand einhüllt, dann ist schwer zu verstehen, woher die richtigen Zellen wissen, dass sie zu Grunde gehen sollen, damit eben diese Einschnürungen und später daraus Finger entstehen.

---

[1] Von griechisch *morphé* = Gestalt, Form

[2] - *A New Science of Life (1981)*, deutsch: *Das schöpferische Universum. Die Theorie des morphogenetischen Feldes.* (1983) (Deutsche Neuauflage 2008)

- *The Presence of the Past* (1988), deutsch: *Das Gedächtnis der Natur. Das Geheimnis der Entstehung der Formen in der Natur* (1990)

- *Natural Grace* (1996), deutsch: *Die Seele ist ein Feld. Der Dialog zwischen Wissenschaft und Spiritualität* (1998)

- *Dogs That Know When Their Owners Are Coming Home* (1999), deutsch: *Der siebte Sinn der Tiere* (1999)

- *The Sense of Being Stared At* (2003), deutsch: *Der siebte Sinn des Menschen* (2003)

Der Ablauf wird erst dann verständlich, wenn wir uns vorstellen, dass hier von außen her (aus einer oder mehreren übergeordneten Dimensionen) eine bildhauerartige Kraft wirkt, die das Bild der Hand in sich trägt. Die materielle Umsetzung erfolgt, indem sie die richtigen Zellen so steuert, dass sie absterben (Bildung der Fingerstrukturen aus dem Paddel). Schließlich bewirkt sie die Differenzierung der embryonalen Stammzellen in Haut, Bindegewebe, Knochen etc. (Fingerbildung).

Diese Kraft kann nicht auf einer materiellen Ebene „gefangen" sein, da ja die Zellen in Raum und Zeit ständigen Veränderungen unterworfen sind, sich ständig neu teilen, sich ständig differenzieren bzw. auch zu Grunde gehen. Woher sollten Zellen, die sich ständig ändern, den „Überblick" haben für ihren extrem komplexen „Tanz" aus Werden, Vergehen und Differenzierung, sowie den Zusammenschluss zu immer neuen Formen?

Die Extremitäten entstehen ursprünglich aus Knospen, die sich strecken, dann die typische Dreigliederung eines Armes oder Beines aufweisen und dabei die innenliegenden Zellen in Nerven, Gefäße, Muskeln, Sehnen, Knochen und Bindegewebe – die außenliegenden in Haut umwandeln. Woher wissen Milliarden von Zellen, wo sich welche Gelenke und Sehnen bilden, wo welche Sehnen und Muskeln ansetzen und von welchen Nerven und Gefäßen sie versorgt werden sollen? Kurzum – woher wissen diese Zellen, *wann* sie *was* und *wie* in dem unvorstellbar komplexen Ablauf tun sollen, damit letztlich eine Hand oder ein Fuß entsteht?

Dabei ist das vorliegende Beispiel relativ einfach – die Bildung des Gehirns mit seiner extrem komplexen Verschaltung (100 Milliarden Nervenzellen, die jeweils mit 10 Nachbarn auf die richtige Weise vernetzt werden müssen) erscheint ohne Annahme einer gezielten, steuernden Instanz noch ungleich absurder!

Morphogenetische Felder sind aber auch entscheidend in der Genetik wirksam – denn viele Fakten lassen sich einfach nicht anders schlüssig erklären:

Die Hausmaus hat gleich viele Gene wie der Mensch (etwa 30.000; die Festplatte Ihres PC's hat wesentlich mehr Speicherplatz!) und die – im Vergleich zu uns ungleich primitivere Fruchtfliege immer noch 15.000 (vgl. Human genome Project.com). Eine noch viel einfachere Pflanze, die AckerAckerschmalwand (ein kleines „Unkraut") besitzt sogar wesentlich mehr Gene als der Mensch! Wenn Gene wirklich „nur" Informationsspeicher sind, warum dann dieses krasse Missverhältnis? Offensichtlich können Gene alleine nicht für die Weitergabe der Erbinformation verantwortlich sein.

Sämtliche Vorgänge in einer Zelle werden nicht von der DNA gesteuert, wie man es uns in der Schule beigebracht hat, sondern von Enzymen, die von sich aus tätig werden und die im Bedarfsfall die (inaktive) DNA an der richtigen Stelle öffnen[1], um das benötigte Gen abzufragen. Woher wissen sie, *wann* sie *wo* aktiv werden müssen?

Ein Gen wiederum kann auf mehrere Arten abgelesen werden. *Wie* – entscheidet das jeweilige Enzym vor Ort[2]. Andere Enzyme entscheiden, *ob* und *wie oft* Gene abgelesen werden sollen und ob eine Genkopie überhaupt verwendet werden darf![3] Woher wissen sie das?

Das Problem des wissenschaftlichen Materialismus

Die Energiemedizin basiert u.a. auf der Vorstellung, dass Schwingungen von Substanzen im Gedächtnis des Wassers (siehe dort) gespeichert werden, und von daher auf den Energiekörper, also das Energiesystem des Menschen einwirken. Die tiefgreifenden Wirkungen der Homöopathie lassen sich auf Basis dieses Modells so verstehen, dass mit einem Homöopathikum der Energiekörper des Menschen in seiner Steuerfunktion beeinflusst wird: Dadurch verändern sich ganze Abläufe im Körper, wodurch Heilvorgänge beschleunigt, gleichsam katalysiert werden können. Das richtige Homöopathikum, das richtige Holopathie-Rezept (siehe Kap. 6 *Die Holopathie – ein einzigartiges System* und Kap. 6.4.1 *Digitale Rezepturen*), die richtige Bioresonanz-Therapie etc. übertragen genau diejenigen Informationen, die der Körper braucht, um optimal auf eine Belastung / eine Erkrankung reagieren zu können.

Dieses Modell der Energiemedizin kann natürlich niemals in dem Maße wissenschaftlich bestätigt werden, wie man etwa ein Enzym oder einen biochemischen Ablauf im Körper messen kann. Ein Enzym ist isolier- und in seiner Funktionen bestimmbar, beim Energiekörper ist

---

[1]Die DNA wird 2-fach verpackt: Zunächst durch eine enge Spiralisierung und zusätzlich indem sie – ähnlich wie Omas Wollknäuel um die Stricknadel – um „Wickel"-Proteine herumgewickelt wird – sog. Histone. Jede Zelle hat ca. 25 Millionen davon. Die Histone helfen der DNA, sich an der richtigen Stelle zu öffnen, um dort den Ablesevorgang zu ermöglichen.

[2]Durch den Prozess des „Splicing".

[3]Das neueste „Wundermolekül" der Genetiker – die „Micro-RNA".

das aber nicht möglich. Allerdings lassen sich Energiewirkungen anhand der von ihnen bewirkten Veränderungen im Körper erkennen.

Wenn jedoch ein Therapeut (in der Elektroakupunktur, in der Bioresonanz oder in der Holopathie) durch die Übertragung einer negativen Information eine Erhöhung des Hautwiderstandes herbeiführt (siehe dazu Kapitel *Der energetische Test* auf Seite 89), werden Skeptiker aus dem Bereich der universitären Medizin erwidern, dass es sich um eine reine Placebo-Wirkung handelt, die durch die Erwartungen des Patienten und des Therapeuten zustande kommt.

Das Dilemma wird anhand eines Bildes deutlich: Stellen Sie sich vor, ein Wissenschaftler des 19. Jahrhunderts bekäme eine moderne DVD in die Hand. Er würde sie messen und wägen, irgendwann würde ihm auffallen, dass sie unter einem durchsichtigen Überzug mit einer endlosen Folge von mikroskopisch kleinen längeren und kürzeren Grübchen versehen ist (den Nullen und Einsen des digitalen Codes). Wenn er sehr aufgeschlossen ist, würde er sogar erkennen, dass es ein Code ist, der über seine derzeitige Physik hinausgeht. Aber wäre er dadurch in der Lage, sich den eingebrannten Film anzusehen? Völlig ausgeschlossen! Es ist einfach zu viel, was ihm an Hard- und Software dazu fehlt. Allerhöchstens wäre er vielleicht imstande, eine grobe Hypothese über die Funktionsweise der DVD zu erstellen – dass sie wahrscheinlich irgendwas mit Büchern oder anderen Daten zu tun hat. Aber könnte er sich den gespeicherten Film auch nur vorstellen? Wohl kaum. Wie soll der arme aufgeschlossene Wissenschaftler seine skeptischen Kollegen von seiner Entdeckung überzeugen?

In einer ähnlichen Lage sind wir, wenn wir versuchen, mit unseren Methoden das morphogenetische Feld zu untersuchen. Wir messen und wägen die Zell- oder Organreaktionen, wir beobachten ihre extrem komplexen Abläufe. Manchen aufgeschlossenen Wissenschaftlern fällt vielleicht sogar auf, dass da ein übergeordneter Code im Spiel ist, der über die derzeitige Physik hinauszugehen scheint. Können sie ihn deshalb lesen? Ausgeschlossen! Es ist einfach zu viel, was ihnen an Hard- und Software fehlt. Allerhöchstens sind sie vielleicht imstande, eine grobe Hypothese über die Funktionsweise des morphogenetischen Feldes zu erstellen – dass es wahrscheinlich mit der Steuerung von Enzymen oder den Genen zu tun hat. Aber könnten sie sich den gespeicherten Film der Lebenskräfte auch nur vorstellen? Wohl kaum. Wie sollen diese armen aufgeschlossenen Wissenschaftler ihre skeptischen Kollegen von ihrer Entdeckung überzeugen?

Wie soll dann aber erst recht ein systemkonformer Biologe oder Mediziner Kräfte außerhalb der gängigen (Bio-)Physik (an)erkennen können? Ich erinnere mich an das (eigentlich unfassbar primitive) Zitat eines bedeutenden Neurologen in einer Radiodiskussion: Er tue sich halt schwer, eine Seele oder ein Bewusstsein anzuerkennen, solange diese nicht als Substanz innerhalb des Gehirns identifiziert worden seien.

Ebenso eine andere Berühmtheit – Virchow, Begründer der Zellular-Pathologie: „Ich habe schon so viele tausend Menschen seziert, aber noch nie eine Seele gefunden."

Diese Haltung hat auch historische Wurzeln – denn die Voraussetzung für den beispiellosen Erfolg der Naturwissenschaften war die völlige Aufgabe der abstrusen mittelalterlichen Denkweise – des Glaubens an die ständige Einmischung höherer Kräfte. Die Wissenschaft bewies, dass sich alles in der Natur auf Gesetzmäßigkeiten zurückführen lässt, die wir verstehen können. Durch die Anwendung dieser Gesetze lernten wir die Natur zu beherrschen – ohne jemals Gott, den Satan, einen Geist oder andere übergeordnete Kräfte bemühen zu müssen. Erst die gezielte Anwendung dieser Naturgesetze ermöglichte einen nie dagewesenen Entwicklungsschub – die industrielle Revolution und damit erzielten heutigen Lebensstandard (auf die ebenfalls vorhandenen massiven Schattenseiten dieser Entwicklung wollen wir hier nicht näher eingehen).

Von daher ist es verständlich, dass ein heutiger Wissenschaftler sozusagen „alle Haare aufstellt", wenn jemand glaubt, ein übernatürliches Phänomen gefunden zu haben. Allerdings: Das Morphogenetische Feld ist nicht übernatürlich – es ist übergeordnet, da es aus höheren Dimensionen stammt, aber dennoch vollkommen natürlich – ganz „einfach" deshalb, weil die moderne Physik uns zeigt, dass höhere Dimensionen genauso Teil der Realität sind, wie die vier Dimensionen von Raum und Zeit.

Der fällige Paradigmenwechsel beginnt in der Physik

Das Gebäude der Wissenschaft wird vom Paradigma[1] des unbedingten Materialismus beherrscht. Wenn wir dessen Erkenntnisse übernehmen, aber zugleich nicht übernatürliche, sondern übergeordnete Dimensionen

---

[1]Paradigma: Die Art, wie allgemein gedacht wird, also die wissenschaftliche Weltanschauung. Das, was als Gedanke, aber auch als Schlussfolgerung und Ergebnis anerkannt wird *und was nicht.*

und Kräfte darin akzeptieren, führen wir eine Synthese herbei von dem, was zu Beginn der Wissenschaft über Bord geworfen wurde – der intuitiven Erkenntnis – mit dem Erkenntnisstand der heutigen Wissenschaft. Und das kommt sicherlich der Wahrheit weit näher, als der fundamentalistische Materialismus des modernen Wissenschaftsbetriebs (allerdings auch weit mehr, als die Abgehobenheit der meisten Esoteriker).

Denn die Vorstellung einer Seele in allem Seienden und einer Lebenskraft in allem Lebendigen lässt sich durchaus auch mathematisch und quantenphysikalisch darstellen. Die Existenz höherer Dimensionen ist beispielsweise in der Physik (von den Vertretern der sog. „String"- und „Superstring"-Theorie) durchaus akzeptiert – es hat sich gezeigt dass sich zahlreiche Rätsel der Quantenwelt nur so erklären lassen. Und der deutsche Physiker B. Heim postuliert, dass die höheren Dimensionen in der Lage sind, im Schnitt mit Raum und Zeit Wahrscheinlichkeiten aufzubauen – kurzum, den Gang der Ereignisse zu steuern (er konnte mit seiner Theorie sämtliche Elementarteilchen richtig berechnen – normalerweise das Indiz für ihre Richtigkeit)[1].

Eine stark vereinfachte Darstellung der Heim´schen Theorie ist folgende: Wenn ich einen Kegel mit einer Ebene schneide, bekomme ich an der Schnittfläche typische 2-dimensionale Gebilde: eine Ellipse, Parabel oder Hyperbel. Wenn ich aber jetzt ein 5- oder höherdimensionales Gebilde mit den 4 Dimensionen von Raum und Zeit schneide, erhalte ich ein typisches 4-dimensionales Gebilde: ein Ereignis. Wir können uns vorstellen, dass jeder Augenblick eines Lebewesens so ein Schnittpunkt ist. Aus den Augenblicken entstehen Handlungen, unsere Beziehungen, unser ganzes Leben – und zwar deshalb, weil sie zuvor in den höheren Dimensionen unseres Geistes gebildet wurden. Aber auch unser Geist und unser Bewusstsein verdanken ihre Existenz den Kräften der höheren Dimensionen. Auf einer tieferen Ebene geht auch die Fähigkeit der Zellen und Organe unseres Körpers, zu leben, auf entsprechende Lebenskräfte einer oder mehrerer höherer Dimensionen zurück.

Heim beschreibt dies auf mathematische Weise (sowie mit einer neu entwickelten, nicht linearen Logik) und erklärt somit in der Sprache der Physik, wie die höheren Dimensionen in der Lage sind, auf die „konventionelle" Physik und Chemie des Körpers einzuwirken und somit den Gang der Ereignisse durch Veränderung ihrer Wahrscheinlichkeit zu

[1]Vgl. dazu B.Heim: „Elementarstrukturen der Materie", sowie „Der kosmische Erlebnisraum des Menschen", beide: Resch Verlag, Innsbruck.

steuern (wobei auch eine umgekehrte Wechselwirkung des Körpers mit seinen Steuerkräften möglich ist).

Der fällige Paradigmenwechsel in Biologie und Medizin – fällt leider aus

Auch wenn es in der Physik mittlerweile möglich ist, übergeordnete Dimensionen und transraumzeitliche Kräfte zu berechnen, ist eine derartige Vorstellung der heutigen Biologie ebenso grundsätzlich fremd[1]. Die Physik hat heute das mechanistische Weltbild des 19. Jh. längst hinter sich gelassen – die Biologie (und mit ihr die klinische Medizin) ist nach wie vor völlig in ihm gefangen. Die Folge: Lebewesen werden grundsätzlich und ausschließlich als biochemische Maschinen angesehen – Lebensenergie und morphogenetische Felder als Hirngespinst. Und Methoden, die – wie die Energiemedizin – auf diesen Annahmen beruhen, bestenfalls als reines Placebo.

Dies wird sehr deutlich, wenn wir zum Beispiel die positive Wirkung der meisten komplementärmedizinischen Verfahren in der Praxis betrachten. Wie bereits erwähnt, tut die klinische Medizin derartige Erfahrungen als eine Art Selbst-Suggestion im Rahmen der Placebo-Wirkung ab. Das heißt, Millionen von Menschen, die Homöopathie, Bioresonanz oder Holopathie als segensreich erlebt haben, und bei teilweise schweren Krankheiten eine Wende erleben konnten, erliegen ganz einfach einer Selbsttäuschung!

Das ist meiner Ansicht nach reichlich vermessen: Denn man müsste sich zumindest von der Logik her auch die zweite Möglichkeit offenhalten – dass es eben nicht bloß Einbildung / Placebo oder was auch immer ist, sondern tatsächlich die von den energetischen Therapeuten postulierten Vorgänge dahinterstecken, nämlich die Aktivierung trans-raumzeitlicher Kräfte. Und wenn diese Verfahren wirksam sind – was sich durch praktische Erfahrung und Studien belegen lässt – wäre dies ein starker Hinweis, dass die Hypothese des Vitalfelds stimmt.

Ein Beispiel für die praktischen Folgen dieser oben beschriebenen Grundhaltung der universitären Medizin gegenüber der Energiemedizin:

---

[1]Vgl. das Schicksal J. Benvenistes (Kapitel 4.2.1 Das Gedächtnis des Wassers / Die trügerische Objektivität) Dazu auch die persönliche Aussage eines jungen Biochemikers, der für mich einige Experimente durchführen sollte: „Christian, ich kann das nicht tun, denn wenn Du mit dem morphogenetischen Feld recht hast, verliere ich meinen Job."

In der medizinischen Fachzeitschrift *The Lancet* erschien ein Artikel, der in einer Metaanalyse[1] 110 kontrollierte Studien zur Homöopathie auswertete. Die Analyse der Studien ergab, dass es sich bei den Wirkeffekten der Homöopathie „nur um Placeboeffekte" handeln könne. In Folge dieser Studie wurde die Homöopathie „als großer Bluff" in vielen Medien abgewertet. Dabei waren es nur 8 Studien, die *The Lancet* zu dieser Aussage heranzog – die 102 anderen blieben unberücksichtigt![2]

2.2.2 Die wichtigsten Methoden der Energiemedizin

Aufgrund der enormen Vielfalt und der ständigen Entwicklungen in diesem Bereich kann ich an dieser Stelle nur einen Überblick über die wichtigsten Vertreter geben.

Klassische Homöopathie

Homöopathie (von griechisch „homoion" = ähnlich und „pathos" = Schmerz, Empfindung) wurde von dem Arzt, Apotheker und Chemiker Samuel Hahnemann ab 1790 entwickelt.

Die Homöopathie beruht auf folgenden Prinzipien: Pflanzenextrakte, Mineralstoffe u.ä. erzeugen ab einer gewissen Dosis Symptome – beispielsweise ruft Kaffee Herzklopfen und Einschlafstörungen hervor oder rohe Zwiebel Tränen und eine laufende Nase. Weniger harmlose Substanzen wie die Tollkirsche verursachen Fieber und Halluzinationen.

Ein spezieller Prozess setzt Kräfte frei, durch die diese Pflanzenextrakte, Mineralstoffe etc. zu Arzneimitteln werden. Es ist dies die *Potenzierung*. Dabei verschüttelt der homöopathische Apotheker die Substanz wiederholt 1:10 mit Alkohol bzw. verreibt sie in Milchpulver. Jeder Potenzierungsschritt (d.h. jeder Verschüttelungs- bzw. Verreibungsvorgang) wird als *Dezimalpotenz* bezeichnet, kurz Dn, wobei n die Anzahl der Verschüttelungs- bzw. Verreibungsvorgänge bezeichnet. Analog dazu gibt es auch Potenzierungsschritte im Verhältnis 1:100, die Cn heißen. Die solcherart „potenzierten" Substanzen wirken nunmehr genau gegen die Symptome, die sie in unverdünntem Zustand hervorgerufen haben: Coffea (Kaffee) D4 oder auch C4 wirkt gegen Herzklopfen und Ein-

---

[1]Eine Studie, die andere Studien zusammenfasst und auswertet

[2]http://www.yamedo.de/heilverfahren/homoeopathie/homoeopathie-leipzig-klinische-forschung.ht

schlafstörungen, Cepa (Zwiebel) D4/C4 gegen Fließschnupfen mit Tränen, Belladonna (Tollkirsche) D12/C12 gegen Fieber. Generell haben die C-Potenzen eine weichere, jedoch nachhaltigere Wirkung gegenüber den D-Potenzen, die dafür stärker sind.

Das geschilderte Prinzip wird auch als das *homöopathische Gesetz der Umkehrung* bezeichnet. Einerseits ermöglicht es durch den Prozess der Potenzierung, Arzneien herzustellen, nämlich zwar solche, die diejenigen Symptome bekämpfen, welche die unverdünnten Ausgangsubstanzen hervorrufen würden. Andererseits kann durch das Gesetz der homöopathischen Umkehrung jedes Toxin in ein Heilmittel verwandelt werden, das das ursprüngliche Gift (vor der homöopathischen Umkehrung) ausleitet: Mercurius D12 (Quecksilber) entgiftet so Amalgam, Streptococcinum D12 wirkt in der Immunabwehr gegen Eitererreger, Gangrängranulom D4 gegen abgestorbene Zahnnerven usw.

› *Potenzierte Arzneimittel* wie Belladonna D12, Sulfur D4 (Schwefel; Wirkung bei chronischen Entzündungen) oder Calcium carbonicum D4 (Kalk; allgemeines Unterstützungsmittel bei Kleinkindern) werden *Similes* genannt[1]. Es sind „Kraftmittel", die dazu dienen, dem Körper die Energie zu geben, die er zur Überwindung von Krankheitssymptomen braucht.

› *Potenzierte Giftstoffe* wie Gangrängranulom D4, Osteomyelitis D4 (chronische Zahnwurzelbeherdung) oder FSME D12 (Zeckenvirus) heißen *Nosoden*[2]. Es sind „Ausleitungsmittel", die dem Körper helfen, die entsprechenden Toxine zu bekämpfen und auszuscheiden. Für die Therapie ist die Kombination der richtigen Nosoden mit den dazu passenden Similes (jeweils in den richtigen Potenzen) und ein ausgewogenes Verhältnis zwischen beiden entscheidend.

Wie in der chinesischen Medizin sind für den Homöopathen die Symptome einer Gesundheitsstörung nicht identisch mit der Krankheit selbst, sondern „lediglich" ihre Manifestation. Dahinter steht eine Kraft – Hahnemann nennt sie die „Lebenskraft", deren Harmonie oder Störung Gesundheit bzw. Krankheit hervorrufen.

---

[1]Entsprechend dem Grundsatz der Homöopathie: „Similia similibus curentur" (Gleiches wird mit Ähnlichem geheilt)

[2]Von griechisch „nosos" - Krankheit.

Klassische Akupunktur

Die Akupunktur geht auf das 6.-5. Jh. v. Chr. zurück[1]. Sie beruht auf folgenden Prinzipien:

Die körpereigene Energie, das „Chi" wird durch die selektive Nadelung von etwa 5-20 aus insgesamt 350 Akupunkturpunkten gesteuert, die auf 14 Meridianen, den Hauptstrombahnen dieser Energie liegen.

Zu viel Energie entspricht Stauungs- und auch Entzündungsvorgängen, zu wenig Kälte- bzw. Degenerationsvorgängen.

12 Meridiane sind jeweils einem Organ zugeordnet, nämlich: Dünndarm, Herz, Magen, Pankreas, Dickdarm, Lunge, Blase, Niere, Gallenblase, Leber, Dreifacher Erwärmer (= Hormone) und Kreislauf. (Hier fehlen natürlich noch weitere Organe, beispielsweise das Genitale, aber diese sind dann den jeweiligen Meridianen nach ihrem Verlauf zuzuordnen. Das Genitale wird somit vom Blasenmeridian versorgt, ebenso wie die Stirnhöhle, da beide Körperzonen im Bereich des Blasenmeridians liegen).

Das chinesische Modell sagt aus, dass die Energie im Herz-Dünndarm-Bereich entsteht, von dort zu Magen-Pankreas weiterläuft, von dort zu Dickdarm-Lunge und so fort. Zugleich wird die Energie aber auch kontrolliert in dem Sinn, dass Herz-Dünndarm die Energie im Bereich Dickdarm-Lunge bremst, Dickdarm-Lunge ihrerseits bremst die Energie im Bereich Leber-Pankreas und so fort.

Die Kenntnis dieser Gesetzmäßigkeiten (der sog. „5 Elemente") kann dem Therapeuten helfen, die Energie gesunder Organe in kranke umzuleiten bzw. Krankheit als Energiefülle (akute Entzündung) oder Leere (chron. Entzündung, Degeneration) zu erkennen und diese beiden Zustände durch Umleiten der Energie zu beheben.

Akupunktmassage, Shiatsu oder APM (Akupunktmassage nach Penzel) sind Varianten der Akupunktur, bei denen Meridiane/Punkte anstelle mit einer Nadel durch Massagetechniken stimuliert, bzw. mit einem Stift nachgezeichnet werden.

Die Wirkung von Homöopathie und Akupunktur in buchstäblich Millionen von Fällen und mittlerweile hunderten Studien (siehe gleichnamiges Kapitel) brauchen wir hier nicht weiter zu diskutieren. Allerdings können weder Homöopathie noch Akupunktur – genau so wenig wie die klinische Medizin – eines nicht: Die Testung von Arzneimitteln

---

[1]Vgl. Stux/Stiller/Pomeranz: Akupunktur, Springer 1999

auf Verträglichkeit oder Unverträglichkeit. Dies ist den folgenden Methoden vorbehalten.

Elektroakupunktur

Diese Diagnose- und Therapiemethode geht auf den Arzt Reinhold Voll zurück. Er entwickelte 1958 aufgrund einer eigenen Erkrankung ein Elektroakupunktur-Gerät, mit dem man den Widerstand an bestimmten Punkten der Hautoberfläche (zum Teil Punkte aus den verschiedenen Akupunkturkonzepten, zum Teil von Voll selbst gefundene Punkte) messen kann.

Die Elektroakupunktur beruht auf der These, dass Schwingungen bzw. Informationen von Homöopathika vom Körper übernommen werden, auch dann, wenn diese nicht direkt eingenommen werden, sondern beispielsweise in einen Becher gegeben werden, der mittels Kabel mit einer Elektrode verbunden ist, die der Patient in der Hand hält. Aus der Tatsache, dass der Körper auf derart übermittelte Schwingungen reagiert kann man schließen, dass diese letztlich elektromagnetischen Ursprungs bzw. elektromagnetisch vermittelt sein müssen.

Der energetische Test

Eine der wesentlichen Erkenntnisse der Elektroakupunktur besteht in folgenden Prinzip: Wenn der Patient eine für ihn unangenehme Schwingung erlebt, führt dies zu einer Erhöhung des Hautwiderstandes an bestimmten Akupunkturpunkten, bei einer angenehmen Schwingung zu einer Verringerung oder einem Gleichbleiben. Die Therapeuten können auf diese Weise sowohl diagnostische Fragestellungen durch die Übertragung von Nosoden-Schwingungen (also Schwingungen von Krankheiten) klären, als auch die passenden Therapeutika (Similes) austesten. Wenn das sehr feine Signal einer Substanz nicht zusätzlich in hoher Qualität verstärkt wird – wie dies in der Holopathie geschieht, bleibt eine derartige Messung allerdings weitgehend intuitiv. Zu den häufigen Folgen siehe *Das Problem der Energieübertragung des Therapeuten*).

In der Elektroakupunktur können so nach dem Resonanzprinzip Medikamente, Homöopathika und Nosoden der verschiedensten Krankheiten und Umweltgifte getestet werden: Der Therapeut gibt die Proben in eine Becherelektrode, von wo aus ihre Schwingungen über ein Kabel zu einer Handelektrode laufen, die der Patient festhält (in der Bioresonanz wird der Vorgang noch optimiert, da hier die Möglichkeit besteht, dass diese Schwingungen über einen Verstärker laufen). Diese beim Patienten eintreffenden Informationen beeinflussen das Meridiansystem: „Gute" Schwingungen werden vom Körper akzeptiert, wobei sich der Hautwiderstand reduziert (der Körper macht sich für diese Information durchlässig) – „schlechte" Schwingungen werden vom Körper abgelehnt, wobei sich der Hautwiderstand erhöht (der Körper blockt sich gegen diese Informationen ab). Somit kann der Therapeut über eine einfache Messung des Hautwiderstands (an den Endpunkten der Akupunkturbahnen an den Fingern und Zehen) feststellen, ob eine beliebige(s) Schwingungsprobe/Medikament/Homöopathikum vertragen wird oder nicht und ob der Körper auf ein(en) Nahrungsmittel, Bakterium, Virus, Pilz, Umweltgift reagiert: Wenn ja, besteht eine entsprechende Belastung (verträgt er das entsprechende Nahrungsmittel nicht) – wenn nein, ist keine Belastung vorhanden (verträgt er das getestete Nahrungsmittel). Überdies lassen sich auf diese Weise alle denkbaren Krankheiten testen, sofern nur die entsprechenden Testpräparate vorhanden sind.

Beispielsweise wird der Patient über Handelektrode und Kabel an eine (in einer Becherelektrode befindliche) Ampulle mit Eiterbakterien (Streptokokken) angeschlossen. Reagiert er dann im Test mit einer Energieschwächung (einer Erhöhung des Hautwiderstands) heißt das, dass er irgendwo im Körper einen entsprechenden Infekt hat. Reagiert er nicht, bedeutet das, es ist kein Infekt mit den getesteten Bakterien vorhanden.

Auf die gleiche Weise lassen sich andere Bakterien testen (Colibakterien, oder solche, die für Harnwegsinfekte, Kieferhöhleneiterungen und zahlreiche andere Infekte verantwortlich sind), aber auch Viren (aktuelle Grippeviren, Polio, FSME...), Parasiten, Pilze und vieles andere mehr. Entscheidend für den Test ist lediglich, dass die entsprechenden Toxine als Testampullen vorhanden sind.

Hier eine Liste der Belastungen/Erkrankungen, die in einem ausführlichen energetischen Test mit traditionellen energetischen Methoden festgestellt werden können:

› Allergien (Pollen, Staub, Tierhaare...)

› Zähne (eitrige und abgestorbene Zähne, unverträgliches Zahnmaterial)

› Infektionen (z.B. Chlamydien, Borrelien, Epstein Barr Virus etc.)

› Impfbelastungen (6-fach Impfung!)

- › Nahrungsmittelunverträglichkeiten (Milch, Weizen, Zucker...)

- › Nahrungsmittelzusatzstoffe(Konservierungsstoffe, Glutamat, Hefe...)

- › Organschäden, beispielsweise Entzündungen, gutartige und bösartige Veränderungen

- › Umweltbelastungen (Pestizide, Staub, Lösungsmittel, Lacke...)

- › Schwermetallbelastungen (Blei, Aluminium, Cadmium...)

Diese Diagnosen des energetischen Tests sind aus der Sicht der klinischen Medizin wohl eher als Hinweise zu werten – dennoch können sie entscheidend dazu beizutragen, dass die Ursachen einer Erkrankung und ihre Auswirkungen auf den Körper festgestellt werden können. Dadurch wäre der klinisch-medizinisch orientierte Arzt imstande, eine Menge Röntgen, Labortests etc. einzusparen und die Untersuchungen von vornherein auf die eigentliche Ursache – beispielsweise einen beherdeten Zahn, eine gestörte Darmflora oder Amalgambelastung – zu konzentrieren.

Außerdem wird eine energetische Diagnose meist schon im Vorfeld einer Erkrankung gestellt – also noch *bevor* es zum Rheuma kommt, kann ein Zahnherd festgestellt werden, schon *vor* Auftreten einer Allergie entsprechende Umweltbelastungen oder Störungen der Darmflora.

Ein weiterer Vorteil der Elektroakupunktur liegt darin, dass sie dem Therapeuten schon *vor* der Einnahme eines Medikaments/einer Heilpflanze/eines Nahrungsmittels etc. anzeigen kann, ob der Patient dies voraussichtlich vertragen wird oder nicht. Das bietet natürlich einen immensen Vorteil gegenüber einer rein schematischen Medikamentenverschreibung.

Beispielsweise kann der (erfahrene) Therapeut auf diese Weise herausfinden, welche Blutdrucksenker von seinem Patienten am besten vertragen werden und in welcher Dosis er sie einnehmen soll. Ebenso kann ein geübter Therapeut feststellen, ob ein verabreichtes Antibiotikum ausreicht, welche Nebenwirkungen – beispielsweise im Darm – es mit sich bringt und mit welchen Darmpräparaten diese am besten abzufangen sind. Dadurch können Elektroakupunktur und die Bioresonanz, die das gleiche Testverfahren anwendet, helfen, den Einsatz von Medikamenten zu optimieren und notwendige von überflüssigen bzw. sogar schädlichen zu unterscheiden.

Natürlich können auf die gleiche Weise Homöopathika, pflanzliche Präparate, Mineralstoffe und Vitamine bestimmt werden – auch wieweit sie die verabreichten Medikamente ergänzen, zum Teil sogar ersetzen können.

Erst durch die EAV wurde der energetische Test auf der Basis von Messungen möglich, und es ist auch das Verdienst Volls, dass er zum ersten Mal Nosoden aus allen Bereichen der Medizin hergestellt und getestet hat.

Bioresonanz

Die Bioresonanz bedient sich des gleichen Messverfahrens wie die EAV mit allen Vorteilen, die es bietet. Sie stellt eine Weiterentwicklung dar, die auf den Arzt Franz Morell und den Elektroniker Erich Rasche zurückgeht (Ende der 1970er Jahre).

Die Bioresonanz beruht auf der Erkenntnis, dass es nicht nur möglich ist, die Schwingungen von Substanzen über Kabel zu leiten und deren Reaktion messtechnisch zu erfassen, sondern dass wir darüber hinaus Schwingungen des Körpers selbst abgreifen können um sie anschließend elektronisch zu verstärken und in veränderter Form dem Patienten wieder zurückzuleiten, sodass ein homöopathischer Effekt stattfindet.

Das funktioniert beispielsweise bei einer Mandelentzündung so, dass die Schwingungen der Mandel am Reflexpunkt (unterer Kieferwinkel) mittels Elektrode abgegriffen werden, dann diese Schwingungen vom Bioresonanzgerät elektronisch gefiltert und wieder zurückgeleitet werden, sodass der Körper auf seine eigenen pathologischen Schwingungen reagieren kann. Dieses Prinzip wurde dann noch verfeinert in einer Trennung zwischen pathologischen und harmonischen Schwingungen des Körpers im sogenannten *Separator*. (Es ist allerdings nicht ganz klar, wie dieser Separator wirkt und inwieweit er tatsächlich „harmonische" und „disharmonische" Schwingungen trennen kann)

In der Bioresonanz spricht man bei diesem Prozess von einer „Löschung" der negativen Schwingungen, beispielsweise einer Allergie. Durch die (teilweise) Verstärkung der positiven und (ebenso teilweise) Schwächung der negativen Patientenschwingungen werden Heilreaktionen möglich, die über jene der klassischen Homöopathie oder EAV hinausgehen.

Der Test in der Bioresonanz beruht auf den gleichen Prinzipien wie in der EAV, allerdings ergeben die Messungen durch die elektronische

Verstärkung der homöopathischen Signale deutlichere Reaktionen des Patienten und damit bessere Testresultate.

Kinesiologie, RAC-Test

Die Kinesiologie[1] ist eine Entwicklung des amerikanischen Chiropraktikers George Goodheart aus den 1960er Jahren.

Die erwähnte Reaktion des Körpers auf übertragene Informationen oder Schwingungen, die sich in einer Änderung des Hautwiderstands zeigt, erfolgt gleichzeitig auch in Form einer Stärkung oder Schwächung bestimmter Muskelgruppen. Daher kann man auch ganz ohne Messgerät solche Tests. Dabei fühlt der Therapeut die Muskelkraft des Patienten am ausgestreckten Arm (oder am ringförmig zusammengedrückten Daumen und Zeigefinger) während der Patient in der anderen Hand eine Medikamenten-/Nahrungsmittel-/(Umwelt-)Giftprobe hält. Das ist das Prinzip der Kinesiologie.

Beim RAC (Reflex Auriculo-Cardiac) testet man die Veränderung der Pulswelle bei Einwirkung der übertragenen Informationen.

Mit Kinesiologie und RAC-Test kann man z.B. testen, ob der Patient Weizen, bzw. ein beliebiges Nahrungsmittel verträgt oder nicht, etc. Kinesiologen setzen dieses Prinzip häufig aber auch rein mental ein. Der Proband muss dabei nicht einmal mehr eine Probe in der Hand halten – es genügt (nach Angaben der Kinesiologen), dass er sich z.B. ein Glas Milch vorstellt.

Eine Sonderform ist die Psychokinesiologie, bei der der Patient mental in verschiedene Erinnerungen und Stimmungslagen versetzt wird, deren Belastung dann mittels kinesiologischem Test abgefragt wird.

Da sowohl Kinesiologie, als auch RAC größtenteils intuitiv ablaufen, entstehen Probleme für den Therapeuten – siehe *Das Problem der Energieübertragung des Therapeuten* weiter unten.

Reiki

Reiki ist eine Art institutionalisiertes Handauflegen, das nach festen Regeln gelehrt wird und (nach Angaben der Reiki-„Meister") auch über Entfernung wirkt. Der Begriff kommt aus dem japanischen und bedeutet „universelle Lebensenergie", die Dr. Mikao Usui Ende des 19. Jh. für

---

[1]Nach griechisch „kinesis," - Bewegung" und logos, „Wort, Lehre"

die Therapie entdeckt hat. Damit ist Reiki natürlich eine rein subjektive und intuitive Technik, die praktisch ausschließlich auf der Weitergabe des eigenen Chi des Therapeuten beruht. Anders als die bisher besprochenen Verfahren verzichtet Reiki auf eine Testung – die Abstimmung mit dem Patienten basiert nur auf dem persönlichen Gefühl des Behandlers. Ebenso wie bei der Psychokinesiologie befinden sich die Energien des Therapeuten und des Patienten in einem freien Austausch (was in den meisten Fällen zwar für den Patienten gut, für den Therapeuten aber nicht eben förderlich ist).

Radionik

Radionik folgt der gleichen Idee wie Reiki, allerdings mit einer technischen Verbrämung. Die „universelle Lebensenergie" wird hier „globales Informationsfeld" genannt – dieses stellt ein Bindeglied zwischen Bewusstsein und Materie dar. Durch „Lesen" in diesem Feld lassen sich materielle Vorgänge analysieren, durch „Hineinschreiben" können sie optimiert werden. Da die Methode ursprünglich auf den amerikanischen Arzt Albert Abrams (in den 1920er Jahren) zurückgeht, hat sich auch der Begriff „intrinsic data field"[1] eingebürgert, und der Behandler wird zum „debugger"[2].

Die dafür verwendeten Gerätschaften hatten in der Frühzeit der Radionik stark „alchimistischen" Charakter: Spulen, die nach Art eines Transformators mit einer zweiten – jedoch ohne Stromkreis – verbunden waren, um homöopathische Schwingungen auf andere Medien zu übertragen, Antennen, die auf Homöopathika – ohne Verstärker oder Sender – aufgesteckt wurden, um mit ihnen eine Fernwirkung zu erzielen, Gummi-Elektroden, die mit Substanzen zwischen drehbaren Magneten verbunden waren, wobei ein Widerstand beim Darüberstreichen der Finger über die Gummiplatte (angeblich) ein passendes Medikament bedeutete.

Später wurden die radionischen Geräte zeitgemäßer – insbesondere durch die Verwendung von Oszillatoren[3], die schließlich mit zahlreichen anderen kettenförmig verbunden wurden, um alle möglichen Formen

[1]Inneres Datenfeld

[2]Ein Begriff aus der Computer-Programmierung: Jemand, der Fehler (in einem Programm) sucht und ausmerzt

[3]Geräte, die verschiedene einstellbare Frequenzen erzeugen können

(elektromagnetischer) Schwingung zu erzeugen. Anstelle analoger Schaltkreise ist heute natürlich der PC getreten. Die verwendeten Frequenzen sollen gleichwertig wie Homöopathie sein und werden als „elektronische Homöopathie" dem Patienten durch solcherart hergestellte „Homöopathika" oder als „Fernwirkung" übertragen.

Wie beim Reiki ist es in Wirklichkeit ausschließlich das Chi des Therapeuten, das hierbei – wenn überhaupt – Heilwirkungen beim Patienten auslöst. Und wie dort und bei der Kinesiologie stellt sich die Frage, welche Kanäle letztlich dafür angezapft werden und wie hoch der Preis ist, den der Therapeut dafür zu zahlen hat.

„Automatische" Testsysteme

So genannte „Automatische Testsysteme" beruhen derzeit alle auf radionischen Prinzipien. Sie vermitteln die Illusion, dass ein Computer innerhalb von Sekunden bis wenigen Minuten eine Testung von einigen tausend Substanzen am Patienten durchführt und dadurch die wesentlichen Belastungen und Erkrankungen, sowie die passenden energetischen Medikamente (Similes) finden und entsprechende energetische Therapien durchführen kann.

Wegen der zugrundeliegenden radionischen Methoden handelt es sich jedoch im Wesentlichen um nichts anderes, als die elektronische Neuauflage eines Orakels: Zufällige Anordnungen von Dingen werden nach jeweils feststehenden Regeln interpretiert (Im I GING – chin. Buch der Wandlungen – geworfene Münzen, beim Tarot gezogene Karten etc.)

Bei den radionischen Systemen der letzten Generation geht es nicht um die Anordnung von Dingen, sondern einer elektronischen Größe, dem weißen Rauschen. Dieses enthält normalerweise zahlreiche Frequenzen in zufälliger Verteilung. Wenn sich diese über einen Mittelwert hinaus ändert, ist das (nach Meinung der Radioniker) ein Zeichen für eine Reaktion des Patienten auf eine Veränderung im Informationsfeld. Somit soll– ähnlich wie durch die Hautwiderstandsänderung in der Elektroakupunktur – ein Messeffekt entstehen, der die Austestung von Medikamenten und Homöopathika ermöglicht.

Die Argumentation der Radioniker ist dabei folgende: Beim „I Ging" beeinflusst das Bewusstsein die geworfenen Münzen, beim Tarot die gezogenen Karten und in der Radionik eben das weiße Rauschen einer

Diode, was sich – anders als das I Ging oder das Tarot – leicht elektronisch auswerten lässt.

Therapeut und Patient befinden sich – alleine durch die Konzentration aufeinander – in einem gemeinsamen Schwingungsfeld. Es werden keine realen Schwingungen übertragen – allein die Vorstellung und das geschriebene Wort – beispielsweise „Mandelentzündung" – auf einem PC-Monitor reichen (angeblich) aus. Denn die Kraft der Vorstellung und des Wortes verändern lt. Radionik die Zufallszahlen aus dem Rauschen einer Diode. Eine Abweichung, die über reinen Zufall hinausgeht, wird vom System erkannt und als „Treffer" interpretiert. Auf diese Weise können riesige Datenbanken in kürzester Zeit „getestet" werden, einfach, indem der PC die entsprechenden Begriffe kurz einblendet und eine Rausch-Abweichung registriert. Durch die automatische „Messung" entsteht eine große Menge oft widersprüchlicher Daten, die dann vom Therapeuten intuitiv so interpretiert werden, dass dann doch noch etwas Richtiges herauskommt (wenn er gut ist).

Diese „automatischen" Testsysteme leiden jedoch – genau wie jedes Orakel – an einem gravierenden Problem: Sie sind äußerst subjektiv und nicht reproduzierbar. Wenn wir beim gleichen Patienten eine halbe Stunde später den gleichen Test vornehmen, erhalten wir völlig andere Ergebnisse! Die meisten Hersteller gestehen übrigens selbst zu, dass der Test in keiner Weise reproduzierbar ist, „da sich das morphogenetische Feld des Patienten jedes Mal in einem anderen Zustand befindet".

Ob solche Systemen wirklich die führenden Umweltfaktoren (Schwermetalle, E-Smog, latente Radioaktivität etc.) bekämpfen oder gar psychische Blockaden überwinden können, ist mehr als fraglich.

Das Problem der energetischen Wechselwirkung

So genial der energetische Test auch ist – ein häufig unerkanntes Problem besteht jedoch: Das Chi des Menschen hat keine klare Grenze – ähnlich dem Feld einer Spule dehnt es sich in den Raum aus und kann von Sensitiven auch noch in einigen Metern Abstand wahrgenommen werden. Daher besteht zwischen Individuen eine energetische Resonanz, die einen wesentlichen Teil unserer Alltagserfahrung ausmacht: Die „Atmosphäre" in einem Lokal oder auch einer Firma, die „Chemie" in einer Gruppe, der „Funke", der beim Flirt überspringt, und natürlich auch alles, was beim „Knuddeln" und am intensivsten beim Sex ausgetauscht wird. In den beschriebenen Situationen werden wir diese Resonanz in der Regel als neutral bis angenehm empfinden. Es gibt jedoch auch Umstände, wo sie teilweise stark ins Gegenteil verkehrt wird – etwa bei der Begegnung mit Krebskranken, Depressiven und stark abgebauten Patienten. In einer therapeutischen Beziehung sollte es daher so wenig energetische Resonanz zwischen Patient und Behandler geben wie möglich. Wir können schließlich nie wissen, welche Probleme der Patient mit sich trägt – die er dann zwangsläufig dem Therapeuten unbewusst „anhängt".

Entsprechende Erfahrungen hat wahrscheinlich jeder schon gesammelt: Herr X will „nur eine Kleinigkeit" besprechen und überschüttet uns mit einem Redeschwall. Sie machen nur einige knappe Bemerkungen, das Gespräch insgesamt ist völlig banal. Trotzdem stellen Sie hinterher fest, dass Sie „völlig ausgelutscht" sind. (Leider „funktioniert" dergleichen auch über das Telefon!) Auch das ist energetische Kopplung – eben der negativen Art.

Zum effektiven Problem wird die energetische Kopplung, wenn ein Verfahren darauf angewiesen ist, weil es sonst nicht funktioniert. Das ist vor allem dann der Fall, wenn die Schwingungen im Rahmen der energetischen Testung und Therapie nicht real sind, sondern nur im Bewusstsein des Therapeuten bestehen wie bei Radionik, Psychokinesiologie und Reiki. Hier muss in erster Linie der Therapeut die Energie aufbringen, die den Patienten erreichen soll. Dabei entsteht eine intuitive Verbindung vom Therapeuten zum Patienten. Im Gegenzug manifestiert sich aber auch eine gleichstarke Verbindung vom Patienten zum Therapeuten! Man kann nur raten, was da alles ins Unterbewusstsein des Therapeuten eingelagert wird – Probleme, die er dann letztlich genauso lösen muss, als wären es seine eigenen[1].

Aber auch, wenn reale Substanzschwingungen vorhanden sind, kann energetische Kopplung zum Problem werden, dann nämlich, wenn diese Schwingungen unverstärkt und damit in sehr schwacher Form verwendet werden. Das ist bei der EAV und der („normalen") Kinesiologie der Fall.

In modernen Verfahren wie der Bioresonanz wurden diese Probleme durch Verstärkung der Substanzschwingungen gelöst. Eine für den Therapeuten negative energetische Kopplung kann hier jedoch auf einer anderen Grundlage entstehen: Dann nämlich, wenn der Patient vor einer

---

[1]Zwar gibt es Kinesiologen und Reiki-Anwender, die das bestreiten, da sie angeblich einen inneren „Schutz" aufbauen. Es ist aber zu befürchten, dass dieser „Schutz" im Wesentlichen auf Verdrängung beruht, was nur noch mehr Probleme bereitet (siehe Kapitel 1.3.1 Die Ursachen / Verdrängter Stress, sowie Kap. 4.2.2 Chronischer Stress)

Testung nicht genügend energetisch aufgebaut wird. Denn der Durchschnittspatient ist heute derartig vielen elektromagnetischen und sonstigen Umweltbelastungen, sowie Stress ausgesetzt, dass sein Chi, d.h. seine Meridianenergie meist deutlich blockiert ist.

Dies wird am besten durch ein Bild verständlich: Nehmen wir an, Sie hören eine Aufnahme von Yehudi Menuhin auf seiner Geige – nur leider neben einer Schnellstraße, auf der unentwegt schwere Lastwägen vorbeidonnern. Wie viel werden Sie von seinem Konzert mitbekommen? Wahrscheinlich kaum etwas. Was werden Sie hinterher sagen können, wenn jemand Sie um eine Reaktion auf das Gehörte bittet? Sie werden absolut nichts sagen können.

In der gleichen Situation – bildlich gesprochen – ist der Patient der die feinen, homöopathischen Schwingungen eines energetischen Testsystems erhält, nachdem kurz zuvor „schwere energetische Lastwägen" an ihm vorbeidonnert sind – soll heißen, er ständig WLAN, UMTS und andere Formen des E-Smogs erlebt hat, sowie Feinstaub, Schwermetalle usw., usf.

Daher braucht der Durchschnittspatient heute eine wirkungsvolle Vortherapie, die imstande ist, den Schock der „energetischen Lastwägen" soweit zu heilen, dass der Patient wieder imstande ist, „Yehudi Menuhin" – die feinen Substanzschwingungen eines energetischen Testsystems – wahrzunehmen und auch messbar darauf zu reagieren.

Wir werden sehen, dass diese (computergenerierte) Vortherapie eine der großen Stärken der Holopathie ist, da sie die entscheidenden Umwelt- und Stressbelastungen vorübergehend neutralisiert und dadurch eine energetische Messung erst ermöglicht.

Was aber genauso wichtig ist: Die Vortherapie der Holopathie bewirkt auch eine (weitgehende) energetische Abkoppelung des Therapeuten vom Patienten. Denn bei (fast) allen anderen energetischen Verfahren, denen eine derartige Unterstützung fehlt, gibt es nur eine Art von Vortherapie, die es den Therapeuten unbewusst ermöglicht, das Energieniveau des Patienten anzuheben: Ihr eigenes Chi.

Und das ist noch nicht einmal alles: Der energetische Austausch ist immer eine Wechselwirkung. Daher erhält jeder Therapeut im „Austausch" für sein Chi das problembeladene Chi des Patienten (Siehe dazu auch Kap. 5.1.3 *Begegnung und Intuition – Kanäle der energetischen Übertragung*).

Holopathie

Die Holopathie basiert auf digitaler Homöopathie, also digitalisierten Substanzspektren. Die Firma QuintSysteme war einer der Vorreiter in der Entwicklung dieser Technik.

Aufgrund der beschriebenen Unzuverlässigkeit und mangelnden Reproduzierbarkeit steht bei der Holopathie eine automatische Messung nicht im Vordergrund. Die Testung erfolgt ähnlich wie in der Bioresonanz oder der Elektroakupunktur. Allerdings können in der Holopathie die zu testenden Substanzschwingungen über ein elektromagnetisches Feld als Träger milliardenfach verstärkt direkt in die Regulationszentren eingestrahlt werden – dadurch ist die Messung wesentlich einfacher und deutlicher. Und sie ist – in gewissen Grenzen – reproduzierbar.

In einer Datenbank befinden sich mehr als 15.000 Substanzspektren (Schwingungsinformationen) aus allen Bereichen der Medizin: Nosoden (Giftstoffe; in homöopathisierter Form: Ausleitungsmittel) zur Testung jedes Organs in allen Einzelheiten – sowie Similes, um jede gewünschte Ausleitungs- und Heilungsreaktion zu ermöglichen. Da kein Mensch eine derartige Vielfalt beherrschen könnte, werden die Substanzschwingungen durch den Computer selbst verwaltet und organisiert. Beispielsweise auf das Stichwort „Diabetes" hin „weiß" das System, welche Nosoden und Similes hier gefordert sind und stellt Behandlungsprogramme aus den passenden Substanzen zur Verfügung.

Auf diese Weise verbindet die Holopathie traditionelle naturheilkundlichen Verfahren (Akupunktur, Homöopathie, Pflanzenheilkunde, u.a.) mit neuen energiemedizinischen Erkenntnissen und Digitaler Elektronik und Software. Eine völlig neue Sichtweise der Energieflüsse im menschlichen Körper berücksichtigt über die reine Organebene hinaus erstmals auch die einzelnen Schichten des Zentralnervensystems und ermöglicht so den routinemäßigen und systematischen Zugang zu psychischen Reaktionsblockaden und die Wiederherstellung des natürlichen Energieflusses vom Gehirn zu den Organen.

Holopathie geht weit über Organtherapie hinaus

Aus ganzheitsmedizinischer Sicht spielen psychisch bedingte Blockaden eine wichtige Rolle bei den beschriebenen lawinenartig zunehmenden funktionellen Beschwerden, chronischen Krankheiten und Therapieresistenzen. Ohne Lösung dieser Blockaden bleibt jede Therapie – egal ob schul- oder komplementärmedizinisch – bloß an der Oberfläche und letztlich symptomorientiert; sie wird den eigentlichen Krankheitsursachen nicht gerecht.

Die meisten Medizinsysteme sind seit jeher organorientiert. Eine wichtige Medizinform – die über 3000 Jahre alte Akupunktur – ist es heute noch. Denn die Chinesen betrieben keine Anatomie und kannten beispielsweise das Zentralnervensystem nicht(!).

Die Abkömmlinge der Akupunktur – Shiatsu, Akupunkt-Massage, Elektro-Akupunktur und Bioresonanz – haben diese Organzentriertheit bis heute im Wesentlichen nicht überwunden.

Zwar ist die gezielte Entgiftung des Bindegewebes das Verdienst der Komplementärmedizin (F.X. Mayr etc.), ebenso eine Therapie gewisser Bereiche des Zentralnervensystems (Homöopathie, Bachblüten, Ohrakupunktur). Insgesamt aber konzentrieren sich viele Naturheilverfahren zu sehr auf die Organe und das Bindegewebe und lassen Zentralnervensystem: Vegetativum, Bewegungszentren, Stammhirn, limbisches System und Großhirn völlig außer Betracht – immerhin die Zentren für Organ- und Bewegungssteuerung, Triebe, Stressverarbeitung, sowie Bewusstsein und Unterbewusstsein.

Dass dort wesentliche Ursachen für chronische Krankheiten in Form von Fehlfunktionen des Zentralnervensystems liegen, wird mittlerweile auch von der Schulmedizin voll anerkannt. Kindheitsängste, Partnerschaftskonflikte, Kränkungen, Ungerechtigkeiten, Leistungsdruck etc. machen krank, wenn sie nicht verarbeitet werden. Diese Verdrängungen schaffen permanente, unbewusste Stressreaktionen, die sich ein „Ventil" in Form von Fehlfunktionen in der Organsteuerung suchen.

Mithilfe der Systematik der digitalen Homöopathie der Holopathie kann der Therapeut diese Verletzungen aufspüren und rein energetisch (nonverbal!) dem Patienten helfen, sie zu verarbeiten.

Holopathie – Energie für Organe *und* Zentralnervensystem

Das Repertoire der psychologischen Therapien reicht nicht annähernd aus, Blockaden im Zentralnervensystem zu öffnen und dadurch die Heilung chronischer Krankheiten herbeizuführen. Denn der entscheidende Faktor in der Verarbeitung dieser Blockaden ist die *Energie, die dem Zentralnervensystem zur Verfügung steht.* Der chronisch Kranke oder Burn-out-Patient verdrängt nicht deshalb große Teile seines erlebten Stresses, weil er keine Lust hat, diesen Stress auch noch zu verarbeiten, sondern weil er schlicht und einfach keine Kraft dazu hat.

Dazu ein **Fallbeispiel:** Frau M.N. sucht mich auf, weil sie trotz Einnahme diverser Psychopharmaka mit ihrer Depression nicht zurechtkommt. Im Gespräch stellt sich heraus, dass sie nach der Scheidung von ihrem Mann in seiner Firma weiterarbeitet und sich dabei so verantwortlich fürs Geschäft fühlt, dass sie hart arbeitet und abends noch stundenlange Überstunden leistet. Dass sie sich aus wirtschaftlichen Gründen nach wie vor von ihrem Mann nicht trennen kann macht sie genauso fertig, wie die viele Arbeit und die Überstunden.

Für einen Außenstehenden ist der Fall klar: Sie sollte pünktlich nach Arbeitsschluss nach Hause gehen, einfach nur ihren Job erledigen, ohne sich dafür zu zerreißen und innerlich zu ihrem Mann auf Distanz gehen. Aber – woher soll sie die Kraft dazu nehmen? Denn die gleiche Verdrängung, die es ihr früher ermöglicht hat, eine unerträgliche Situation lange Zeit hinzunehmen, erweist sich auch heute als unüberwindbare Kraft: Zwar sorgt sie weiterhin dafür, dass Frau M.N. irgendwie weitermachen kann. Verdrängte Ängste und Verletzungen zwingen sie jedoch in die totale Übertreibung – eben weil sie nicht loslassen kann, sucht sie um jeden Preis einen weiteren Konflikt mit ihrem Mann zu vermeiden, indem sie seine Leistungsanforderungen übererfüllt. Das Resultat: Für Frau M.N. ist es weit „einfacher", sich halb totzuarbeiten und dabei in eine Erschöpfungsdepression zu verfallen, als ihr Verhalten gegenüber ihrem Ex-Mann zu verändern.

In der holopathischen Diagnose habe ich zuerst eine genaue Analyse der Neurotransmitter vorgenommen und dabei einen gravierenden Mangel an Dopamin, Noradrenalin und GABA festgestellt (zur Rolle der Neurotransmitter beim chronischen Stress siehe Kap.4.2.2 *Chronischer Stress*). Ich verschrieb ihr entsprechende Aminosäuren als Vorstufe der fehlenden Neurotransmitter in Kapselform. Da sie bereits Psychopharmaka nahm, ersetzte ich auch diese durch andere, neu ausgetestete, deren Wirkung in einer Anreicherung eben dieser Neurotransmitter bestand.

Durch diese Therapie erfuhr die Patientin eine deutliche Besserung ihrer Depression. Nachdem nunmehr die „Hardware" – die Biochemie des Zentralnervensystems – dem Stress der Situation wieder gewachsen war, erhielt die Patientin zusätzliche, rein energetische Vektortherapien (siehe Kapitel 6.4.8 *Therapie des Zentralnervensystems*). Eine begleitende Psychotherapie bestand lediglich in einem kurzen Gespräch über die Dinge, die sie ändern sollte.

Als Folge änderte die Pat. nunmehr auch ihre „Software" – ihr Bewusstsein. Dies drückte sich in einer Verhaltensänderung aus: Sie arbeitet weit gelassener, geht abends (annähernd) pünktlich nach Hause und beginnt, ihr Privatleben zu genießen. Die Depression ist mittlerweise verschwunden.

Wir sehen also: Chronisch Gestresste/Depressive erleben auch eine *Stoffwechselveränderung* im Gehirn, mit der die Fehlfunktionen und damit eine chronische Erkrankung quasi zementiert werden. Verschlimmert wird die Situation noch durch Schwermetalle, Pilzgifte, alte Zahnherde, Gefäßschäden, E-Smog etc. Da jede chronische Erkrankung auch mit chronischem Stress einhergeht – sowohl als Folge der Erkrankung (durch Schmerzen, Beeinträchtigung, Angst), aber auch als deren Ursache (siehe Kap. 1.3.1 *Die Ursachen*) – liegt eine solche Stoffwechselveränderung im ZNS auch bei *jeder* chronischen Krankheit vor!

Dies führt schließlich zum Zustand der Regulationsstarre – der Körper ist nicht mehr in der Lage, sich selbst zu heilen, im Gegenteil, Negativprogramme „sabotieren" immer wieder die Aufbauarbeit der Heilung in den Organen. Aufgrund zunehmender Umwelt- sowie Stressbelastungen unserer Gesellschaft erleben wir daher zunehmend reaktionsstarre Patienten. Das Ergebnis ist Therapieresistenz: Die klinische Medizin kann bei chronischen Krankheiten immer weniger ausrichten. Aber auch altbewährte Naturheilverfahren wie Akupunktur, Homöopathie, und neuere Methoden wie Bioresonanz, Radionik, Vitalfeldtherapie, etc. versagen bei chronischen Erkrankungen zunehmend.

Die Stärke der Holopathie beruht vor allem darauf, dass sie das Energieniveau sowohl der Organe, als auch des Zentralnervensystems anheben kann. Erst dadurch bekommt der Patient Zugang zu den verschütteten, unbewussten Verletzungen, die ihn krank machen und kann sie verarbeiten. Überdies ist mithilfe der Holopathie eine gezielte Entgiftung bzw. Desensibilisierung der – wie wir gesehen haben – entscheidenden Umweltfaktoren Schwermetalle, Pilzgifte, Radioaktivität, sowie E-Smog möglich. Dies entlastet ebenfalls alle Systeme des Körpers von den Organen bis zum Zentralnervensystem. Dieses Prinzip bildet die Grundlage für die Erfolge der Holopathie bei chronischen Krankheiten.

Holopathie funktioniert unabhängig vom Chi des Therapeuten

Dass zahlreiche Naturheil-Therapeuten angesichts immer reaktionsstarrerer Patienten trotzdem (noch) erfolgreich sind, verdanken sie zum allergrößten Teil nicht ihrer Methode, sondern einer spezifisch menschlichen Eigenschaft – der Intuition. Intuitiv stechen sie die richtigen Akupunkturpunkte, finden die passenden Homöopathika, stellen die richtigen Programme ihres Bioresonanz- oder sonstigen Gerätes ein. Manche verwenden dazu einen Biotensor, andere fragen beim Patienten Fakten mental ab und testen kinesiologisch oder konzentrieren sich einfach intuitiv auf die paar richtigen Daten im Wust einer „automatischen" Messung.

Die wenigsten Therapeuten (beispielsweise der bisher besprochenen Richtungen) machen sich jedoch klar, dass ihre Intuition sie selbst in eine mentale Verbindung zum Patienten bringt, und sie deshalb auf Gedeih und Verderb mit der geschwächten und oft negativen Energie des Patienten verbunden sind. Aufgrund dieser energetischen Kopplung mit dem Therapeuten können dann viele Patienten doch noch ihre Reaktionsstarre überwinden. Die Therapie selbst wird dadurch erfolgreich. Die Therapeuten aber verlieren mit der Zeit an Energie und übernehmen zunehmend die Probleme des Patienten. Meist äußert sich das durch erhöhten inneren Stresspegel. Kann dieser nicht verarbeitet werden, übernimmt schließlich der Therapeut in Form von Stress-Spätfolgen teilweise auch die Krankheiten seiner Patienten.[1]

Wenn auch gute Therapeuten durch die unbewusste Selbst-Aufopferung der Intuition die zentralnervösen Reaktionsblockaden ihrer Patienten heute noch auflösen können, ist doch die Frage angebracht, inwieweit Medizinmethoden sinnvoll sind, wenn sie auf einer potentiellen Selbstzerstörung ihrer Anwender beruhen.

Was wir also dringend benötigen – was aber in den bekannten energetischen Therapien fehlt – ist eine Behandlungsweise, die nicht primär auf der Intuition des Therapeuten beruht, sondern auf klaren, nachvollziehbaren Regeln. Was wir brauchen, ist ein klar strukturiertes System, das die Energieversorgung *aller* Körpersysteme – der Organe, des Bindegewebes, des Vegetativums und des Zentralnervensystems wiederherstellen kann – eine Energiezufuhr über die Organe hinaus in die „Hardware" des ZNS.

Eben genau das, was die Holopathie leistet.

---

[1] Dieser Mechanismus spielt möglicherweise eine Rolle bei den gegenüber der Gesamtbevölkerung statistisch erhöhten Alkoholismus-, Sucht- und Selbstmordraten bei Ärzten

3 Wie funktioniert Energiemedizin?

Wir haben in Kapitel 2 die wichtigsten energetischen Methoden und ihre Arbeitsweise bereits kennengelernt. Was uns aber noch fehlt, ist der Wirkmechanismus, der allen diesen Therapieformen zu Grunde liegt (oder zumindest eine brauchbare Hypothese dafür).

Da alle energetischen Methoden Variationen oder Weiterentwicklungen von Akupunktur und/oder Homöopathie darstellen, liegt ihnen allen auch einer dieser Wirkmechanismen oder beide gemeinsam zugrunde. Daher wollen wir uns hier – exemplarisch für alle anderen energetischen Therapieformen – mit der elementaren Wirkungsweise der Akupunktur und der Homöopathie befassen.

3.1 Wirkungsmechanismus Akupunktur

Wie wir gesehen haben, liegt eine der Stärken der Akupunktur in ihrer Systematik: Die Akupunkturpunkte liegen auf 12 Meridianen[1], die wiederum 5 so genannte „Elemente" bilden, deren Energieverteilung letztlich Gesundheit oder Krankheit des Patienten ausmachen.

Das „System der 5 Elemente" beschreibt, wie das Chi – die Lebenskraft – der Organe einerseits eine männliche, mehr nach außen hin wirkende Form annehmen kann – die YANG-Form, die sich in den YANG-Organen manifestiert. YANG-Organe sind solche, die größtenteils Substanzen, (wie z.B. Galle, Harn, Stuhl, Nahrung) speichern, transportieren bzw. ausscheiden. Dementsprechend sind die YANG-Organe Gallenblase, Blase, Dickdarm und Magen. (Auf die noch fehlenden, klassischen YANG-Organsysteme Hormonsystem und Dünndarm werden wir gleich zu sprechen kommen.)

Die 5 Elemente beschreiben aber auch die YIN-Form des Chi, die sich in den Organen manifestiert, in denen die Biochemie zur Aufbereitung des Blutes abläuft: Entgiftung – Leber, Ausscheidung – Nieren, Sauerstoffanreicherung – Lungen, sowie ein Organ zur biochemischen Aufbereitung der Nahrung – das Pankreas[2]. (Auf die noch fehlenden,

---

[1]Eigentlich sind es mit dem jeweils in Mittellinie vorne und hinten verlaufenden „Kommandeur-" und „Gouverneurgefäß" 14 Meridiane. Letztere sind jedoch nicht Teil der 5 Elemente.

[2]Bauchspeicheldrüse

klassischen YIN- Organsysteme Kreislauf und Herz werden wir gleich zu sprechen kommen.)

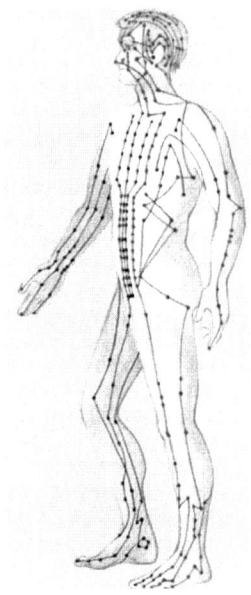

Abbildung 9: Darstellung der Akupunkturmeridiane und -punkte

Die TCM[1] ordnet nunmehr die YIN und YANG-Organe jeweils logischen Paaren zu (YANG steht hier immer an erster, YIN an zweiter Stelle):

› Galle-Leber (Ga-Le)

› Blase-Niere (Bl-Ni)

› Dickdarm-Lunge (Di-Lu; mehr dazu im Folgenden)

› Magen-Pankreas (Ma-Pa)

Diese Zuordnung ist größtenteils klar – aber was haben Dickdarm und Lunge miteinander zu tun? Es handelt sich hier wohl um eine intuitive Vorwegnahme der heutigen Erkenntnis, dass beide Organe neben ihrer offensichtlichen Funktion noch eine zweite, genauso wichtige haben,

---

[1]Traditionelle chinesische Medizin

nämlich eine Bakterienflora zu speichern, an der sich das Immunsystem orientieren kann (natürlich sind das in Lunge und Dickdarm jeweils sehr verschiedene Bakterienarten!). Denn wenn z.B. durch längere Antibiotikaeinnahme, Bestrahlung oder extremen Zuckerkonsum eine Verpilzung eintritt, zerstört das den natürlichen Bakterienrasen und als Folge treten Immunschwäche und/oder Allergien auf.

Die fehlenden klassischen Organe und -systeme „3-facher Erwärmer" (Hormonsystem) und Kreislauf, sowie Dünndarm und Herz gehören zu den absolut überlebensnotwendigen Organen: Der Verlust auch nur eines kleinen Teils des Herzens (z.B. durch einen Infarkt) ist lebensbedrohlich bis tödlich, ebenso, wenn die Kreislauffunktion für die Kranzgefäße des Herzens oder für das Gehirn gestört ist. Ähnliches gilt für die hormonelle Steuerung (nicht der Sexual-, wohl aber der Nebennieren- und Schilddrüsenhormone[1]) und das Duodenum (12-Fingerdarm, wichtigster Abschnitt des Dünndarms)[2].

Alle übrigen klassischen Organe haben eine wesentlich größere Redundanz (eingebaute Reserve). Die Situation ist ähnlich wie z.B. bei modernen Passagierflugzeugen, die nur mit mehreren Triebwerken, Navigationscomputern etc. und auch nur mit 2 Piloten fliegen dürfen, damit im Schadensfall wenigstens ein Teil der benötigten Systeme (inklusive des Menschen) erhalten bleibt. Auf ähnliche Weise hat auch die Natur dafür gesorgt, dass „im Schadensfall" mehr als 50% von Leber, Niere, Dickdarm usw. verloren gehen bzw. bei einer schwerwiegenden Erkrankung entfernt werden können, und der Patient immer noch ein (annähernd) normales Alltagsleben führen kann.

Dies trifft allerdings nicht auf die Organ(system)-Gruppe „Dreifacher Erwärmer" – Kreislauf (3E-KS) und Dünndarm – Herz (Dü-Hz) zu. Durch ihre Unverzichtbarkeit unterscheidet sie sich von der obengenannten Gruppe.

---

[1]Die Schilddrüsenentfernung gehört heute zur Standardtherapie z.B. bei „Heißen Knoten" (Schilddrüsenbereiche, die unkontrolliert Hormone freisetzen) – aber wehe, wenn die Patienten anschließend nicht lebenslang das fehlende Schilddrüsenhormon einnehmen! Der Verlust der Nebenniere ist – ohne aufwändigste medikamentöse Substitution – noch ärger und führt in der Regel innerhalb von 2 Stunden zum Tod.

[2]Zwar gibt es heute durchaus Radikal-OPs, bei denen auch der gesamte Dünndarm entfernt wird. Die Pat. benötigen jedoch eine unglaublich aufwändige Substitution. Trotzdem sterben dann innerhalb von 5 Jahren 95% .
(http://www1.us.elsevierhealth.com/THB/chapter_G015.php)

Die Zuordnung Hormonsystem = YANG und Kreislauf = YIN ist dadurch begründet, dass das Hormonsystem vor allem die Reaktion auf die Außenwelt steuert (eine YANG-Eigenschaft), während der Kreislauf die innere Versorgung des Körpers gewährleistet (ein YIN-Aspekt). Beim Organpaar Dünndarm = YANG und Herz = YIN steht ebenfalls im Vordergrund, dass die Funktion des Dünndarms abhängig ist von der von außen zugeführten Nahrung, während das Herz wiederum eine innere Versorgung – die des Körpers mit Blut – aufrecht erhält.

Die 5 Elemente bilden nun ein System, in dem die unersetzlichen Organe und Systeme an der Spitze stehen und gleichsam von den (teilweise) ersetzbaren umrahmt werden.

Dabei nehmen die Elemente (Organpaare) verschiedene Abstufungen von YIN und YANG an. Der Zyklus der Energie entsteht dadurch, dass die einzelnen Elemente quasi ineinander übergehen.

Insgesamt entsteht so ein System, wie es bereits in einem der ältesten Medizin-Lehrbücher der Welt[1] beschrieben wird:

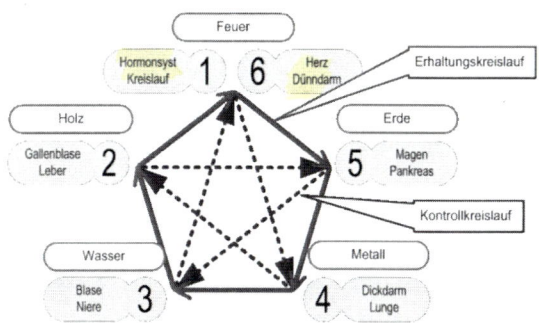

Abbildung 10: Das 5-Elemente-System der Chinesischen Medizin beschreibt die energetischen Zusammenhänge zwischen den Organen

Die chinesische Erklärung des Erhaltungskreislaufs ist folgende:
Holz ernährt das *Feuer* → die Asche des *Feuers* ernährt die *Erde* → aus der *Erde* wird *Metall* gewonnen → die Mineralien der Erde vitalisieren das *Wasser*

[1] Huang Di Nei Jing, Kanon des gelben Kaisers zur inneren Medizin (Sivin, Nathan (1993). "Huang ti nei ching" by Michael Loewe. Berkeley and Los Angeles: University of California Press

Wasser → *Wasser* ernährt die Pflanzen (*Holz*) → *Holz* ernährt das *Feuer* → usw. ...

Daneben gibt es aber auch den Kreislauf der Kontrolle. Dieser Zyklus ist eine Gegensteuerung die bei längerdauernden (Energie-)Problemen der Elemente wirksam wird:

Holz kontrolliert die *Erde* (bindet als Wald den Humus) → *Erde* kontrolliert das *Wasser* (saugt das Wasser auf) → *Wasser* kontrolliert das *Feuer* (löscht das Feuer) → *Feuer* kontrolliert das *Metall* (schmilzt Metall) → *Metall* kontrolliert das *Holz* (ermöglicht als Axt die Pflege des Waldes).

Das System der 5 Elemente dient vor allem dazu, dass der geschulte Therapeut erkennen kann, welche Organe bei einer Erkrankung als nächstes belastet werden und wie die Energie von gesunden zu kranken Organen umgeleitet werden kann. Beispielsweise kann der Therapeut eine schwache Blase dadurch stärken, indem er nicht nur Bl-Ni, sondern auch das vorgelagerte Organpaar (Di-Lu) durch Stechen der Tonisierungspunkte aktiviert, da der Erhaltungskreislauf dafür sorgt, dass die dort entstandene Energie Bl-Ni zufließt. Bei chronischen Erkrankungen kann es aber auch notwendig sein, dass Energie von Ma-Pa und sogar Hz-Dü und 3E-KS „angezapft" werden muss. In diesem Fall ist es der Kontrollkreislauf, der für den Energietransfer von gesunden zu erkrankten Elementen sorgt. (Im Kapitel 6.4.8 *Therapie des Zentralnervensystems* gehe ich im Detail auf das System der energetischen Wechselwirkungen ein).

Wie können wir nun das 5-Elemente System der TCM aus der Sicht der universitären Medizin erklären?

3.1.1 Neurophysiologie und 5 Elemente

Einige Funktionen des 5-Elemente-Systems können durch die Informationsverarbeitung in den Segmenten des Rückenmarks auf neurologische Weise enträtselt werden – beispielsweise das Phänomen, dass Vorgänge in einem Organ in ganz entfernten Organen ebenfalls Störungen hervorrufen können.

Eine klinische Entsprechung dafür ist der Herzinfarkt, bei dem in den ersten Minuten ein starkes Ansteigen der Herzmuskelenzyme zu beobachten ist. Nach einigen Stunden jedoch treten im Blut auch Leberenzyme auf. Wie das? Die traditionelle Lesart ist, dass eben der Anstieg der Herzmuskelenzyme zu einer Schädigung der Leberzellen führt, was aber nicht ganz plausibel ist, da der Anstieg einiger Enzyme die Leber nicht ernsthaft herausfordert. Viel einfacher und plausibler ist die Deutung, dass die Segmente für die Steuerung des Herzens und der Leber auf der Wirbelsäule nicht allzu weit voneinander entfernt liegen und beim Herzinfarkt eben eine so starke Reizung stattfindet, dass der Panikreiz nicht nur nach oben geht, sondern auch nach unten ins Lebersegment und dort zu einer Fehlsteuerung führt, die den Anstieg der Leberenzyme bewirkt.

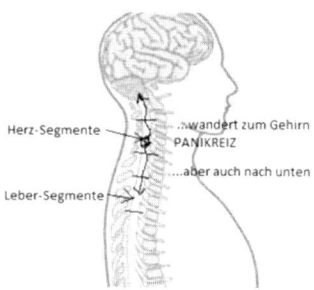

Abbildung 11: Segmentale Weiterleitung von Panik-Reizen

Die alte chinesische Sicht wird somit auch (teilweise) neurophysiologisch bestätigt.

Ein zweites Beispiel ist die Verkettung der Symptomatik bei einer Gastritis, die jedem Hausarzt klar ist: Wenn eine massive Reizung im Magenbereich entsteht – beispielsweise durch hastiges Eisessen – kommt es auch zu Störungen der Verdauungsbildung durch Reizung des Pankreas. Wenn diese Belastung sehr stark ist, setzt automatisch erhöhter Puls ein; und durch die Fehlverdauung im Magen wird auch eine Belastung des Dünndarms entstehen. Eine Steigerung des Pulses erfolgt reflektorisch, weil jede Entzündung im Magen-Darm-Trakt eine derartige Reaktion hervorruft.

Aus der Sicht der 5 Elemente ist der Fall ebenfalls klar: Wiederum muss das vorgelagerte Organpaar- hier Dü-Hz das nachgeschaltete Organpaar -hier Ma-Pa mit Energie versorgen und wird dadurch in die Symptomatik hineingezogen.

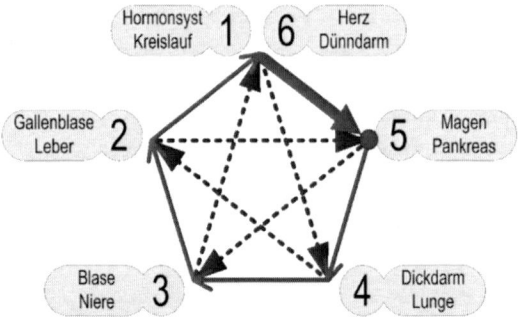

Abbildung 12: Akute Störung am Beispiel Magen/Pankreas: Verstärkter Energiefluss
vom vorgeschalteten Organpaar

Die chinesische Diagnostik[1] kann hier aber über die innere Medizin hinausgehen und beispielsweise feststellen, dass es bei einer chronischen Magen-Darmverstimmung auch zur energetischen Schwächung von Blase-Niere und – in einem noch späteren Stadium – von Galle-Leber gekommen ist.

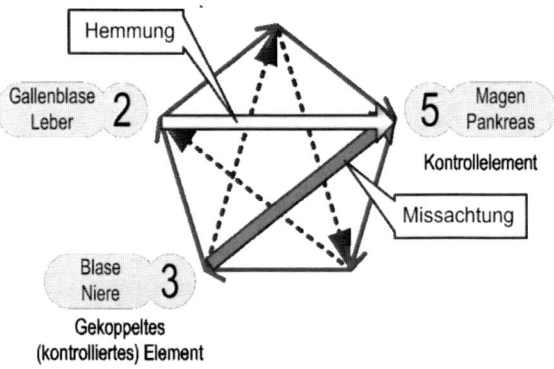

Abbildung 13: Chronische Störung am Beispiel Magen/Pankreas: Störung des
Kontrollkreislaufs (Hemmung)

[1] z.B. über Pulsdiagnose

Entsprechend kann dann die Anregung von Ga-Le und Bl-Nie (Stich der Tonisierungspunkte) zu einer Besserung der chronischen Gastritis führen (worüber ein Internist nur den Kopf schütteln kann).

Natürlich müssen wir die Energieausbreitung im Rahmen der „5 Elemente" zunächst einmal als ein rein bildhaftes System sehen. Aus der Sicht der Neurologie ist klar, dass die Organe ihre Energie einander nicht direkt geben, sondern vom Rückenmark – über die Segmentalnerven – bekommen.

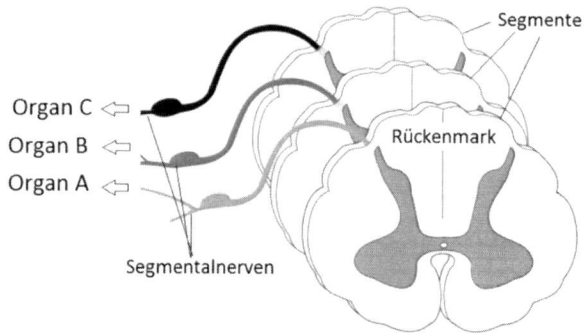

Abbildung 14: Segmentalnerven steuern die Organe

Das Rückenmark wird einerseits vom Großhirn, andererseits von den lebenserhaltenden Zentren des verlängerten Marks, sowie von Stammhirn und limbischem System angesteuert.

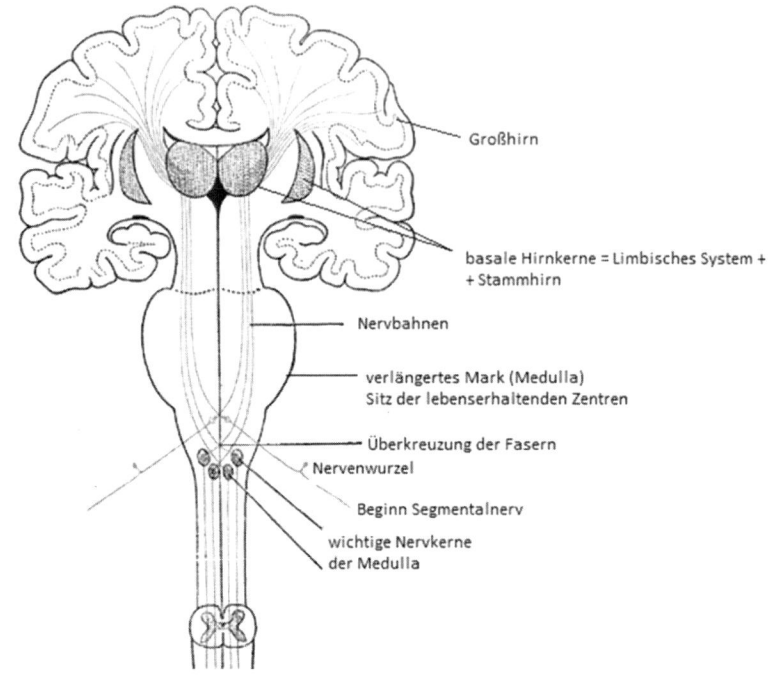

Abbildung 15: Ansteuerung der Segmentalnerven im Gehirn

In Summe bilden diese Zentren den Computer der Stressverarbeitung, wobei die letzte Instanz das Großhirn darstellt, das über zahlreiche Nervenbahnen mit den genannten Strukturen verbunden ist (siehe Abb. nächste Seite). Über das Rückenmark und die Segmentalnerven werden letztlich alle Zentren des Gehirns mit allen Organen und Körpersystemen, sowie der Haut verbunden: Auf diese Weise kann das Chi vom Gehirn in die verschiedenen Organe und Systeme strömen.

Umgekehrt gibt es von jedem Kubikmillimeter eines Organgewebes – sowie jedem Quadratmillimeter der Haut – Nervenbahnen, die über Segmentalnerven, Rückenmark und die einzelnen Strukturen des Gehirns bis in das Großhirn ziehen. Auf diese Weise beeinflusst alles, was wir erleben unmittelbar unser Chi.

Aus der Sicht der Chinesen ist das auch der Wirkmechanismus der Akupunktur: Die Nadelung ausgewählter Punkte ruft letztlich eine Veränderung des Chi im Gehirn hervor und damit eine veränderte Steuerung der Organe und -Systeme.

Genaugenommen stellt dies eine Synthese aus der chinesischen Betrachtungsweise mit den Erkenntnissen der Neurologie dar (denn die Chinesen kannten das Nervensystem noch gar nicht).

Aber diese Sicht steht absolut im Einklang mit dem, was wir von der modernen Hirnforschung wissen: Dass nämlich alle Reize, die auf den Körper treffen, in der Körper-Fühlsphäre (dem sog. Gyrus Praecentralis) auf einer dort befindlichen Landkarte des Körpers „eingetragen" werden.

Der schmerzhafte Nadelreiz – oder auch Lichtreize durch Laserung werden somit im Gyrus Praecentralis registriert und dort mit dem jeweiligen Körperbereich in Beziehung gebracht. Auch wenn es dazu noch keine genaueren wissenschaftlichen Befunde gibt – es ist durchaus denkbar, dass auf diese Weise reflektorische Verschaltungen zu tieferliegenden Hirnteilen entstehen, die ihrerseits die Organe steuern. Damit könnte die Wirkungsweise der Akupunktur auch neurophysiologisch erklärt werden.

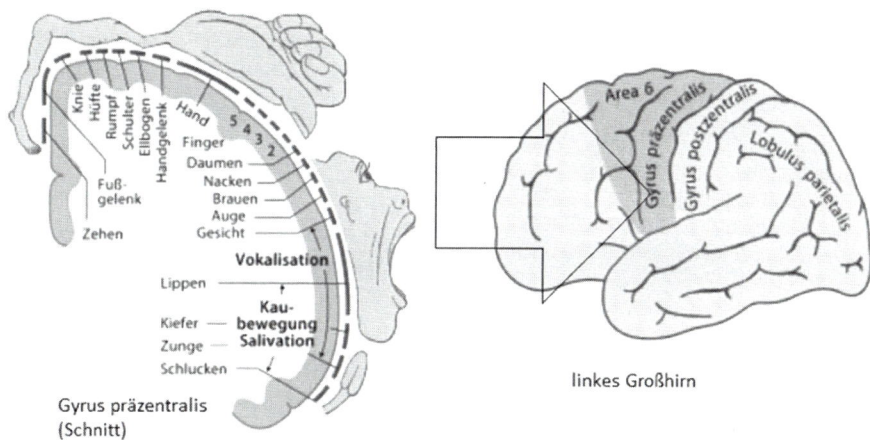

Abbildung 16: Der Gyrus praecentralis repräsentiert eine Landkarte des Körpers

3.2 Wirkungsweise Homöopathie

Wir erinnern uns – in der Homöopathie setzt ein spezieller Prozess Feinkräfte frei, durch die Pflanzenextrakte, Mineralstoffe etc. zu Arzneimitteln werden. Es ist dies die homöopathische Verschüttelung bzw. Verreibung, bei der Substanzen mehrfach im Verhältnis 1:10 mit 35-prozentigem Alkohol verschüttelt oder verrieben werden.

Damit hat natürlich jeder halbwegs naturwissenschaftlich Orientierte und vor allem jeder klinisch-medizinische Arzt enorme Schwierigkeiten – denn: Was genau sind „homöopathische Feinkräfte" eigentlich?

Und – als wäre das alleine nicht schon schwierig genug – wird das Verständnis irgendwelcher verborgenen Vorgänge bei der homöopathischen Verschüttelung noch durch ein weiteres Problem erschwert: Nach den Gesetzen der Chemie wissen wir, dass eine Verschüttelung nicht beliebig oft erfolgen kann, da in einer Grundmenge einer Substanz die Anzahl der Moleküle begrenzt ist (ein Mol = 10 hoch 23 Moleküle, wobei Mol = Molekulargewicht in Gramm). Das heißt, im Mittel werden etwa ab einer D23 keine Moleküle der ursprünglichen Substanz mehr enthalten sein. Daher der immer vorgebrachte Kritikpunkt gegen die Homöopathie, dass hier mit Schwingungen gearbeitet wird, die es gar nicht geben kann, weil ja die ursprünglichen Substanzen nicht mehr enthalten sein können[1].

Wobei aber nach Aussage der Homöopathen gerade Homöopathika ab der D30 unter Umständen sehr wirksam sind. Beispielsweise kann Belladonna D30 bei fiebernden Säuglingen rasch zu einem Abfiebern und zu einem heilenden Schweißausbruch führen. Camomilla D30 kann

---

[1] Eine im Oktober 2010 veröffentlichte Studien (http://www.sciencedirect.com/science/article/pii/S1475491610000548) widerlegt diesen Kritikpunkt. Indische Forscher am renommierten Indian Institute of Technology (IIT) stellten unerwartet fest, dass homöopathische Hochpotenzen noch Atome bzw. Moleküle der Ausgangssubstanz enthielten. Gegenstand der Analyse waren sechs metallische homöopathische Arzneien in den Potenzstufen C6, C30 und C200. Mithilfe der Messverfahren Transmissionselektronenmikroskopie (TEM), Feinbereichsbeugung (SAED) und Atomemissionsspektroskopie (ICP-AES) konnten die indischen Forscher belegen, dass sich oberhalb der Potenzstufe C6 Nanopartikel mit einer relativ stabilen Konzentration von 80 bis 4000 Pikogramm je Milliliter in den Arzneimitteln befanden – es somit zu keiner weiteren Verdünnung mehr kam. Damit bricht eines der wichtigsten Argumente der Homöopathie-Gegner in sich zusammen.

aufgeregte Kinder sehr schnell beruhigen, Cimicifuga D30 migränebedingte Kopfschmerzen beseitigen usw.

Verständlich, dass klinisch-medizinisch orientierte Ärzte angesichts des Erklärungsnotstands der Homöopathen derartige Erfolge als reine Placebowirkung abtun (weshalb aber Homöopathie in einer großen Studie der Berliner Charité[1] und in einer Analyse zahlreicher anderer Studien[2] bessere Ergebnisse erbrachte, als die klinische Medizin, können sie nicht erklären).

Die Lösung des Rätsels liegt bei zwei Phänomenen, deren Existenz von der etablierten Physik, natürlich erst recht der Biologie und der klinischen Medizin bestritten werden – dem morphogenetischen Feld (siehe gleichnamiges Kapitel!) sowie dem „Gedächtnis des Wassers". Denn Homöopathie lässt sich nur erklären als gezielte Anregung des morphogenetischen (Körper)-Feldes durch eine ebenso gezielte Nutzung des Wasser-Gedächtnisses. Um daher die Wirkungsweise von Homöopathie verstehen zu können (und damit auch die aller anderen, von ihr abstammenden energetischen Methoden wie Elektroakupunktur, Bioresonanz und Holopathie) müssen wir jetzt ziemlich weit ausholen.

3.2.1 Das Gedächtnis des Wassers

Tropfenbilder

Prof. Dr. Ing. Bernd Kröplin, Inhaber des Lehrstuhls für Statik und Dynamik der Luft- und Raumfahrtkonstruktionen an der Universität in Stuttgart beweist mit Hilfe von Trocknungsbildern von Wassertropfen, dass Wasser ein Gedächtnis hat. Wie die folgenden Fotos[3] zeigen, verändern sich diese bei ein und demselben Wasser, je nachdem, welche Geschichte es hinter sich hat und mit welchen Personen oder Lebewesen es in Berührung kam.

---

[1] http://www.psychophysik.com/h-blog/?p=8

[2] http://www.psychophysik.com/h-blog/?p=2282

[3] Wiedergabe der Fotos der Tropfenbilder von Prof. Kroeplin mit freundlicher Genehmigung der Uranus-Verlags-GmbH, Wien

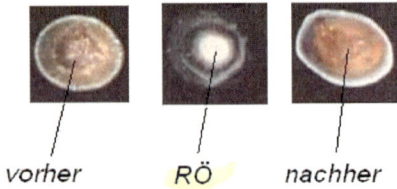

vorher   RÖ   nachher

Abbildung 17: Eingetrockneter Speicheltropfen vor einem Röntgen, kurz danach und einige Tage nachher (Abdruck mit freundlicher Genehmigung des Uranus-Verlags)

Zitat B. Kröplin: "Die Aussage, dass Wasser ein Gedächtnis hat, ändert natürlich fast unser ganzes Weltbild!"

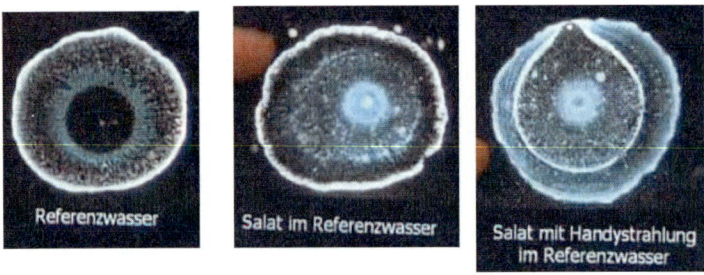

Abbildung 18: Unbehandeltes Wasser, nach Kontakt mit Salat und nach Kontakt mit Salat mit Handystrahlung (Abdruck mit freundlicher Genehmigung des Uranus-Verlags)

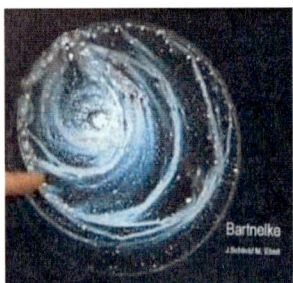

Abbildung 19: Tropfenbilde nach Kontakt mit Bartnelke (Abdruck mit freundlicher Genehmigung des Uranus-Verlags)

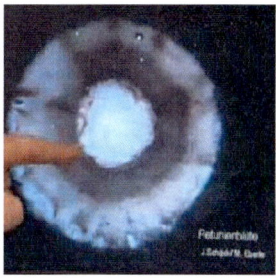

Abbildung 20: Tropfenbild nach Kontakt mit Petunienblüte (Abdruck mit freundlicher Genehmigung des Uranus-Verlags)

Anders als B. Kroeplin wählt der Sozialwissenschaftler Masaru Emoto nicht die Trocknungsmethode, sondern (gefrorene) Kristalle aus dem Probenwasser, um dessen Veränderung durch äußere Einflüsse sichtbar zu machen. Dabei geht M. Emoto allerdings noch einen Schritt weiter, indem er zu „äußeren Einflüssen" vor allem auch positive (oder negative) Gedanken und Einstellungen zählt. Obwohl von offizieller Seite stark angefeindet und als pseudowissenschaftlich (Wikipedia) abgetan, konnte er mit seiner Methode zeigen, dass Gefühle und Gedanken die innere Struktur des Wassers massiv beeinflussen können[1]

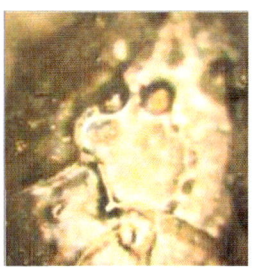 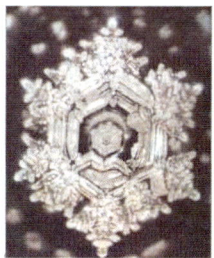

Abbildung 21: Gefrorene Wasserprobe Jujiwara-Damm: Links unbehandelt (keinerlei Struktur), rechts nach 1 Std Meditation (perfekte Struktur)

---

[1] Die beiden Abbildungen sind dem Buch „Die Botschaft des Wassers" von Masaru Emoto entnommen (Abdruck mit freundlicher Genehmigung der KOHA Verlag GmbH, 84424 Burgrain).

117

Bakterienwachstum

Prof. Eshel Ben-Jacob von der Universität Tel Aviv berichtet in einem Interview[1], dass Bakterien Schwingungen im Wasser „spüren" können: Sie reagieren durch vermehrtes Wachstum auf eingestrahlte Frequenzen, noch lange, nachdem diese abgeschaltet wurden! Nach dem derzeitigen Stand der Physik können wir das nur schwer bis gar nicht erklären.

Ben-Jacob äußert die Vermutung, dass ein Gitternetz aus Nanobläschen, die in astronomischer Zahl im Wasser enthalten sind, diese Effekte ermöglichen. Der Wissenschaftler warnt zugleich, dass bei weiterem unkontrolliertem technischen Fortschritt Wasser in Zukunft sogar untrinkbar werden könnte – es würde chemisch allen Reinheitsgeboten entsprechen, aufgrund gespeicherter, negativer Informationen jedoch dem Körper Schaden zufügen (eine Vision, die teilweise bereits auf die Gegenwart zutrifft?)

Physikalisch-chemische Tatsachen

Wasser ist auch für die moderne Physik und Chemie immer noch rätselhaft. Z.B weist es nicht nur die eine altbekannte Anomalie auf, dass Eis sich ausdehnt, anstatt zu schrumpfen (was das Überleben der Wassertiere im Winter sichert), sondern 67! [2]

Wasser, das mit Magnetfeldern behandelt wurde, entwickelt (in Abhängigkeit von den verwendeten Frequenzen) ein Magnetic Memory (magnetisches Gedächtnis) mit folgenden Eigenschaften[3]: Es kann

› die Korrosion an metallischen Oberflächen verringern

› das Abbinden von Zement erleichtern

› die biologische Verfügbarkeit von Wasser verbessern

› den Kalzium-Austausch durch Zellmembranen erleichtern

---

[1]mit 3Sat in „Unser Wissen ist ein Tropfen", 26.10.2008

[2]http://www.lsbu.ac.uk/water/anmlies.html

[3]The elusive mechanism of the magnetic „memory" of water M. Colic, D. Morse, Colloids and surfaces A: Physicochemical and engineering aspects 154 (1999) 167 174; Electromagnetic fields: Biological interactions and mechanisms, American chemical society, Washington D.C; M. Blank (ed.), B.Sisken, J. Walker, C.A. Basset

Hier sind natürlich nur die beiden letztgenannten Aspekte von Bedeutung. Dazu muss man verstehen, dass Zellen nicht so ohne Weiters einen Austausch mit ihrer Umgebung haben können – denn sie besitzen keine „Körperöffnungen", sondern sind allseits von einer Biomembran umschlossen. Wasser beispielsweise kann nur durch spezielle Kanäle eingeschleust werden, wobei die Größe und Ladung der einzelnen „Wasserpakete" dazu beitragen, ob Wasser von den Zellen auch verwertet werden kann – ob es also bioverfügbar ist, oder nicht[1]. Eine Verbesserung der Bioverfügbarkeit des Wassers ist z.B. besonders für alte Menschen wichtig, die zunehmend „vertrocknen", oft auch dann, wenn sie genügend trinken. Bioverfügbarkeit kann somit für die Lebensfunktionen der Zellen entscheidend sein.

Letzteres gilt besonders auch für Elektrolyte (Substanzen, die in Wasser eine elektrische Ladung tragen) wie Kalium, Natrium oder Kalzium. Sie können nur durch sogenannte Ionen-Kanäle aktiv von der Zelle aufgenommen werden. Dies ist deshalb von entscheidender Bedeutung, weil Elektrolyte – gerade auch Kalzium – eine entscheidende Rolle in der Steuerung verschiedenster Zell-Prozesse spielen. Somit beeinflusst ein verbesserter Kalzium Ein- und Ausstrom so unterschiedliche Zellvorgänge[2] wie

› die Erregung von Nervenzellen

› das „Ausschleusen" von Substanzen durch die Zellmembran hindurch (Exozytose)

› das Zusammenziehen von Muskelzellen (Skelettmuskukatur, Herz)

› die Steuerung zahlreicher Zell-Enzyme

› die Regulation von Genen

---

[1]Wasser kann in der Zelle nur in Form sogenannter Kolloide transportiert werden und kommt intrazellular auch nur so vor. Kolloide sind Flüssigkeitskristalle, die an der Oberfläche eine elektrische Ladung tragen, das sog. Zeta-Potential. Je höher diese Ladung, desto eher kann das im Kolloid-Kristall gebundene Wasser von der Zelle verwendet werden. Magnetfelder, die auf Wasser einwirken, können dieses lebenswichtige Zeta-Potential erhöhen, somit die Verfügbarkeit von Wasser für die Zellen verbessern.

[2]Zitat: „Calcium influx in nonexcitable cells regulates such diverse processes as exocytosis, contraction, enzyme control, gene regulation, cell proliferation, and apoptosis." Physiological Reviews, Vol 77, 901-930

> Zell-Wachstum

> kontrolliertes Absterben von Zellen

Das sind absolute Schlüsselfunktionen für das gesamte Zell-Verhalten und damit für den gesamten Lebensprozess. Jemand, der diesen Schlüssel in der Hand hat, kann damit auf den Funktionen der Zellen „spielen", wie auf einem Klavier! Und dieser „jemand" ist das – durch geeignete Frequenzen – aktivierte Wasser. Es liegt dann natürlich am Therapeuten, eine geeignete Methode so anzuwenden, dass das Körperwasser des Patienten auf die richtige Weise aktiviert wird – beispielsweise, indem er ein passendes Homöopathikum verordnet.

Eine Theorie der Homöopathie

Magnetic Memory als Information

Hierzu stellt sich gleich vorweg eine wesentliche Frage: Wie kann der „Homöopathisierungs"-Vorgang (das Verschütteln einer Substanz) ein Magnetic Memory eines Homöopathikums erzeugen?

Dazu müssen wir zunächst darauf eingehen, worauf Magnetic Memory eigentlich beruht.

Wir wissen heute, dass es neben Clustern (kettenartigen Zusammenballungen) der Wassermoleküle einen wesentlichen zweiten Faktor gibt: Ein 3D-Netz aus einer unfassbar großen Menge an Nano-Gasbläschen, jedes nur einige Moleküle groß. In einem kleinen Glas Wasser sind etwa 100 Milliarden davon enthalten. Wissenschaftler nehmen nun an, dass sich in den Grenzflächen des Wassers zu den Nanobläschen geladene Wasser-Cluster (polare Strukturen) bilden, die die Eigenschaften des Wasser so verändern, dass nach Einwirkung von elektromagnetischen Feldern sowohl technische, als auch biologische Effekte entstehen[1].

Es gibt starke Hinweise, dass Magnetic Memory-Effekte nicht nur durch technisch erzeugte elektromagnetische Felder, sondern auch durch die Mikrofelder polarer Wasserstrukturen selbst gebildet und weitergegeben werden können.[2]

---

[1]The elusive mechanism of the magnetic „memory" of water M. Colic, D. Morse, Colloids and surfaces A: Physicochemical and engineering aspects 154 (1999) 167 174

[2]The effects of Radio-Frequency Irradiation on Electro Chemical Deposition - A manifestation of induced long range order? Y. Katsir, L.Miller, Y. Aharonov, E. Ben-

Ein Beispiel dafür ist die Wasseraktivierung nach J. Grander. Sie beruht darauf, dass eine Probe von Wasser sehr guter Qualität ständig vom Strom eines Nutzwassers (beispielsweise für ein Haus) umspült wird und diesem dabei seine positiven Eigenschaften weitergibt. Man kann dazu stehen, wie man will, aber die Wirkungen von Grander-Anwendungen in der Industrie sind gut dokumentiert: Wasser in Kühlkreisläufen produziert auch ohne Chemie keine Algenblüte mehr und korrodiert die Leitungen nicht (normalerweise sind chemische Zusätze in derartigen Anlagen unverzichtbar).

Ein weiteres Beispiel zeigt uns die Natur: Haie haben zwar einen sensationell guten Geruchssinn – sie können Blut noch in einer Verdünnung riechen, die einer homöopathischen D12 entsprechen. Darüber hinaus sind sie jedoch in der Lage, einige Milliliter Blut innerhalb weniger Minuten aus 75m Entfernung wahrzunehmen[1]. In dieser Zeit kann sich das Blut unmöglich so weit mit dem umgebenden Wasser vermischt haben. Es ist zu vermuten, dass es sich um einen im Wasser ausgebreiteten Magnetic Memory-Effekt – ähnlich der Homöopathie – handelt, auf den der Hai primär reagiert.

Ein drittes Beispiel ist die Homöopathie selbst: Bei der Verschüttelung werden sehr wahrscheinlich die in den polaren Wasserstrukturen der Substanz enthaltenen Schwingungsinformationen teilweise auf die polaren Strukturen des Lösungsmittels (36%iger Alkohol) „überschrieben". Dies erklärt auch, warum diese Information mit jedem Verschüttelungsschritt – jeder Potenz – verfeinert wird und warum es nicht erforderlich ist, dass Moleküle der ursprünglichen Substanz weiter in der Lösung vorhanden sein müssen: Mit jeder weiteren Verschüttelung werden die im Wasser gebildeten polaren Strukturen und deren Informationsmuster weiter verändert – dafür ist die ursprünglich vorhandene Substanz nicht mehr notwendig[2].

Nachdem der Apotheker das Homöopathikum auf diese Weise durch Übertragung und Verfeinerung von Substanzinformationen hergestellt hat, besitzt es ein spezifisches Magnetic Memory.

Jacob (http://star.tau.ac.il/~eshel/Presentations/ECD%20Final.ppt)

[1]http://www.sharkinfo.ch/SI3_99d/gehirne.html, Wikipedia

[2]Bei Triturationen, d.h. Verreibungen fester Substanzen in Milchzucker treten ähnliche Effekte durch chemisch gebundenes Wasser auf.

Der Therapeut überträgt nun seinerseits in der Therapie dieses Magnetic Memory auf den Patienten (indem dieser es einnimmt).

Die Wirkung auf den Patienten besteht dann in den eingangs erwähnten biologischen Effekten des Magnetic Memory – der Steuerung der Zellfunktionen durch biologisch verfügbare Elektrolyte (vor allem Kalzium) und bioverfügbares Wasser. Wobei die Charakteristik des Homöopathikums vorgibt, in welchen Organen und Geweben was geschieht.

Die Wechselwirkung mit dem morphogenetischen Feld

Eine bisher unbeantwortete Frage ist folgende: Wie können einige wenige Tropfen (bzw. eine Messerspitze einer Trituration) 6 Liter Körperwasser eines erwachsenen Menschen beeinflussen?

Die Antwort liegt in der Wechselwirkung mit dem morphogenetischen Feld. Dazu müssen wir nochmals zu den Trocknungs- und Eiskristallbildern von B. Kroeplin bzw. M. Emoto zurückkehren. Beide machen den aktuellen Informationsgehalt des Wassers sichtbar. Entscheidend ist jedoch, wie sehr sich dieser durch Kontakt mit Lebewesen verändert hat:

Eine Petunie, die bloß kurz in Wasser getaucht wurde, veränderte auf typische Weise das Tropfenbild, ebenso eine Bartnelke oder Salat – und dieser wiederum erzeugte ein unterschiedliches Muster vor und nach Handybestrahlung, gab also genau die Reaktion der Salatpflanze wieder. Andere (hier nicht wiedergegebene) Abbildungen B. Kroeplins zeigen eine Veränderung der Tropfenbilder ein und derselben Wasserprobe, je nachdem, welche Laborantin sie bearbeitet hatte! Und schließlich beweist das Eiskristallbild M. Emotos, dass der Informationsgehalt des Wassers sogar ausschließlich durch positives Bewusstsein verbessert werden kann.

Alle diese Effekte zeigen also eine klare Wechselwirkung von Lebewesen – Personen, sogar Pflanzen – mit den jeweiligen Wasserproben. Wie sollte dies in so kurzer Zeit und z.T. berührungslos stattfinden? Eine naheliegende Möglichkeit ist die Wechselwirkung mit dem morphogenetischen Feld der Beteiligten. Wenn dem so ist – und die vorliegenden Hinweise lassen keinen anderen Schluss zu – dann ist es auch logisch, anzunehmen, dass eine Wechselwirkung des Wassergedächtnisses auch in die andere Richtung möglich ist, dass also das morphogenetische Feld auch Informationen aus dem Wassergedächtnis *auslesen* kann.

Dass dies zutreffend ist, zeigt sich in der praktischen Erfahrung der Energiemedizin. Beispielsweise reagieren Akupunkturpunkte sofort (durch Veränderung des Hautwiderstandes), wenn man dem Körper eine homöopathische Information zuführt – allerdings nur, sofern diese Informationen relevant sind – z.B. wenn das passende Homöopathikum in der richtigen Potenz gegeben wurde (Resonanzprinzip).

Somit reicht es also, wenn sich das Magnetic Memory eines Homöopathikums in der Mundhöhle auf ein wenig Speichel überträgt – von dort aus wird es dann vom morphogenetischen Feld des Körpers ausgelesen, das schließlich – wenn Resonanz besteht – seinerseits das Magnetic Memory der Körperflüssigkeiten entsprechend verändert. Dadurch (sowie durch Direktzugriff auf zentralnervöse und/oder hormonelle Regelungsvorgänge) kann das morphogenetische Feld im Idealfall alle Organe und Zellen in dem von Homöopathikum angeregten Sinn beeinflussen.

3.2.2 Die trügerische Objektivität der klinischen Medizin

Aus dem bisherigen Zusammenhang lassen sich weitere Erkenntnisse ableiten – die zwar ein anders Thema berühren, dabei aber aufzeigen, warum es für die Energiemedizin so schwierig ist, die wissenschaftliche Anerkennung zu erlangen. (Und damit Bezahlung durch die gesetzlichen Krankenkassen sowie Zugang zu den – für die Pharmazie reichlich fließenden – öffentlichen Fördergeldern!).

Die unterschiedlichen Bilder einer identen, durch verschiedene Laborantinnen bearbeiteten Wasserprobe (Kröplin), sowie die Veränderung einer anderen Probe durch reine Bewusstseinsvorgänge (Emoto) machen deutlich, warum energetische Methoden im klinisch-medizinischen Sinn nicht unbedingt reproduzierbar sein müssen. Beispielsweise liefert Homöopathie in einem normalen Praxisbetrieb meist hervorragende Ergebnisse – unter den streng klinisch-medizinischen Bedingungen einer Doppelblindstudie jedoch manchmal nur schwache bis gar keine. Die Erklärung ist einfach: Nach dem Resonanzprinzip ist es logisch, anzunehmen, dass die Biofelder der Prüfärzte und die der Patienten einander beeinflussen. Leider ist Angst oder Aggression ein sehr „guter" Resonator zwischen beliebigen Lebewesen – daher können unterschwellige Aggressionen, Zweifel oder ablehnende Haltung der Prüfärzte, eventuell noch in Kombination mit Ängsten und Zweifeln der beteiligten Patienten sowohl das Magnetic Memory des Homöopathikums verändern, als auch die korrekte Auslesung der homöopathischen Informationen durch das morphogenetische Feld der Patienten erschweren, bzw. verhindern.

Somit sind also die morphogenetischen Felder der Experimentatoren am Ausgang des Experiments beteiligt. Wenn die Wirkungen von Medikamenten auch ohne Mitwirkung des morphogenetischen Feldes zustande kommen – wie das ja bei den rein biochemisch basierenden Mitteln der klinischen Medizin der Fall ist – spielt das nur eine untergeordnete Rolle (obwohl jede(r) erfahrene Arzt bzw. Krankenschwester bestätigen wird, dass auch in der klinischen Medizin die Einstellung von Arzt und Patient sehr wohl von Bedeutung ist). Daher können Doppelblind-Studien klinisch-medizinischer Medikamente auch in einer Atmosphäre von Misstrauen und Druck erfolgreich sein[1]. Wenn es aber um Methoden geht, die fast nur auf dem Magnetic Memory und seiner Anregung des morphogenetischen Feldes beruhen, kann die gleiche Atmosphäre das Ergebnis stark verfälschen. Ein tragisches Beispiel dazu ist das Schicksal J. Benvenistes, eines international hoch angesehenen Wissenschaftler, der die Wirkungen eines Allergietests in homöopathischer Form auf bestimmte Blutzellen nachwies. Nach einer wissenschaftlichen Publikation musste er in seinem Labor ein Überwachungsteam zulassen, dem u.a. ein ehemaliger Bühnenzauberer(!) angehörte. In weiterer Folge gab es eine Bestätigung der Ergebnisse, aber Benveniste misslang der Versuch, die Effekte doppelblind zu reproduzieren (Was dazu führte, dass er seine Stellung verlor und international geächtet wurde)[2].

Und – als würde das alles noch nicht reichen – kann die klinische Medizin heute durch die mächtige Pharmalobby Gesetze zu ihren Gunsten beeinflussen, die – über den von ihnen vorgeschriebenen Doppelblindtest zum Wirksamkeitsnachweis – biochemische Therapien massiv vor energetischen Methoden begünstigen – gleichgültig, wie gut diese in reinen Praxisstudien abschneiden.

Das – und nur das – ist der Grund, warum heute die meisten energiemedizinischen Methoden formaljuridisch als wirkungslos gelten (ob-

---

[1]Sofern sie nicht geschönt sind - Zehntausende Patienten könnten noch leben, wenn alle unerwünschten Nebenwirkungen von Arzneimitteln veröffentlicht werden müssten. Das geht aus einer vom Institut für Qualität und Wirtschaftlichkeit im Gesundheitswesen (IQWiG) veröffentlichten Untersuchung hervor .
http://www.taz.de/1/zukunft/wissen/artikel/1/forschen-fuers-geheimarchiv/

[2]http://www.guardian.co.uk/science/2004/oct/21/obituaries.guardianobituaries

wohl mindestens 2/3 der Patienten eine energetische Therapie in Anspruch nehmen würden, wenn die Kasse bezahlt[1])[2].

Vor diesem schwierigen Hintergrund ist es erstaunlich, dass es der Holopathie gelungen ist, einen Wirkungsnachweis einer energetischen Methode über eine Doppelblindstudie der Uni Wien zu erbringen[3].

3.2.3 Zusammenfassung und Schlussfolgerung

Die bisher skizzierte Theorie zeigt einen (möglichen) Wirkmechanismus der Homöopathie und damit auch aller anderen energetischen Verfahren auf, die von ihr abstammen: Elektroakupunktur, Bioresonanz, diverse Testverfahren und Holopathie

Man mag zu dieser Theorie stehen, wie man will – Tatsache ist, sie stützt sich auf gesicherte Grundlagen: Das Magnetic Memory ist eine Realität – ebenso wie sein Einfluss auf die Kalzium-induzierte Steuerung der Zellen (was einer Steuerung der Vitalfunktionen gleichkommt) und sein Einfluss auf die Wasser-Bioverfügbarkeit. Hinzu kommen die starken Hinweise für das Wirken morphogenetischer Felder durch die Tropfenbilder.

Real sind auch die Ergebnisse großer Praxisstudien, die der Homöopathie bei bestimmten Indikationen weitaus bessere Erfolge als der klinischen Medizin bescheinigen, ebenso wie die Wirksamkeit der Homöopathie in der Tiermedizin[4]. Diese Tatsachen lassen sich durch die oben dargestellte Theorie (relativ) einfach und schlüssig erklären – zumindest weit plausibler, als mit dem ewigen Totschlag-Argument der Gegner der energetischen Medizin – dem Placebo-Effekt.

›

---

[1]http://www.forum.de/redaktion/homoeopathie-chipkarte/

[2]Und das ist ebenfalls der einzige Grund, weshalb von der Pharmalobby gesponserte Abmahnvereine wie der Berliner „Verband Sozialer Wettbewerb" Anbieter energiemedizinischer Geräte völlig legal mundtot machen können: Für Aussagen, die nicht mit einer klinischen Doppelblindstudie belegt werden können, werden sie geklagt und mit hohen Geldbußen belegt. Deshalb gibt es im Internet von den Geräteanbietern keinerlei substanzielle Information mehr – zumindest nicht auf legalen, mit vollem Impressum gekennzeichneten Webseiten.

[3]Siehe www.quintsysteme.com

[4]http://www.psychophysik.com/h-blog/?p=8

[handschriftliche Notiz:] z. Dipl. Arbeit v. Kerstin Pöll, 2008 zur Anwendung der „Quintbox 3" siehe S. 85, S.89 und zus.fassg. S. 92, S.95 ↑Lebensqualität u. Wohlbefinden von 80 Studienteilnehmern

4 Warum sowohl klinische als auch Komplementärmedizin nicht (mehr) zufriedenstellend wirken

So segensreich sich die klinische Medizin in der Akutmedizin und für die reine Lebensverlängerung auswirkt, so erschreckend machtlos ist sie bei chronischen Krankheiten, wie wir gesehen haben. Der Patient erlebt zwar meist eine Besserung seiner Beschwerden, aber nur, solange er seine Tabletten nimmt (die dann oft genug Nebenwirkungen haben, für die er dann weitere Medikamente braucht). Chronische Krankheitsbilder wie Migräne, Bandscheibenvorfall, Asthma und Allergien (sowie zahllose andere) können so nur symptomatisch bekämpft werden.

Im Gegensatz dazu versucht die Energiemedizin die Ursache der Krankheiten (etwa beherdete Zähne, eine gestörte Darmflora oder eine Stressreaktion) herauszufinden und zu heilen, wodurch dann auch chronische Krankheiten heilbar werden (können).

Aber wodurch geschieht denn nun diese Heilung? Man müsste meinen, dass sie gelingt, wenn die ursächlichen Umwelt- und psychischen Belastungen tatsächlich erkannt und eliminiert werden. Konzentrieren wir uns daher zunächst auf die Umweltfaktoren und sehen wir uns an, was die beiden Bereiche Schul- und Komplementärmedizin real dazu leisten.

4.1 Umweltbelastung und Narben

4.1.1 Die klinische Medizin bietet keine Hilfe gegen Umweltbelastung und Narben

Die klinische Medizin beschränkt sich auf die Erfassung naturwissenschaftlich objektiv messbarer Daten und die Behandlung von Symptomen. Erkrankungen sind demzufolge immer Störungen in der Biochemie, genauer – der Molekularbiologie eines Körpers. Der Patient wird in der medizinischen Forschung zum reinen Objekt – nur so lassen sich alle Ergebnisse ständig reproduzieren. Dies ist eine methodische Stärke, in der Praxis aber auch gleichzeitig eine Schwäche der klinischen Medizin.

Lebende Wesen – vor allem Menschen – sind nun mal alles andere als passive Objekte. Denn stets reagiert der Körper von sich aus: Er zeigt – oftmals auf subtile Weise – an, wenn ihm etwas nicht „passt". Das kann eine Belastung durch Handystrahlung sein, durch latente Radioaktivität aus dem Fallout von Tschernobyl, durch Schwermetalle wie Quecksilber (Amalgam) und Palladium (Autokatalysatoren) , das können unverträgliche Zahnmaterialien, Implantate, Narben und vieles andere sein. Aber wie soll das der klinische Mediziner erkennen?

Es gibt keinen einzigen klinisch-medizinischen Test zur Wirkung von Elektrosmog. Allerdings wissen wir durch Studien, dass E-Smog die Traumphase stört und somit psychische Veränderungen bewirkt – dass das vegetative System hochgradig irritiert wird (Herz-Kreislaufstörungen von der Hypertonie über Herzrhythmusstörungen bis hin zur krampfartigen Verengung der Herzkranzgefäße können die Folge sein). Studien besagen[1], dass durch langfristigen E-Smog das Immunsystem gestört wird: Es gibt einen Zusammenhang zwischen E-Smog und dem Auftreten von Leukämie sowie bestimmter Hirntumoren. Aber wie soll ein klinisch-medizinisch orientierter Arzt die Wirkung von E-Smog erkennen, bevor eines dieser schwerwiegenden Symptome aufgetreten ist, bzw. wie soll er bei deren Auftreten auf E-Smog als Ursache schließen? Und was soll er dagegen tun?

Radioaktivität kann klinisch-medizinisch erst erkannt werden, wenn der Geigerzähler tickt. Dann ist es meist ohnehin zu spät (wäre beispielsweise unser aller Knochenmark oder unsere Leber von den Tschernobyl-Nachwirkungen derartig verstrahlt, würde die Krebsrate- die ohnehin im Steigen begriffen ist – ins Astronomische anwachsen). Wir wissen durch Studien (beispielsweise an den Atombombenopfern von Hiroshima und Nagasaki) heute genau, was lang anhaltende Radioaktivität im Körper anrichten kann: Auch hier kommt es hauptsächlich zum Zusammenbruch des Immun-, dann des vegetativen und des Hormonsystems. Nun wird jeder Mediziner einwenden, dass sich die chronisch- unterschwellige Belastung mit Cäsium, Strontium u.a. radioaktiven Metallen von Tschernobyl keineswegs mit derjenigen der Hiroshima-Opfer vergleichen lässt. Das stimmt natürlich. Andererseits ist es so, dass es in der Natur keinen Grenzwert für radioaktives Cäsium, Strontium oder gar Plutonium gibt: Er beträgt exakt Null. Somit muss die zwar geringe, jedoch bereits über Jahrzehnte bestehende Belastung mit diesen

---

[1] http://static.twoday.net/elektrosmoghalle/files/wpm3df9.pdf

Substanzen eine Auswirkung auf den Körper haben, die jener einer schleichenden Vergiftung mit Radionukliden entsprechen. Jedoch – wie bereits erwähnt – wie sollte der klinisch-medizinisch orientierte Arzt dies erkennen? Und wiederum – was sollte er dagegen tun?

Schwermetallbelastungen können erst diagnostiziert werden, wenn ihre Konzentration so massiv ist, dass es zu einer Ausscheidung über das Blut und den Urin kommt. Dann liegt jedoch bereits eine hochgradige Vergiftung vor – die überdies meist nur zufällig erkannt würde, da es keine entsprechenden Routinetests gibt. In der Praxis kann die klinische Medizin chronisch schleichende Vergiftungen – wie sie für Schwermetalle typisch sind – nicht erfassen. Deshalb kann die klinische Medizin Störungen des Immun-, Hormon- und vegetativen Systems, die auch hier fast immer die Folgen sind, auch nicht ursächlich therapieren.

Wenn es nicht gerade zu massiven allergischen Reaktionen kommt – wie sie beispielsweise für Nickel typisch sind – kann die klinische Medizin auch unverträgliche Zahnmaterialien nicht erkennen und die langfristigen Folgen – Nahrungsmittelunverträglichkeiten, Immunschwächen und Allergien – nicht ursächlich therapieren.

Die Wirkung von Implantaten und Narben wird zwar von der Neuraltherapie beschrieben, Demnach tritt ein Dauerreiz in der Rückkopplungsschleife Rückenmark und zur Narbe führendem Segmentalnerv auf. Dieser stört den Ablauf der regulären Reflexe, die zur Steuerung dieses Körperabschnitts notwendig sind und kann somit Erkrankungen begünstigen und auslösen. In der Neuraltherapie haben daher Narben einen sehr hohen Stellenwert. Zur „Entstörung" werden sie mit einem Lokalanästhetikum (Xyloneural) unterspritzt – der durch die Narbe verursachte Dauerreiz hört auf, der Körper lernt wieder seine natürliche Reflexe im gestörten Segment aufzubauen. Aber wie sollte die klinische Medizin beispielsweise die Auswirkung einer Kaiserschnittnarbe auf das Kommandeurgefäß (Meridian in der vorderen Körpermitte) sowie auf den Nierenmeridian und dadurch ausgelöste Spätfolgen – Harnwegs- und Unterleibsprobleme – erkennen können?

Fazit: Die klinisch-medizinisch orientierten Ärzte stehen den heutigen Umweltbelastungen größtenteils machtlos gegenüber, da sie deren massive Auswirkungen auf ihre Patienten nicht erkennen können. Allerdings ist dieses „nicht Können" eigentlich ein „nicht Wollen" – viele klinische Mediziner lehnen die Methoden der Komplementärmediziner, v.a. der Energiemedizin meist aus dogmatischen Gründen von vornherein ab, ohne sich damit zu befassen. Eine Zusammenarbeit kommt daher nicht in Frage – wofür jährlich in der EU zigtausende Patienten mit ihren (oft vermeidbaren!) Beschwerden oder dem (oft gänzlich verfrühten) Tod büßen müssen.

4.1.2 Umweltbelastung und Narben in der Komplementärmedizin

Es wäre natürlich wunderbar, wenn es auch nur zu einer halbwegs tragfähigen Zusammenarbeit zwischen den klinisch-medizinisch orientierten und den bisher besprochenen komplementärmedizinischen Methoden käme. Damit könnte nach meiner Überzeugung unglaublich viel an überflüssigem menschlichen Leid verhindert werden. Allerdings muss gesagt werden, dass auch die Komplementärmedizin einige gravierende Schwächen aufweist.

Es gibt keinen einzigen halbwegs reproduzierbaren energiemedizinischen Test zur Wirkung von Elektrosmog oder eine wirksame Therapie dagegen. Weder Homöopathie, noch Akupunktur, Elektroakupunktur oder Bioresonanz[1] können derzeit E-Smog nachweisen oder therapieren (Zwar behaupten Kinesiologen und Radioniker, dies rein mental – über die Ankopplung an das Bewusstsein des Patienten tun zu können, aber das bleibt doch eine höchst subjektive Angelegenheit, die man nicht als Test bezeichnen kann)

Schwermetalle können in den Verfahren der Energiemedizin, die Testungen[2] einsetzen theoretisch erfasst werden. Die Testbarkeit dieser Substanzen hängt aber immer von deren Verfügbarkeit als Testsubstanz (Nosode) ab. Ein genaues Messergebnis ist nur möglich, wenn die Originalschwingung, also D0[3] einer Substanz vorhanden ist. Die meisten, am Markt befindlichen Substanztestkästen beginnen aber mit einer D3 oder D4. Damit gelingt nur eine stark intuitive, aber keine exakte Messung. Wirksame Schwermetallausleitungen findet man in den besprochenen Methoden aus anderen Gründen[4] ebenfalls nur selten. Dasselbe gilt für Zahnmaterialien.

---

[1]In der Bioresonanz gibt es seit Kurzem einen derartigen Test, der aber als Lizenz von der digitalen Homöopathie der Holopathie entnommen ist.

[2]Siehe Abschnitt: Energiemedizin – der energetische Test

[3]Siehe Abschnitt Homöopathie – das Gesetz der homöopathischen Umkehrung

[4]Es fehlen ganz einfach die passenden Similes!

Narben können zwar im Rahmen der Neuraltherapie „abgespritzt" werden[1]. Für viele Zonen, beispielsweise im Genitalbereich (nach Geburten) oder im Gesicht ist das ziemlich unangenehm und muss in kurzen Abständen wiederholt werden. An manchen Gebieten, z.B. Hals und Nacken ist das überhaupt unmöglich, da zu gefährlich. Beispielsweise kommt es beim Peitschenschlag zur Überdehnung des Ligamentum nuchae, eines elastischen Bands im Nacken, aus dem zahlreiche Mikronarben resultieren, Diese führen dann zu Blockaden der extrem wichtigen Akupunkturbahnen des Nackens, wodurch dann die chronischen Beschwerden der Peitschenschlag-Patienten entstehen. In der klassischen Neuraltherapie ist hier eine kausale Therapie unmöglich, da tiefe Infiltrationen im Halsbereich einfach zu gefährlich sind.

Ähnliches gilt für Knochennarben, wie sie beispielsweise nach Zahnimplantaten auftreten, wobei hier die Infiltration nicht an der Gefährlichkeit, sondern schlicht an der Härte der Knochen scheitert. Knochennarben sind sogar noch weit wichtiger, als bindegewebige. Ich habe mehrfach erlebt, wie ich Allergien, Asthma und Immunschwäche durch eine Entstörung von Knochennarben wesentlich bessern bzw. heilen konnte – allerdings nicht durch neuraltherapeutische Injektion, sondern die Holopathie.

4.1.3 Umweltbelastung und Narben in der Holopathie

Wie aber können diese Probleme gelöst werden? Wenn tatsächlich E-Smog, Radionuklide, Schwermetalle, Zahnmaterialien, Narben – sowie Spritzmittel in der Nahrung, andere Toxine, versteckte Herde etc., wofür im Prinzip dasselbe gilt, wie für die bisher besprochenen – wenn das alles tatsächlich so wichtig ist, wie ich behaupte, hätte eine erfolgreiche Messung und Therapie in allen genannten Bereichen eine eminente Bedeutung zur Behandlung chronischer Krankheiten! Denn genau das sind ihre entscheidenden Ursachen.

Gestatten Sie mir daher an dieser Stelle einen Vorgriff: Die aufgezeigten Probleme können getestet und erfolgreich therapiert werden – mit der digitalen Homöopathie der Holopathie. Wie bereits erwähnt, handelt

---

[1]Die Neuraltherapie beruht darauf, dass sich fehlerhafte Reflexe erholen, wenn Narben mit einem Lokalanästhetikum zeitweilig ausgeschaltet werden. Dadurch können sich beispielsweise durch Unterspritzen einer OP-Narbe Allergien stark bessern.

es sich um eine Datenbank mit dzt. 10.000 digital gespeicherten Substanzschwingungen von Testmedikamenten – Nosoden – aus allen Bereichen der Medizin – sowie allen Heilpflanzen, Spurenelementen, Edelsteinen, Bachblüten und Homöopathika – Similes – die es am Markt gibt. Enthalten sind Schwingungsmuster des E-Smogs (Handy, UMTS, SAT-Receiver, WLAN, PC), aller wichtigen Radionuklide (Cäsium, Strontium bis Plutonium), aller Schwermetalle und Zahnmaterialien – sämtliche Nosoden in D0 (sowie in allen gebräuchlichen Potenzen und dem Potenzakkord[1], einer speziellen Mischung dieser Potenzen).

Wie schon erwähnt, erfolgt die Testung nach dem Muster der Elektroakupunktur, wobei der Patient alle relevanten Schwingungen elektromagnetisch mittels Applikatoren in Stirn und Nacken eingestrahlt erhält. Die Übertragung erfolgt allerdings in D0, der unveränderten Substanzschwingung (siehe Kapitel Homöopathie) – nur so erhalten wir brauchbare Informationen darüber, wie stark ein Patient wirklich belastet ist. In der Therapie erfolgt dann die Übertragung auf die jeweils relevanten Organe und Körperteile im Potenzakkord. Computerassistenten sorgen dafür, dass der Therapeut die solcherart homöopathisierten Nosoden zusätzlich mit hochwirksamen Similes ergänzt, die für eine Therapie ohne Erstverschlimmerung sorgen.

Da die Behandlung berührungsfrei tief in das betroffene Körpergewebe erfolgt, ist auf diese Weise auch eine problemlose und für den Patienten angenehme Narben- sowie Knochennarben-Entstörung (auch in Genitalzone, Nacken und Gesicht) möglich. Denn der Patient muss hier nicht einmal seine Kleidung ablegen, da die elektromagnetische Trägerwelle, auf die alle Substanzinformationen überlagert werden, alle Schichten durchdringt.

---

[1]Der Potenzakkord nach Reckeweg besteht in der Holopathie aus D0, D3, D4, D12, D21, D30 und D200 in einem speziellen Verhältnis. Damit wird die Ausleitung gegenüber der klassischen Homöopathie – die nur Einzelpotenzen wie D4 oder D12 verwendet - deutlich verbessert und vereinfacht.

4.2 Stress

4.2.1 Akuter Stress

Das Internet und unzählige psychologische Stressratgeber sind voll mit Definitionen zum Stress und guten Ratschlägen, die meist völlig an der Realität vorbeigehen. Denn was Stress ist, ist allen klar, jeder weiß, worum es dabei geht und redet daher mit.

Dazu die Sicht eines Betroffenen – aus einem Internet-Blog[1]: „*Stress, wir alle kennen ihn, wir alle brauchen ihn, wir alle hassen ihn, wir alle wollen am liebsten keinen haben. Doch das ist in der heutigen Zeit leider nicht möglich, wir müssen alle mit dem Stress leben, lernen mit ihm umzugehen …Bla bla bla, wer hat noch nicht einen solchen Mist gelesen, Zeitmanagement, Entspannung etc. Sicher würde ich gerne Abends nach der Arbeit noch einmal in ein Fitness Studio gehen, doch wer bezahlt mir das, ich würde auch gerne mit meinem Hund spazieren gehen, doch habe ich grundsätzlich Zeit für einen Hund nein, also habe ich keinen. Wenn ich abends nach Hause komme, schaffe ich es gerade noch, mich einmal auf mein Sofa zu bewegen, dann brauche ich alleine schon eine halbe Stunde um meinen Kopf einigermaßen frei zu bekommen, so dass ich mich entspannen kann. Aber dann wartet ja noch die Hausarbeit auf mich ....*“

Wie schon dieser Stressgeplagte erkennen musste, sind die Dinge nicht so einfach, wie sie im Zusammenhang mit Stress immer dargestellt werden. Daher zunächst einmal eine Begriffsbestimmung (die hoffentlich tiefer geht, als die üblichen Websites der selbsternannten Stress- und Mentaltrainer):

Es ist wichtig, festzuhalten, dass nach H. Selye[2] Stress eine *unspezifische* Abwehrreaktion auf jeden erdenklichen Reiz ist, der den Körper belastet. Das kann ein Zahnherd ebenso sein wie der grantige Chef oder die böse Schwiegermutter. Wir verstehen unter Stress immer Ereignisse wie Mobbing oder Ungerechtigkeiten oder einen Verkehrsstau und Ähnliches. Stress ist aber ganz allgemein jeder Vorgang, der eine Stellungnahme, eine Reaktion des Körpers erfordert. Wobei natürlich die Stärke dieser Reaktion sehr unterschiedlich sein kann.

Der Prototyp der Stressreaktion ist die Bedrohung: Wenn ich über die Straße gehe und ein Lastwagen auf mich zurast, gibt mir die Stressreak-

---

[1]http://www.stormjf.de/2009/03/stress-folgen-abbau-hilfe.html
[2]H. Selye hat die Stressreaktion entdeckt. Mehr dazu in seinem Buch: Was ist Stress?

tion die Kraft, vorübergehend außergewöhnliche Kräfte zu entwickeln und einen Satz nach vorn zu machen, einen Sprung, den ich vielleicht sonst nicht geschafft hätte.

Das heißt also, Stress ist zunächst einmal die Reaktion auf eine unmittelbare Gefahr. Diese Reaktion sieht so aus, dass Blutdruck und Puls ansteigen, dass die Sympathikus-Nerven[1] aktiviert werden, dass Stresshormone wie Cortisol und Adrenalin ausgeschüttet werden, die den gesamten Körper in Alarmbereitschaft versetzen. Das übliche (aber sicherlich trotzdem wahre) Klischee dazu: In einer Zeit, als wir noch in der Steppe gelebt haben oder in der Eiszeit, war dieses Reaktionsmuster sehr sinnvoll, weil ja dort das Leben der Menschen immer wieder akut bedroht war (Merke: Wenn ein Mammut auf Sie zustürmt, ist es für Sie wichtig, eine sehr entwickelte Stressreaktion zu haben!).

Heute läuft jedoch die entsprechende Reaktion immer noch genauso ab wie damals, obwohl die akuten Bedrohungen meist nicht real, sondern rein geistig sind (beispielsweise durch Leistungsdruck am Arbeitsplatz). Daraus entsteht häufig ein Problem.

Zunächst einmal die allgemein übliche Erklärung (die nur auf die unmittelbaren Reaktionen eingeht): Ein daher trampelndes Mammut ist relativ rasch vorbei und die entsprechenden Stressreaktionen unserer Vorfahren waren dadurch ziemlich begrenzt, aber ständiger Leistungsdruck am Arbeitsplatz bleibt 8 Stunden – und darüber hinaus – aufrecht. Daher dauern heutzutage die Stressreaktionen fast alle übergebührlich lang, mit den entsprechenden Folgen für den Körper. Beispielsweise haben Cortisol und Adrenalin die Nebenwirkung, dass der Blutdruck erhöht wird, wobei dieser bei entsprechender Dauer (und anhaltend aktiviertem Sympathikus) auch in Form einer Hypertonie fixiert werden kann. Dadurch entstehen Probleme im Herz-Kreislauf-Bereich, weil durch den erhöhten Blutdruck und den erhöhten Puls langfristig Schäden an den Gefäßen entstehen können. Eine zweite Nebenwirkung ist mögliches Magendrücken, Magenprobleme und Probleme im Gastrointestinaltrakt (Magen-Darm-Trakt), eine weitere die Verspannung vor allem im Schulter-Nackenbereich, aus der auch oft Kopfschmerzen resultieren, sowie eine Reihe weiterer Stress-Spätfolgen.

---

[1]Der für Alarmreaktionen zuständige Teil des vegetativen Nervensystems

Die folgende Darstellung listet noch einmal schematisch alle Nebenwirkungen der Stressreaktion auf (zumindest alle jene, die üblicherweise
berücksichtigt werden) [1]:

›   Ständige Erregung des Sympathikus[2]→Hypertonie, Herz-Kreislauf-
    Krankh.

›   Erhöhter Zuckerspiegel →Diabetes II[3]

›   Erhöhter Cholesterinspiegel → Arteriosklerose

›   Verminderte Darmtätigkeit →anazide Gastritis[4], Verstopfung

›   Erhöhter Muskeltonus → Verspannungen, Kopfschmerz

›   Chronisch überreiztes Immunsystem → Allergien, später Immun-
    schwäche

›   Chronische Belastung   → Überreizung, dann Leistungsverlust

Hier nun eine tiefergehende Erklärung[5], die wesentliche, dahinterliegen-
de Reaktionen berücksichtigt: Permanenter Stress wirkt sich hauptsächlich auf das System Schilddrüse-Nebenniere aus. Die Schilddrüse versucht, den Körper durch Ausstoß von mehr L-Thyroxin[6] an vorhandenen Stress zu adaptieren. Gleichzeitig tut dies die Nebenniere durch ihre
Stresshormone Cortisol, Adrenalin, Noradrenalin, Serotonin (Man muss
wirklich Schilddrüse und Nebenniere hier als Einheit sehen – auch wenn
die Organe räumlich getrennt sind, arbeiten sie sehr eng zusammen).
    Chronischer Stress kann nun dazu führen, dass beide Organe über-
fordert werden. Hier ist die Reaktion bei Mann und Frau verschieden:

---

[1]Modifiziert nach „Stangls Arbeitsblättern" - http://arbeitsblaetter.stangl-
taller.at/STRESS/

[2]Alarmsystem des vegetativen Nervensystems

[3]Diabetes II – Eine Form der Zuckerkrankheit, die durch Erschöpfung der
Bauchspeicheldrüse zustande kommt. Sie wird daher auch als Altersdiabetes bezeichnet.

[4]Entzündung des Magens bei Fehlen von Magensäure

[5]Diese Erklärung stammt einerseits aus langjähriger Erfahrung, wie sie auch andere
Kollegen teilen, andererseits aus den Messungen der Holopathie, die es als einziges
energiemedizinisches System ermöglicht, Hormone und Neurotransmitter der Patienten
mit hinreichender Genauigkeit energetisch zu messen.

[6]Schilddrüsenhormon

134

Frauen reagieren wesentlich mehr schilddrüsenbetont. Bei vielen Frauen kommt es unter Dauerstress zu Knoten oder Zysten in der Schilddrüse. Eine weitere Steigerung ist schließlich die autoimmunologische Entzündung der Schilddrüse, wobei das Immunsystem das Organ durch Auto-Antikörper angreift – die Thyreoiditis Hashimoto. Die Antikörper gegen Schilddrüse und ihre Hormone blockieren oft die Wirkung des L-Thyroxins, sodass Symptome einer Schilddrüsen-Unterfunktion entstehen können – manchmal aber auch das Gegenteil[1]

Wenn sich Männer auch meist die Schilddrüsenprobleme (und ihre Wirkung auf den gesamten Körper) ersparen – in Bezug auf die Nebenniere geht es beiden Geschlechtern wieder gleich: Sowohl Männer, als auch Frauen lassen sich in einen Typus unterteilen, der nebennierenstark reagiert und einen Typus, der diesbezüglich schwach ist.

› Die *Nebennierenstarken* haben zu viel Cortisol, Serotonin neutral und zu viel Noradrenalin, jedoch einen Mangel an Dopamin.

› Die *Nebennierenschwachen* leiden unter einem Mangel an Cortisol, Serotonin, Noradrenalin und Dopamin.

Welche Bedeutung haben nun diese Substanzen und wie wirken sie sich aus?

› Cortisol[2] und die 3 Neurotransmitter[3] werden in der Nebenniere gebildet. Serotonin, Noradrenalin und Dopamin auch im Limbischen System im Gehirn (siehe unten).

› Cortisol ist für die Stoffwechsel- und Immunanpassung an Stress-Situationen verantwortlich. Es wirkt unter anderem Blutdruck steigernd und Appetit anregend.

› Noradrenalin ist der Neurotransmitter, mit dem die Sympathikus-Nerven ihre Impulse auf Organe und glatte Muskulatur übertragen. Es wirkt somit blutdrucksteigernd und verbessert ganz allgemein die

---

[1]Siehe Kapitel: Die verborgene Krise/ Die Situation/ Thyreoiditis Hashimoto

[2]Im Unterschied zu den Neurotransmittern – siehe unten – wirkt Cortisol als Hormon, das heißt auf den Stoffwechsel der Organe.

[3]Neurotransmitter sind Botenstoffe, die im Nervensystem gebraucht werden, um eine Signalübertragung von einem Nerv zum nächsten zu ermöglichen. Im Zentralnervensystem und auch den peripheren Nerven kommen zahlreiche verschiedene Botenstoffe vor.

Aktionen des „Alarm-Nervensystems" – des Sympathikus. Zusätzlich spielt es eine wichtige Rolle im Limbischen System – dem „Säugetiergehirn" unterhalb des Großhirns. Es ist hauptsächlich dazu da, komplexe soziale Muster zu erkennen und zu verarbeiten – und Stresssituationen sind meist ein solches.

› Serotonin wirkt hauptsächlich auf das Limbische System analog wie Noradrenalin.

› Dopamin wirkt ebenfalls auf das Limbische System und stimuliert dort das Belohnungssystem (Sex oder gutes Essen aktivieren Dopamin – deswegen fühlen wir uns danach so gut). Dopamin macht uns vor allem fähig, zufrieden mit uns selbst zu sein.

Das Wesen des nebenierenstarken und -schwachen Typus ergibt sich nun direkt aus den Eigenschaften des primär beteiligten Hormons und der primär beteiligten Neurotransmitter:

Der Nebennierenstarke hat wegen der Nebenwirkung des unter Stress reichlich vorhandenen Cortisols einen gesunden Appetit und ist daher eher rundlich. Eine zweite Nebenwirkung ist seine Neigung zur Hypertonie, die auch durch das Übermaß an Noradrenalin gefördert wird. Serotonin nimmt unter Stress zumindest nicht nennenswert ab, sodass auch von daher eine sehr gute Fähigkeit zur Stressverarbeitung besteht, wenn auch mit den Nebenwirkungen von (häufiger) Hypertonie und (ebenso häufiger) Adipositas, sowie erhöhten Blutfetten (Cholesterin, Triglyceride – eine Folge des Cortisols). Die Langzeit-Folgen bei Dauerstress sind daher Herz-Kreislauf-Erkrankungen (Arteriosklerose, Infarkt, Schlaganfall). Insgesamt hat der Nebennierenstarke aufgrund der reichlich vorhandenen Neurotransmitter eine hohe Konfliktbereitschaft – das sind Menschen, die (wenn der Typus voll entwickelt ist) mit dem Kopf durch die Wand gehen können. Allerdings nimmt auch bei ihnen bei fortschreitendem Stress Dopamin mit der Zeit ab, weshalb sie sich gern dem allzu guten Leben hingeben, um Dopamin wieder aufzufüllen – was sie wiederum mit dem Leben aussöhnt.

Der Nebennierenschwache ist in fast allen Bereichen das Gegenteil zum vorigen Typus: Meist schlank, oft geradezu zierlich, fast immer mit niedrigem (maximal normalem) Blutdruck, die Frauen manchmal mit Eisenmangel. Es bestehen oft zahlreiche Nahrungsmittelallergien, vor allem gegen Milch, meist schon seit dem Säuglingsalter. Dadurch wurden frühzeitig die Darmzotten des Dünndarms geschädigt, weshalb die Resorptionsfähigkeit des Darms bei vielen Nebennierenschwachen von

Kindheit an reduziert ist. Daher können, ja müssen dieses schlanken Menschen oft gehörige Essens-Portionen zu sich nehmen, ohne dabei jemals nennenswert zuzunehmen. Dies alles ist die Folge eines lebenslangen (relativen) Cortisolmangels unter Stress, der durch Nahrungsmittelallergien und resultierender mangelnder Resorption von klein auf dafür sorgt, dass diese Personen (meist) schlank und zierlich bleiben. Das Zuwenig an Noradrenalin erzeugt überdies eine Hypotonie weshalb die Nebennierenschwachen manchmal beim Aufstehen schwindlig werden (und viele von ihnen regelmäßig Kaffe brauchen, um halbwegs leistungsfähig zu sein). Der Mangel an Neurotransmittern sorgt natürlich für ausgeprägte Stressanfälligkeit, sowie für Anfälligkeit gegenüber allen möglichen negativen Gefühlen. Insbesondere Angst scheint geradezu das Grundgefühl von voll ausgeprägten Nebennierenschwachen zu sein. Überflüssig zu erwähnen, dass dieser Typus Konflikte hasst wie die Pest und sich lieber eine Hand abhacken ließe, als eine Auseinandersetzung durchzustehen. Eine Folge ist, dass Nebennierenschwache – vor allem Frauen – fast immer ja sagen, wenn sie eigentlich nein meinen und sich selbst dadurch oft überfordern. Eine zweite, dass Nebennierenschwache wegen ihres Neurotransmittermangels oft grenzenlos harmoniesüchtig sind.

Doch die Reduktion des Cortisols hat auch ihr Gutes: In der Regel sind Blutfette und überhaupt sämtliche Laborwerte der Nebennierenschwachen phantastisch, nur bei Frauen kommt es gelegentlich – wenn die schwache Nebenniere reflektorisch die blutbildende Erythropoietinproduktion der Niere stört – zu Anämie und Eisenmangel.

Und was ist mit den Mischtypen oder den Normalen? Selbstverständlich gibt es sie auch – anhand der beiden Extremtypen des Nebennierenstarken und -schwachen lassen sich jedoch am besten aufzeigen, wie sehr wir vom Blutspiegel des körpereigenen Cortisols und der Basis-Neurotransmitter abhängig sind und welche Folgen dies für Körper und Psyche hat.

4.2.2 Chronischer Stress

Symptome

Welche Symptome oder in ihrer Summe Symptomatiken lassen auf eine chronische Stressreaktion (und dadurch eine dauernde Überforderung des Immunsystems) schließen?

Ein wichtiges Symptom ist die *zunehmende Müdigkeit* und der zunehmende Verlust der inneren Balance. Wenn es so ist, dass mir Kleinigkeiten unsäglich auf die Nerven gehen, wenn ich sehr viel Kraft in den kleinen Grabenkämpfen des Alltags verliere, dann ist das innere Gleichgewicht schon verschoben, und das ist ein Zeichen für eine innere Belastung. Weitere Hinweise sind *Antriebslosigkeit, Konzentrationsschwäche,* Unlust, alle Formen der Müdigkeit und der *Angst.* Gerade Angst scheint viel weiter verbreitet, als wir landläufig wahrnehmen. Sie wird ausbalanciert durch tägliche Routine, die beruhigend wirkt, oder durch Disziplin.

Angst ist dicht gefolgt von *Frustration* – einfach zu sehen, dass es nicht möglich ist, aus einem bestimmten Lebensgleis herauszukommen. Nimmt man einmal die immerwährende Abfolge von frustrierenden Details wirklich wahr, kann das natürlich eine Art Schock auslösen. Aber auch ganz offensichtliche und leicht nachzuvollziehende Dinge wie Angst um den Arbeitsplatz, Frustration über Mobbing, übergangene Beförderungen oder Bedingungen, die man hinnehmen muss, die eigentlich arbeitsrechtlich illegal sind, man sich aber nicht dagegen wehren kann, weil man sonst den Job verliert, Angst, in den Krankenstand zu gehen, obwohl man wirklich krank ist und Erholung braucht, ganz generell zunehmender Leistungsdruck. Das macht zunehmend Stress mit den klassischen Symptomen *Bluthochdruck, Verdauungsprobleme,* Reaktionen des Magen-Darm-Trakts, beispielsweise dass durch erhöhten Insulinpegel ständig Appetit entsteht oder Heißhunger nach Süßem. Im Rahmen der Stressreaktion ist dieser Mechanismus zwar sehr sinnvoll, weil ja eine Erhöhung des Blutzuckers eine kurzzeitig erhöhte Leistungsbereitschaft mit sich bringt, aber wenn dieser Zustand fortdauert entsteht dadurch *Diabetes II.*

Bei anderen Menschen kann die Reaktion jedoch so verlaufen, dass durch die ständige Anspannung die Verdauungsleistung eher reduziert wird, so dass sie abnehmen und ernsthafte Probleme im Verdauungsbereich bekommen. Eine *auffällige Gewichtszu- oder -abnahme* kann also immer ein Zeichen für eine chronische Stressreaktion sein.

Ständige *Verspannungen* sind ebenfalls ein wichtiges Stresszeichen. Viele Menschen haben die Tendenz, bei Gefahr den Kopf einzuziehen, und aus dieser instinktiven Reaktion wird dann das sogenannte *HWS-Syndrom* (Halswirbelsäulen-Syndrom), die Dauerverspannung im Hals-Nacken-Bereich. Die entsprechende Analogie tritt auch im Lendenwirbelbereich auf, wo es durch Verspannungen zum Beispiel zu *Bandscheibenvorfällen* kommt. Diese sind fast immer eine rein psychosomatische Erkrankung, bei der im Akutfall aber eine Operation notwendig sein kann. Überhaupt lassen Wirbelsäulenfehlhaltungen und spondylotische Veränderungen, also Veränderungen der Wirbelkörper – wenn nicht schwere körperliche Arbeit der Grund dafür ist – auf chronische Verspannungen mit Entzündungen schließen. Die Wurzel der daraus resultierenden Spondylose sind also meist chronische Stressreaktionen. Es entsteht dann ein Teufelskreis: Durch den Schmerz entsteht neuer Stress, dieser bewirkt neue Verspannungen und so fort.

Ein weiteres wichtiges Anzeichen für Stress sind *Allergien*. Diese wirken zwar oft harmlos, sind es mit gewissen Einschränkungen auch. Sie zeigen aber stets zumindest eine Veränderung des Immunsystems an – einen Zustand, dessen Ursachen immer nachgegangen werden sollte.

Auch *chronische Schmerzzustände* können auf Stressbelastung hindeuten. Als Auslöser kommen Entzündungen oder eben Verspannungen in Frage.

Ein weiteres häufiges Symptom ist der sogenannte *Spannungskopfschmerz*, ebenso *Migräne*, die an und für sich auch harmlos ist, wenn auch natürlich schmerzhaft und lästig. Migräne deutet ebenfalls auf tiefgelegene Stressmuster hin, die langfristig ebenso woanders aufbrechen können.

Abgesehen von diesen, wie ich es nenne, Vorfelderkrankungen gibt es ein wesentliches Symptom – die *verminderte Leistungsfähigkeit*. Wenn Sie früher drei Kilometer problemlos laufen konnten und heute bei der gleichen Strecke ins Schnaufen kommen, ist das zumindest ein Verdachtsmoment. Es könnte eine Virusinfektion dahinterstecken, oder eine Nebenhöhlen- oder Magen-Darm-Infektion oder was auch immer, aber grundsätzlich zeigt eine verminderte Leistungsfähigkeit ein beginnendes Krankheitsgeschehen an.

Nach dieser Phase, die lange dauern kann, kommen dann die eigentlichen klinischen Erkrankungen: *Magengeschwür*, *Reflux* (krankhafte Veränderung der Speiseröhre, die dadurch entsteht, dass der saure Mageninhalt zurück in die Speiseröhre fließt), ständiger *Bluthochdruck* (nachdem er früher nur gelegentlich nach oben ging), *Bandscheibenvorfall* aus dem Lendenwirbelsäulen-Syndrom, *Spondylose* und so fort. Diese sind dann meisten auch für die klinische Medizin „behandlungswürdig" und werden als chronische Krankheit gewertet. Aber natürlich wäre es sinnvoll, das Vorfeld zu kennen und zu erkennen und schon frühzeitig dagegen vorzugehen.

Verlauf

Es ist wichtig zu verstehen, dass die Stressreaktion in zwei Phasen abläuft. Am Anfang fühlen wir uns ganz fit, die Kreislauffunktionen werden gestärkt, die Nebenniere ist ja noch relativ stark. Selbst beim nebennierenschwachen Typ kann sie noch Stresshormone freisetzen. Auch die Schilddrüse ist noch stark, wir fühlen uns, sagen wir einmal beim Sport, sehr gut. (Wenn ich beim Schifahren ganz schnell eine Piste hinabjage, setze ich mich ja auch Stress aus, aber dieser wird aufgrund des Schubs der Stresshormone zunächst als angenehm empfunden – zumindest solange ich die Schi beherrsche und noch gute Kondition habe).

Das ist also die positive Phase. Oft genug ist diese – im Fall von Konflikten ohnehin mit negativen Gefühlen verknüpft. Positiv ist dann nur noch, dass die Nebenniere noch funktioniert. Allerdings – wenn diese Phase zu lang anhält – nehmen einmal die Stresshormone ab, es kommt zur Erschöpfungsphase.

In dieser Phase kommt es zu einer Erschöpfung der Nebenniere, die quasi „ausbrennt" – beim Nebennierenschwachen Typ natürlich ungleich früher, als beim Normaltypus.

Die Abnahme der Stresshormone trotz weiterbestehenden Stresses führt direkt zum Burn-out. Denn die Stresshormone werden gebraucht, um den Stress im limbischen System verarbeiten zu können, dem Bereich des Gehirns, der allen Säugetieren gemeinsam ist. Dieses limbische System befähigt uns, uns anzupassen, speziell im sozialen Bereich, aber es braucht eben die genannten Stresshormone. Wenn diese zur Neige gehen oder eben stark verringert sind, kann das limbische System seine Aufgaben nicht mehr erfüllen, und Stress wird dann als überwältigend empfunden. Das heißt, auch dann, wenn der Arbeitsstress nicht mehr so stark ist, sondern vielleicht nur gelegentliche Hektik herrscht, wird der Mitarbeiter im Burn-out die Situation als extrem belastend empfinden, auch wenn es gar keinen realen Grund mehr gibt.

Ich hatte einen Patienten, der es so formulierte: „Ich habe in meiner Firma immer viel Verantwortung getragen, aber im Burn-out waren die lächerlichsten Kleinigkeiten ein unüberwindbarer Berg. Der Anruf bei einem Handwerker, damit dieser ein Gerät montiert, war plötzlich ein Tagesprojekt für mich."

Vielleicht ist auch unser Blog-Schreiber im Abschnitt „Akuter Stress" bereits im Burn-out und sein Neurotransmittermangel lässt ihn seinen Stress übermächtig erscheinen!

Der bisher beschriebene Ablauf ist allerdings nur für den normalen und den nebennierenschwachen Typus charakteristisch. Menschen, die mehr dem nebennierenstarken Typ ähneln, reagieren anders: Bei ihnen kann es sein, dass trotz Dauerstress die Nebenniere nie schwächer wird. Das bedeutet, dass diese Menschen zwar reaktionsfähig bleiben (psychologische Folge: sie reagieren cholerisch und machen ihrem Ärger Luft), aber um den Preis der oft starken Nebenwirkungen des Cortisols und des Noradrenalins (Adipositas, Hypertonie), eventuell auch des Dopamins (Genuss-Sucht).

Man könnte meinen, dass der Nebennierenstarke auf diese Weise seinen Stress zumindest optimal verarbeitet. Zweifellos hält er in einer Stresssituation sehr viel länger aus, als der Normaltypus oder gar der Nebennierenschwache. Das ist seine Stärke, aber zugleich sein Fluch: Da er ohnehin – aufgrund eines stets funktionstüchtig bleibenden Limbischen Systems – permanent seinem Herzen Luft machen kann (und es auch meist tut) sieht es so aus, als könnte er Stress beliebig lang aushalten (falls er die Nebenwirkungen der Stresshormone in den Griff bekommt). Allerdings ist das nicht der Fall, denn das Limbische System ist zwar ein wichtiger, aber letztlich nicht der entscheidende Hirnteil, in dem Stress verarbeitet wird. Diese Rolle kommt vielmehr dem Großhirn und dem von ihm kontrollierten (Unter-)Bewusstsein zu.

Doch dort wirken ganz andere, von der Nebenniere unabhängige Neurotransmitter. Daher wird der Nebennierenstarke bei Langzeit-Stress hier gleichsam von seinem Schicksal ereilt: Genauso wie der Nebennierenschwache gerät er ins Burn-out – allerdings vorwiegend durch Neurotransmittermangel des Großhirns. Aufgrund seiner Fähigkeit, immer noch cholerisch zu sein, merkt er es jedoch oft gar nicht – das Burn-out wird immer tiefer.

Die Langzeitfolgen sind für Nebennierenstarke wie -schwache gleich: Wie bereits besprochen schiebt das Gehirn den Schmerz und die Unlust der Stressreaktion ins Unterbewusstsein ab, es verdrängt sie. Diese Verdrängung führt zunächst einmal zu einer Entlastung der Situation. Aufgrund eines „Eigenlebens" der Stressmuster im Unterbewusstsein kommt es jedoch zu einem „Stress nach dem Stress" – der so genannten Post Traumatic Stress Disorder.

Diese posttraumatischen Stressreaktionen können sogar als schlimmer empfunden werden, als der ursprüngliche Stress selbst. So kommt es nicht selten vor, dass Manager ihren Herzinfarkt am Strand oder zuhause bekommen, weil alle verdrängten Stresselemente gerade in der Entspannung wieder hochkommen.

Die PTSD (post traumatic stress disorder) kann also wichtiger sein, als der „gewöhnliche" Stress. Dieser Effekt wurde zum ersten Mal Mitte der 70er Jahre bei etwa 450.000 Vietnam-Veteranen beobachtet. Die Betroffenen waren zunächst jahrelang symptomfrei, entwickelten jedoch später Herz-Kreislauf- und andere Organ-, sowie Verhaltensstörungen[1]. Wichtig ist hierbei, dass die furchtbaren Erlebnisse der Betroffenen offenbar zunächst jahrelang verdrängt wurden, ehe sie sich somatisch manifestierten.

Schon für Freud war Verdrängung ein wichtiger pathogener Faktor[2], aber erst die neuere Psychologie hat die eminente Bedeutung verdrängter Gefühle erkannt[3] und hierbei die entscheidende Rolle der Erziehung aufgedeckt[4]. Es muss also nicht unbedingt ein Krieg sein. In der frühkindlichen Prägephase bleiben unbewusste Eindrücke oft ein Leben lang haften. Entscheidend ist, dass die Beeinflussbarkeit in dieser Phase sehr groß ist, das heißt, Probleme oder Konflikte, die auf das nahezu schutzlose Kind übertragen werden, erlebt dieses unter Umständen als furchtbare Bedrohung. Dadurch können die oft unlösbaren Probleme der erwachsenen Bezugspersonen (persönliche oder partnerschaftliche Probleme der Eltern, nie gelöste, schwelende Konflikte, latente Unterdrückung eines Partners etc.) oder direkte Lieblosigkeiten, Verletzungen usw. in der Beziehung zum Kind den Charakter einer PTSD mit den entsprechende Langzeit-Organfolgen annehmen.

Beispielsweise haben Untersuchungen an Herzinfarkt-Patienten gezeigt, dass ein Großteil von ihnen auf diese Art eine regelrechte Infarkt-Persönlichkeit entwickelt hat[5]. Analog dazu (aber unabhängig von dieser Arbeit) wurde an einer Wiener Frauenklinik ein Fragebogen erstellt, der zu etwa 80% eine Prognose ermöglicht, ob ein vorliegender Brustknoten gut- oder bösartig ist[6]. Das – sowie andere Arbeiten der neu entstandenen Psychoonkologie – lässt den Schluss zu, dass es auch eine Krebsper-

---

[1] Vgl. Newsweek 7/88 (Die Therapie in allen Fällen bestand in der kontrollierten Konfrontation mit dem Schrecken der Vergangenheit, durch die eine innere Verarbeitung und Heilung angestrebt – und manchmal auch erreicht wurde).

[2] S. Freud: Psychopathologie des Alltagslebens, derselbe: Traumdeutung

[3] A.Janov: Primärtherapie

[4] A. Miller: Am Anfang war Erziehung

[5] A.Deck: Untersuchungen zur Familiengeschichte von Herzinfarktpatienten

[6] H.Bilek und G.Linemayr: Fragebogen der Ambulanz f. Psychoonkologie

sönlichkeit gibt. Da diese nicht über Nacht entstanden sein kann, liegt es auf der Hand, dass auch hier eine PTSD – wann immer erworben – die wahrscheinlichste Ursache ist.

Das ist jedoch nur die Spitze eines Eisbergs: Führende Kinderpsychologen sind sich heute weitgehend einig, dass nahezu jeder Mensch frühkindliche Stressoren verdrängt, die sich oft erst nach Jahrzehnten auswirken können[1]. Bei entsprechend einschneidenden Erlebnissen (Ehekonflikte, Verlust eines Partners, Scheidung, etc.) setzt sich die Reihe der PTSD-Reaktionen natürlich fort. Theoretisch besteht natürlich die Möglichkeit der Verarbeitung der jeweiligen Verletzungen, aber die Praxis zeigt leider, dass dies kaum jemand tut. Somit ist eine PTSD fast immer die traurige Konsequenz).

Vielleicht entsteht hier der Eindruck, dass wir hier nur von typischen psychosomatischen Erkrankungen sprechen (Krankheiten, bei denen auch die klinische Medizin eine Verbindung Gehirn-Organe akzeptiert hat, wie Magen- Darmulcera, Herzinfarkt etc.). Die erwähnten Forschungsergebnisse der Psychoneuroimmunologie, die auf neuronalen Strukturen beruhen, die von der Großhirnrinde bis in das interstitielle Bindegewebe jedes Organs ziehen, zeigen jedoch, dass die Hirn-Organ Wechselwirkung bei jedem Organ und jeder chronischen Erkrankung auftritt, unabhängig von der Diagnose.

Die neueren Erkenntnisse über die PTSD als Spätfolge der Verdrängung von Konflikten, Aggressionen, Ängsten usw. unterstreichen dies: Psychosomatik liegt *allen* chronischen – und nicht nur einigen ausgewählten Erkrankungen zugrunde.

4.2.3 Klinische Medizin und Stress

Hilfe durch Psychopharmaka?

Psychopharmaka sind weltweit hinter den Krebsmitteln (Chemotherapeutika) die umsatzstärksten Medikamente und ein Milliardenmarkt. „Weltweit als auch in Deutschland ist der Umsatz der Arzneimittel gegen psychische Krankheiten und Beschwerden weiterhin hoch. Antipsychotika (Neuroleptika) und Antidepressiva kommen zusammen auf einen

---

[1] B.Bettelheim „Kinder brauchen Träume", C Soltan, P. Beruz et al. Journal of Pediatric 3/95

Marktanteil von über sechs Prozent und stehen damit gleich hinter den Krebspräparaten auf Platz zwei. In Deutschland standen 2006 beispielsweise die beiden Neuroleptika-Wirkstoffe Olanzapin und Risperidon auf Platz 2 und 3 der umsatzstärksten Arzneimittel."[1] Weltweit wurden 2007 im Bereich der Psychopharmaka 40,4 Milliarden US-Dollar umgesetzt.[2].

Dabei handelt es sich um keine harmlosen Mittel „um mal eben ein wenig Erleichterung zu bekommen": Olanzapin ist ein zu den atypischen Neuroleptika[3] zählender Arzneistoff, der in der Psychiatrie hauptsächlich zur Behandlung schizophrener Psychosen verwendet wird und sich durch Nebenwirkungen wie Gewichtszunahme (in 50%), Müdigkeit (in 38%) verstärktem Appetit (in 13%) und einer ganzen Reihe weiterer Symptome von Benommenheit bis Verwirrtheit (je 13%) auszeichnet[4].

Risperidon ist ein Arzneistoff aus der Gruppe jener Neuroleptika, die in der Psychiatrie als Antipsychotika und ebenfalls zur Behandlung schizophrener Psychosen verwendet werden. Auch hier die häufigsten Nebenwirkungen: Gewichtszunahme (in 40%), Müdigkeit (in 26%), Libidoverlust (in 14%) und andere – von Konzentrationsstörung (11%) bis Zittern (5%)[5].

Diese Fakten zeigen uns 2 Dinge:

› Erstens, dass Stressbelastung für die Mehrheit der Bundesbürger offenbar ein unerhört gravierendes medizinisches Problem darstellt und zwar so sehr, dass

› zweitens ein wesentlicher Anteil der Ärzte dagegen die (neben Heroin und Opium) wirksamsten dämpfenden Substanzen verordnet, welche die Pharmazie kennt.

Dass die Betroffenen dadurch aber vom Regen in die Traufe geraten, ergibt sich anhand der Nebenwirkungen von selbst (und dabei habe ich

---

[1]http://www.heise.de/tp/blogs/3/109520

[2]ebenso

[3]Neuroleptika (wörtlich übersetzt: Nervendämpfungsmittel) werden hauptsächlich zur Behandlung von Psychosen verschrieben (schwere psychische Störungen mit weitgehendem Realitätsverlust). In den letzten Jahren hat sich daher auch der Begriff „Antipsychotika" eingebürgert.

[4]http://www.sanego.de/Medikament_Olanzapin

[5]http://www.sanego.de/Wirkstoff_Risperidon

das enorme Suchtpotential dieser Medikamente und die von ihnen hervorgerufene negative Persönlichkeitsveränderung noch gar nicht dargestellt!)

Von der Erfassung fehlender Neurotransmitter oder gar deren typgerechter Substitution ist diese Therapie leider Lichtjahre entfernt – eine Heilung, im Sinne einer Stressverarbeitung völlig unmöglich. Im Gegenteil: Man kann mit Fug und Recht sagen dass **die Probleme der Betroffenen auf diese Weise langfristig nur verschlimmert** werden.

Aber wie sieht es mit der neuen, „sanften" Generation der Psychopharmaka aus, den SRI´s (Serotonin Reuptake Inhibitors)? Sie haben zumindest eine physiologisch sinnvolle Wirkung, indem sie den Abbau von Serotonin verhindern, nachdem es von den Nerven zur Signalübertragung verwendet wurde. Dadurch steht insgesamt mehr Serotonin zur Verfügung. Wir erinnern uns: Beim Nebennierenschwachen und - normalen kommt es bei chronischem Stress zur Abnahme von Serotonin und daher zum subjektiven Empfinden von immer mehr Stress. Insofern stellt also ein höherer Serotoninspiegel im Gehirn eine kausale Therapie dar – zumindest beim nebennierenschwachen Typus, der aber bei Frauen überwiegt. Da es außerdem mehr Frauen als Männer sind, die Psychopharmaka beanspruchen, brachten SRI´s wie Seroxat, Fluctine oder Efectin brauchbare Erfolge bei leichten bis mäßigen Stressfolgen und werden entsprechend häufig eingesetzt.

Insgesamt stellt diese Therapie jedenfalls einen Schritt in die richtige Richtung dar. Positiv ist auch, dass es zu keiner weiteren Verdrängung der Stressreaktion kommt und die SRI´s sogar (beim Nebennierenschwachen) eine gewisse Hilfe zu deren Überwindung bieten.

Allerdings wirken diese chemischen Substanzen nicht auf die gleiche Weise, als wenn man den Körper selbst zu ihrer Bildung anregt und haben natürlich auch fallweise ihre Nebenwirkungen (von Gewichtszunahme, Müdigkeit bis Schwindel und Entzugserscheinungen beim Absetzen[1]). Oft wird der Erfolg von den Patientinnen auch subjektiv als mäßig eingeschätzt – verständlich, wenn man bedenkt, dass Serotonin nur eines von vier (Neuro-)Hormonen ist, das dem nebennierenschwachen Typ fehlt. Für die Therapie einer fortgeschrittenen und entsprechend starken Stressbelastung eignen sich die SRIs alleine daher nicht. Auch hier liegt also eine Heilung einer PTSD in weiter Ferne.

---

[1] www.sanego.de

Hilfe durch Psychotherapie?

Es ist keine Frage, dass Psychotherapie Menschen hilft, die an den Folgen von Stress leiden und/oder depressiv, voll Angst und Minderwertigkeitsgefühlen sind.

Das Problem ist nur, dass ein akuter Neurotransmittermangel es den Betroffenen unglaublich erschwert, auch verarbeiten zu können, was sie aus den Tiefen ihrer Seele zutage fördern. Oft dauert es deshalb Wochen, bis ein Patient sich mental soweit öffnen kann, um auch nur an die vordergründigsten seelischen Blockaden zu gelangen. Manche dieser Verdrängungen – und das sind leider meist die wichtigsten – bleiben gänzlich unzugänglich, solange sich die „Hardware"-Situation des Gehirns nicht ändert, also der grundlegende Neurotransmittermangel nicht behoben wird. Ohne Verarbeitung der zugrunde liegenden Verdrängungen bleibt allerdings jede Therapie der PTSD ohne Erfolg. Sowohl die psychische, als auch die organische Wiederherstellung hängen davon ab.

Daher ist Psychotherapie sicherlich eine unverzichtbare Hilfe für Menschen, die seelische Hilfe brauchen. Eine Heilung der chronischen Stress-Schäden der PTSD gelingt mit ihr ohne zusätzliche Maßnahmen jedoch kaum oder nur mit sehr hohem Aufwand, egal welche psychotherapeutische Methode angewendet wird.

4.2.4 Komplementärmedizin und Stress

Komplementäre Therapeutika

Die in der Komplementärmedizin angebotenen Methoden zur Behandlung von Stressfolgen – Homöopathika, Bachblüten, Bioresonanz – bieten eine gute Unterstützung für Menschen, die noch über eigene Reserven verfügen und vielleicht nur einen Anstoß brauchen, um Belastungen überwinden zu können. Grundlegenden Neurotransmitter-Mangel oder eine Fixierung der Stressreaktion wie beim nebennierenstarken Typus können sie jedoch nicht beheben bzw. auflösen, solange sie nicht die fehlenden Neurotransmitter substituieren.. Deshalb sind sie bei der PTSD und ihrer Spätfolge, dem Burn-out, nur wenig erfolgreich.

Komplementäre Psychotherapie

In der komplementären „Szene" gibt es eine ganze Reihe von Behandlungsmethoden, die wertvolle Erweiterungen der traditionelle Psychotherapie darstellen, beispielsweise die Primärtherapie nach Janov[1], Psychokinesiologie nach Klinghardt[2], Familienaufstellung nach Hellinger[3], um nur einige zu nennen. Sie alle beruhen letztlich darauf, den verdrängte Verletzungen und Traumen bewusst werden zu lassen. Allerdings unterliegen auch sie den durch die stressbedingte „Hardware"-Schwäche des Gehirns bedingten Einschränkungen.

Fazit: Ohne gezielten Aufbau der Neurotransmitter und der Gehirnenergie bringen komplementäre Therapeutika beim Burn-out und starken Verdrängungen ebenso wenig wie die komplementäre Psychotherapie – denn: „Ohne Hardware keine Software". Wenn wir nicht die neurobiologischen und energetischen Voraussetzungen dafür schaffen, dass der Patient ein neues Bewusstsein entwickelt, bleibt jedes Herumdoktern daran – d.h. jede Psychotherapie – weitgehend erfolglos.

4.2.5 Holopathie und Stress

In der Therapie akuter und chronischer Stressfolgen geht die Holopathie einen völlig neuen Weg. Erstmals ist es mit ihrer Hilfe möglich, den individuellen Stresstypus zu bestimmen und dadurch eine typgerechte Stresstherapie der fehlenden bzw. der überschießenden Neurotransmitter und Hormone vorzunehmen.

---

[1]Primärtherapie: Heilung durch Hinausschreien von Verletzungen, ähnlich einem Kleinkind

[2]Psychokinesiologie: Bewusstwerdung von Verletzungen durch bildhafte Vorstellungen in Verbindung mit kinesiologischen Tests

[3]Familienaufstellung: Der Patient lässt seine Situation durch andere Personen nachspielen, indem sie eine bestimmte Position in der Gruppe einnehmen. Dabei erleben sowohl die „Stellvertreter", als auch der Patient selbst nochmals die Gefühle im Zusammenhang mit dieser Situation

Typgerechte Stresstherapie

Hierbei unterstützen wir beim nebennierenschwachen Patienten generell die Nebenniere mit DHEA und Pregnenolon. DHEA ist eine Vorstufe für die Sexualhormone, Pregnenolon für praktisch alle Nebennierenhormone – mit ihrer Hilfe kann der Körper diese Substanzen wesentlich leichter bilden, dabei aber stets selbst entscheiden, wie viel er davon herstellen will – somit sind Überdosierung oder negative Rückkopplungen, die die klassische Hormontherapie erschweren[1] – ausgeschlossen.

Da für den Nebennierenschwachen ein Serotoninmangel das gravierende Problem darstellt, erhalten diese Patienten überdies die Aminosäure L-Tryptophan, die Vorstufe des Serotonins. Wiederum kann sich der Körper aus dieser Vorstufe das benötigte Serotonin leicht selbst aufbauen, wiederum vermeiden wir auf diese Weise negative Rückkopplungen (wie sie vermutlich den Nebenwirkungen und den Absetzerscheinungen der SRI´s zugrunde liegen).

Die Patienten erhalten alle diese Therapeutika in Kapselform und zugleich in den Sitzungen der Holopathie digital gespeicherte Schwingungsmuster der Originalhormone und anderer, organaufbauender Homöopathika. Damit wird die Funktion der Nebenniere und des Limbischen Systems maximal und in größtmöglicher Weise kausal unterstützt.

Verarbeitung der verdrängten Gefühle

Zusätzlich zur Stressreaktion in Nebenniere und Limbischem System können wir in der Holopathie auch die dahinterliegenden tiefenpsychologischen Probleme messen und therapieren. Das mag völlig unwahrscheinlich erscheinen und erfordert eine ausführliche Erklärung, die wir an anderer Stelle geben werden. Da aber das Verfahren zeigt, was an Stressverarbeitung in der Holopathie möglich ist – es hat sich in tausenden Fällen bewährt, indem es die Patienten befähigte, ihren Stress und auch die mentalen Ursachen dahinter aufzuarbeiten – hier ein kurzer Vorgriff.

---

[1]Wird dem Körper beispielsweise Cortison von außen zugeführt, nimmt der Körper die Produktion der Nebennierenhormone sofort zurück. Eigentlich erreiche ich damit das Gegenteil von dem, was ich möchte. Ähnliches passiert bei der Substitution von Östrogen und der Reaktion der Eierstöcke.

Erinnern wir uns: In der chronischen Stressphase der PTSD geht es nicht nur um die Nebenniere und das Limbische System – der entscheidende Faktor sind die im Unterbewusstsein (der Großhirnrinde) gespeicherten, jedoch verdrängten psychischen Verletzungen. Daher ist es entscheidend, auch der Großhirnrinde die Energie zuzuführen, die sie benötigt, um die chronischen Stressfolgen der PTSD aufzuarbeiten.

In der Praxis erschien dieses Ziel sogar mit der digitalen Homöopathie der Holopathie nicht erreichbar. Denn wir bräuchten dazu die Schwingungsmuster der Neurotransmitter der Großhirnrinde. Bis auf GABA[1] und dem – hier bereits besprochenen – Noradrenalin sind diese jedoch weitgehend unbekannt und wenn überhaupt, nur Speziallabors zugänglich. Daher musste ich hier einen anderen Weg gehen.

Aufgrund der Fähigkeit der digitalen Homöopathie, Schwingungsmuster gleich welcher Quelle aufzuzeichnen[2] nahm ich versuchsweise Akupunkturpunkte des Gehirns auf und digitalisierte sie (die Punkte waren durch das Gouverneursgefäß, sowie den Blasen- und Gallenblasenmeridian am Kopf vorgegeben). Dabei war eines entscheidend: Die Patienten mussten sich wiederum in ihr ursprüngliches Problem (Überlastung, Angst, Wut, Minderwertigkeit, Trauer...) versetzen, so dass sie es fühlen konnten. Die so gewonnenen Schwingungsinformationen „homöopathisierte" ich anschließend auf elektronischem Weg[3] – in dem Vertrauen, dass ich durch die homöopathische Umkehrwirkung einen genau gegengerichteten Effekt bei den Patienten würde erreichen können.

Patienten, die sich nun versuchsweise mit den so gewonnenen homöopathisierten Schwingungsmustern negativer Gefühle behandeln ließen, waren überrascht: Sie konnten tatsächlich mit ihrer Überlastung, Angst, Wut, Minderwertigkeit.etc. wesentlich leichter umgehen oder diese sogar auflösen!

---

[1]GABA (Gamma-Amino-Buttersäure) ein Neurotransmitter, der eine Rolle bei Hemmung excitatorischer („aufpeitschender") Synapsen (Nerv-Übertragungsstellen) des Großhirns spielt. Somit dient GABA der tiefenpsychologischen Entspannung.

[2]Ob es sich nun um „reale" Substanzen handelt oder um „bloße" Schwingungsinformationen spielt keine Rolle (wir hatten ja bereits zuvor auf diese Weise das Schwingungsmuster der verschiedensten E-Smog Arten und auch der Geopathie - „Wasseradern" etc. - digital gespeichert).

[3]In der digitalen Homöopathie der Holopathie ist dies ein Prozess bei dem rein elektronisch bestimmte Frequenzen gefiltert werden.

› Voraussetzung 1 dazu war allerdings, dass ich diese homöopathischen „Ausleitungs"- Mittel (Nosoden) auch mit den entsprechenden „Kraftmitteln" (Similes) kombinierte[1]. In meinen Testreihen stellte sich heraus, dass dies eine Reihe bestimmter chemischer Elemente war: Lutetium, Neodym, Rubidium, Yttrium, Zirkonium und andere – jeweils unterschiedlich für nebennierenstarke oder -schwache Typen.

› Voraussetzung 2 war, nach wie vor die Nebenniere und das Limbische System aufzubauen. Beim nebennierenschwachen Typ wie besprochen, beim Nebennierenstarken durch eine Abschwächung überschießenden (Neuro-) Hormone über den homöopathischen Umkehreffekt (indem ich Cortisol, Noradrenalin u.a. in homöopathisierter Form übertrug).

Damit die Erfolge auch anhielten, war es auch wichtig, dass beide Typen auch ihre typspezifischen Similes in Form homöopathischer Verreibungen[2] einnahmen. Die Nebennierenschwachen erhielten außerdem die Vorstufen ihrer (Neuro-)Hormone, was bei den Nebennierenstarken selbstverständlich entfiel[3].

Diese Kombination von Hirn-Nosoden und -Similes nennen wir in der Holopathie **Reaktionsblockaden**. Sie sind in der Medizin bisher einzigartig und haben sich bei Holopathie-Anwendern zu einem „Renner" entwickelt, da eine Vielzahl von Patienten ihnen die Überwindung chronischer Stressfolgen wie PTSD und Burn-out verdanken.

Da – wie wir gesehen haben – bei den meisten organischen Erkrankungen wie Bandscheibenvorfällen, Allergien und chronischen Infektionen (der Nebenhöhlen, der Atemwege …) eine PTSD oder bereits ein Burn-out dahinterstecken, sind die Reaktionsblockaden auch zu einem unverzichtbaren Bestandteil in der Therapie jeglicher chronischen Krankheit geworden.

Reaktionsblockaden ermöglichen eine unbewusste Verarbeitung auf sehr viel höheren Stufen des Unterbewusstseins, als mit dem Limbischen System alleine. Und wenn der Patient es will, kann er sich nunmehr die

---

[1]Nosoden und Similes: Siehe dazu auch die Abschnitte „Holopathie und Umweltbelastung" sowie „Homöopathie" und „Elektroakupunktur!

[2]Hierbei wird die pulverisierte Ausgangssubstanz in den Dezimalpotenzen im Verhältnis 1:10 mit Milchzucker verrieben. (Siehe Abschnitt Homöopathie)

[3] Auf Mischtypen kann ich hier nicht näher eingehen.

entsprechenden Verletzungen auch bewusst machen – was deren Überwindung erheblich beschleunigt. Dies wäre der Ansatzpunkt einer überaus effektiven Psychotherapie in Verbindung mit Holopathie.

Eine weitere „Geheimwaffe" der Holopathie gegen chronische
Stressfolgen ist die so genannte *Vektortherapie*. Sie stellt eine Spezialan-
wendung der Reaktionsblockaden dar. Eine genaue Erklärung würde hier
zu weit führen. Durch Computerhilfe ist es mit der Vektortherapie möglich, die Hauptblockaden in den wesentlichen Schichten des Unterbewusstseins, sowie des Vegetativums und Bindegewebes bis hin zu den
Organen zu erfassen und diese dann auch gezielt so zu therapieren, dass
der Patient chronische Stressfolgen sowohl mental, als auch organisch
verarbeiten kann. Im Fall einer organischen Erkrankung öffnet die Vektortherapie dem Patienten den Weg, unbewusst ihre psychosomatischen
Ursachen aufzulösen.

Holopathie löst das „Hardware"- Problem der Stressfolgen

Die klinische Medizin hat chronischem Stress nur wenig entgegenzuset-
zen: Wir haben gesehen, dass sie die chronischen Stressfolgen der PTSD
meist nur mit schweren bis schwersten Psychopharmaka unterdrückt –
mit ebenso schwerwiegenden Folgen für die Betroffenen. Die „sanften
Psychopharmaka" der SRIs sind zwar deutlich besser, für die PTSD oder
gar das Burn-out aber häufig zu schwach – desgleichen die klassische
Psychotherapie.

Komplementäre Methoden sind häufig besser, aber insgesamt zu wenig effektiv: Vor allem die alternativen Psychotherapien bieten eine Verbesserung, aber auch sie können – genauso wie Bachblüten, klassische
Homöopathika oder auch Bioresonanz den Neurotransmitterhaushalt
der Stressopfer nicht wieder aufbauen. Daher sind komplementäre Methoden speziell beim Burn-out nicht kausal wirksam.

Die Holopathie bietet eine echte Alternative: Durch ihre kausale
Stresstherapie, die auf die Bedürfnisse von Patienten mit verschiedener
Nebennierenreaktion eingehen kann, ermöglicht sie eine gezielte und
effektivere Therapie vor allem von chronischen Stressfolgen wie dem
Burn-out. Die Therapie beruht auf der Gabe ausgetesteter seltener Ele-
mente und Aminosäuren (orthomolekulare Präparate[1]), sowie elektro-

---

[1] Spurenelemente, seltene Erden und Aminosäuren, die zwar im Mikrogrammbereich
dosiert sind, aber anders als Homöopathika eine Stoffwechselwirkung aufweisen.

magnetisch übertragener digitaler Homöopathie (siehe gleichnamiges Kapitel 6.2).

Der entscheidende Vorteil: Die Holopathie kann durch den Ausgleich der Neurotransmitter normale Verhältnisse in der „Hardware" wiederherstellen. Dies wird unterstützt durch die energetische Aktivierung der Funktionen des Zentralnervensystems. Damit sind die Voraussetzungen auch für eine Änderung der „Software" – des Bewusstseins des Patienten – gegeben.

Viele Patienten erkennen dadurch von selbst, was bei ihnen falsch läuft. Vor allem aber – nach einer derartigen Therapie haben sie endlich die Kraft, es auch zu ändern.

Bei allen anderen reicht meist die Zuwendung im Rahmen der Therapeuten-Patientenbeziehung, um ihnen auch psychologische Hilfestellung zu geben. Eine eigene Psychotherapie ist nur mehr selten notwendig. Falls doch, erfolgt sie nach holopathischer Vortherapie ungleich effektiver, als ohne.

5 Schwächen der traditionellen Energiemedizin

5.1 Systemschwächen der energetischen Medizin

Ein Therapeut kann in der klassischen Homöopathie weder radioaktive Belastung noch Schwermetalle noch chemische Belastung oder Isotopenbelastung feststellen, weil die klassische Homöopathie eben überhaupt keine Testverfahren einsetzt. Desgleichen in der Akupunktur. Sie können in der Akupunktur Fülle oder Leere eines Meridians feststellen, aber Sie können nicht herausfinden, was der Grund für die Energieleere der Leber ist: Amalgam, Zahnherde, Schwermetalle, Feinstaubbelastung, Spritzmittel oder was auch immer.

Hier bietet zwar der energetische Test der E-Akupunktur, Bioresonanz (und weiterer Verfahren) phantastische Möglichkeiten (siehe Kap. *Elektroakupunktur* auf Seite 89) – diese sind jedoch mit einigen Schwächen behaftet.

5.1.1 Mangelhafte energetische Tests

Das Problem besteht darin, dass auch gute Therapeuten mit den bestehenden Verfahren wenig bzw. keine Chance haben, die *entscheidenden* Umweltbelastungen zu testen. Sie können zum Beispiel mittels Elektro-Akupunktur bzw. Bioresonanz oder Kinesiologie Radioaktivität nicht erfassen, weil es keine radioaktiven Proben für Testzwecke gibt und sie diese dem Patienten auch nicht in die Hand geben könnten[1]. Analoges gilt für den Elektrosmog.

Damit können wesentliche Umweltbelastungen wie Radioaktivität (aus Tschernobyl, Tomsk, der auftauenden Tundra etc.) und Elektrosmog weder getestet noch therapiert werden, da es keine entsprechenden Testmedikamente gibt.

---

[1]Zwar behaupten Kinesiologen, dies rein mental tun zu können – ich halte das allerdings für Kaffeesatzleserei.

Die Erfahrung aus tausenden Fällen zeigt jedoch, dass es gerade diese beiden Umweltbereiche sind, die vorrangig für Allergien – eine der häufigsten Erkrankungen überhaupt – verantwortlich sind und außerdem den Boden für zahllose weitere Krankheiten bis hin zum Tumor vorbereiten.

Außerdem können die bestehenden energetischen Tests der traditionellen Energiemedizin entscheidende Körperfunktionen (Autoimmunreaktionen sowie Blockaden des Zentralnervensystems, des vegetativen Systems, der Neurotransmitter, einzelner Hirnbereiche) nicht erfassen und die entsprechenden Verfahren sie nicht therapieren.

5.1.2 Fehlende Systematik

Ein weiterer problematischer Mangel in Testung und Therapie der Energiemedizin ist die weitgehend fehlende Systematik.

Automatische Messsysteme liefern einen Wust von Daten, in dem einige wenige richtige Angaben untergehen und erst recht wieder intuitiv gefunden werden müssen. Außerdem ergeben unterschiedliche Messungen völlig unterschiedliche und oft widersprüchliche Aussagen. Auch die Auswahl der richtigen Therapieprogramme muss dann letztlich wieder intuitiv erfolgen.

Aber auch manuelle Messungen nach der Elektroakupunktur oder Bioresonanz führen oft nicht weiter. Ein Therapeut hat beispielsweise folgende Substanzen getestet: Amalgam, Kieferherde, Candida Pilz, Coli Bakterien, Bronchitis, Sinusitis, Nephrose, Milchunverträglichkeit, Weizenunverträglichkeit. Für die Therapie entsteht dann natürlich die Frage, welches davon das Wichtigste ist: Braucht der Patient in erster Linie eine Amalgam-, eine Herd- oder eine Darmsanierung oder aber eine Therapie seiner Lunge / Nebenhöhlen/ Nieren bzw. eine Milch- / Weizenkarenz (und welche Diät ist wichtiger oder soll er beides weglassen?) Und für die Therapie: Welche Homöopathika, Spurenelemente, Vitamine etc. sind am besten geeignet?

Ähnliches gilt für die Verbindung zwischen einem gemessenen, belasteten Meridian und dem darauffolgenden Therapieschritt. Ein Therapeut misst beispielsweise jeweils eine Belastung in den Meridianen Dickdarm, Dünndarm, Herz-Kreislauf und Gallenblase: Was folgert daraus, welcher Meridian soll denn nun therapiert werden?

Alles Fragen, die in den bestehenden energiemedizinischen Verfahren nur rein intuitiv (z.B. mit Hilfe eines Biotensors oder eines Pendels) beantwortet werden können – nicht aber mit einer weit objektiveren Testung.

Auch die Auswahl eines passenden Therapieprogramms ist nicht einfach. Die meisten Therapeuten lösen das Problem meist ebenfalls, indem sie intuitiv passende Programme wählen. Selbst wenn diese tatsächlich stimmen, bedeutet dies – aufgrund der mentalen Ankoppelung an die Probleme des Patienten – in Summe einen beträchtlichen Energieverlust für den Therapeuten.

Der weitere Nachteil besteht darin, dass oft unklar ist, wie Testmedikamente, die gefunden wurden, mit entsprechenden Heilmitteln (Similes) kombiniert werden sollen. Ein häufig in Elektroakupunktur und Bioresonanz vorkommendes Problem ist die Erstverschlimmerung, wenn einfach die entsprechenden Testmedikamente in homöopathisierter Form übertragen werden, der Körper jedoch nicht die Energie hat, darauf in adäquater Weise zu reagieren. Wenn hier keine Verbindung mit entsprechenden Similes da ist, also Mitteln, die die körpereigene Reaktionsbereitschaft entsprechend erhöhen, dann führt das zu einem Crash, also der gefürchteten Erstverschlimmerung.

Den bisher besprochenen Methoden fehlt zudem gänzlich die Möglichkeit, Zustände des Gehirns wie Angst, Aggression, Minderwertigkeit, Zweifel oder Frustration zu erfassen oder zu therapieren. Ebenso wenig können sie das mit Traumata z.B. durch Schock / Vergewaltigung / Abortus, mit Depression oder mit Burn-out. Es besteht das gleiche Problem wie bei den Umweltgiften: Für diese wesentlichen Belastungen / Erkrankungen gibt es keine Testsubstanzen. Zwar versuchen Kinesiologen derartige Zustände mental abzufragen, aber reine Intuition ist einer Testung auf der Basis realer Schwingungsinformationen immer unterlegen.

Aber auch die Messung und Therapie organbezogener Erkrankungen wie der – in letzter Zeit stark zunehmenden – Autoimmunerkrankungen ist in den etablierten energiemedizinischen Verfahren aus Mangel an Nosoden (fast) nicht möglich. Dies betrifft z.B. Thyreoiditis Hashimoto (mindestens 10% aller Frauen sind davon betroffen!), autoimmunologische Belastung von Leber / Niere / Pankreas, autoimmunologische Gefäßerkrankungen und viele andere.

5.1.3 Begegnung und Intuition – Kanäle der energetischen Übertragung

Das Problem der energetischen Wechselwirkung zwischen Therapeut und Patient bei fehlender oder zu schwacher Vortherapie haben wir bereits besprochen. Diese Übertragungsmechanismen finden jedoch nicht nur in der Energiemedizin statt, sondern zwischen jedem Therapeuten und jedem Patienten, unabhängig von der Methode. Sogar darüber hinaus – auch bei Dienstleistern im weitesten Sinne, die sich viel mit anderen Menschen befassen müssen wie Lehrern, Polizisten oder Verkäufern. Mediziner „erwischt" es natürlich besonders arg, weil sie immer mit Schicksals- und Leidensthemen zu tun haben. Die Folge: „Ärzte gehören zu den Spitzenreitern, was Burn-out angeht. Etwa 25% aller niedergelassenen Ärzte und 20% aller Ärzte in Krankenhäusern haben Burn-out in den unterschiedlichsten Ausprägungen. Burn-out ist damit zu einem Flächenbrand im Gesundheitswesen geworden. Übrigens sind ebenso viele Krankenschwestern und –pfleger betroffen".[1] Auch Lehrern ergeht es ganz ähnlich: Eine Studie der Universität Potsdam kommt zu dem Ergebnis, dass sich 40,7% der befragten Lehrer psychisch belastet fühlen[2]. (Die Ursache dafür ist die stetige Zunahme von Kindern aus Problemfamilien).

Dies zeigt uns: Alleine schon die persönliche Begegnung mit Menschen, die Probleme haben, verbraucht eine Menge psychischer Energie. Das heißt natürlich keinesfalls, dass wir eine Reduktion der menschlichen Begegnung wie in der „6-Minutenmedizin" vieler Kassenpraxen anstreben sollten. Die persönliche Beziehung Therapeut-Patient ist und bleibt die Kraft, die eine menschliche Medizin überhaupt erst möglich macht. Jeder Therapeut muss sich jedoch darüber im Klaren sein, dass dieses Menschsein Energie von ihm fordert.

Wenn er allerdings mit einer Methode arbeitet, die aufgrund von Systemschwächen zusätzlich persönliche Energie verschleißt, kann die Belastung extrem werden.

Eine Systemschwäche vieler energetischer Verfahren ist einerseits die bereits angesprochene fehlende oder unzureichende Vortherapie, daneben aber hauptsächlich eine mangelhafte Systematik, die den Therapeu-

---

[1]http://www.burnout-bei-aerzten.de

[2]http://www.grin.com/e-book/101173/burnout-bei-lehrern

ten dazu zwingt, seine Intuition massiv einzusetzen, wenn er brauchbare Testergebnisse erzielen will.

Aber wie kann Intuition zu einer Schwächung des eigenen Chi führen? Wir haben gesehen, dass alleine schon die ehrliche Begegnung mit Menschen beträchtliche Chi-Mengen verbraucht. Intuition, die sich auf Erkrankungen bezieht, ist eine noch intimere Begegnung mit dem geschwächten Chi (sowie dem oftmals verwirrten, leidenden Geist) des Patienten. Als Therapeut erhalten Sie dabei zwar die Informationen, die Sie benötigen, Resonanz findet jedoch immer nach dem Gesetz der Wechselwirkung statt: Im gleichen Maß, wie Sie intuitiv in das Chi bzw. den Geist des Kranken hineingehen, dringt er im Gegenzug unbewusst in Ihr Chi und in Ihren Geist ein. Dabei bringt er natürlich seine Verwirrung, sein Leid und seine Probleme mit. Außerdem fließt auf diese Weise wie von einer starken zu einer schwachen Batterie die Energie, durch die Sie sich vom Patienten unterscheiden (oder zumindest ein Teil davon), zu ihm ab.

Intuition – z.B. mittels des Biotensors[1] – ist scheinbar so einfach und geht schnell. Daher arbeiten viele Therapeuten im energiemedizinischen Bereich vorwiegend intuitiv. Jedoch – Intuition ist absolut nicht gratis! Der persönliche Preis ist sogar sehr hoch, vor allem bei chronisch Kranken. Ich kenne einige Therapeuten aus dem Bereich der Akupunktur, klassischen Homöopathie und Bioresonanz, die wegen ihrer intuitiven Arbeitsweise unter beträchtlichen persönlichen Problemen zu leiden haben.

Die genannten Systemschwächen der Energiemedizin haben insgesamt daher weitreichende Konsequenzen. Sie zwingen engagierte Therapeuten dazu, einen Mangel an Klarheit und Systematik durch persönliche Intuition wettzumachen. Dadurch treiben diese Methoden ihre Anwender früher oder später ins Burn-out.

Wir benötigen also ein komplementärmedizinisches System, das die Intuition weitgehend entlastet, anstatt hauptsächlich durch sie zu funktionieren. Die Holopathie ist ein solches System.

---

[1] Eine Art Verbindung aus Rute und Pendel zum intuitiven Abfragen von Diagnosen und Therapeutika.

5.1.4 Die Holopathie überwindet die Systemschwächen der Energiemedizin

Die Holopathie überwindet die aufgezeigten Systemschwächen der Energiemedizin.

Eine optimale, computergesteuerte Vortherapie sorgt dafür, dass der Patient sich im optimalen Messbereich befindet und schont so das Chi des Therapeuten.

Die Testung erfolgt mittels digitaler Homöopathie – Schwingungsmustern von Substanzen, die in maximaler Qualität eingescannt und digital gespeichert wurden und die nunmehr in milliardenfacher Verstärkung direkt in die Regulationszentren des Zentralnervensystems gestrahlt werden können – damit entsteht eine optimale Reaktion auf die Testung. So braucht der Therapeut keine schwachen Testergebnisse intuitiv zu hinterfragen – auch das entlastet sein Chi sehr.

Die Technik der digitalen Homöopathie ermöglicht die Informationsübertagung tief ins Gewebe der betroffenen Organe – gekoppelt mit einer klaren Systematik und Computerhilfe. Der Therapeut spart sein Chi, da er praktisch ohne Intuition arbeiten kann – und er spart es auch in der Therapie, da diese so wirksam ist, dass er nicht mehr unbewusst mit seinem eigenen Chi „nachhelfen" muss.

Die Stärke der Holopathie beruht also auf der Anwendung digitaler Homöopathie, die mit Expertenprogrammen gekoppelt sind. Das Know-how der Software sorgt dafür, dass eine Vielfalt von 15.000 gespeicherten Substanzen optimal eingesetzt werden kann.

Die Datenbank enthält digitalisierte Schwingungsmuster von Substanzen wie Homöopathika, Bachblüten, Heilpflanzen, Spurenelementen, Edelsteinen sowie Testproben (Nosoden) aus allen Bereichen der Medizin und der Umweltproblematik. Die Holopathie geht dabei jedoch über materielle Testsubstanzen weit hinaus: Durch die digitale Homöopathie konnten meine Mitarbeiter und ich auch bloße Informationen wie Elektrosmog oder die Schwingungsmuster von Akupunkturpunkten erkrankter Organe (beispielsweise bei autoimmunologischen Störungen) speichern, die nun jeder Therapeut für Test und Therapie abrufen kann. Schließlich konnte ich auch psychische Zustände auf diese Weise digitalisieren, da sie sich in Form veränderter Schwingungen bestimmter Akupunkturpunkte am Kopf manifestieren – Akupunkturpunkte, deren Schwingungsmuster ich digital aufzeichnen konnte und deren Information nun für Test und Therapie zur Verfügung stehen.

Da alle Substanzen ohnehin am Computer gespeichert sind (es genügt bereits ein Netbook oder ein handelsüblicher Laptop), können intelligente Hilfsprogramme den Umgang mit so viel geballter Information bedeutend erleichtern.

Der elektronische Vergleich gemessener Substanzen oder auch Meridiane ist in der Holopathie ein Standardvorgang: Auf diese Weise lässt sich per Mausklick (und einigen Messungen) leicht ermitteln, welche Belastung / Erkrankung aus einer ganzen Liste die führende ist, welche die Nummer zwei und so fort. Und ebenso einfach zeigt das System, welche Spurenelemente, Mineralstoffe etc. sich am besten zur Therapie eignen.

Somit kann der Therapeut in der Holopathie nicht nur Elektrosmog, radioaktive Belastung und Autoimmunerkrankungen schon im Vorfeld messen und entstören bzw. ausleiten und therapieren, sondern auch Angst, Aggression, Traumata und andere psychische Störungen / Erkrankungen bis hin zum Burn-out und der Depression. Dies ist vor allem dann von Vorteil, wenn die Beschwerden des Patienten „diffus" sind wie allgemeine Müdigkeit, Leistungsschwäche und ständig wechselnde Symptome.

Natürlich ist das System erst recht für die Diagnose und Therapie der Ursachen „gewöhnlicher" Störungen / Erkrankungen geeignet wie Kopfschmerzen, Allergien, Verspannungen, Infektionen, Hormonschwächen etc. Hier sind meist sehr viel weniger Sitzungen notwendig, als mit bisherigen Methoden.

Der Therapeut kann durch Computerhilfe zu allen gefundenen Ausleitungsmitteln (Nosoden) stets auch die passenden Similes finden. Erst dadurch erhält der Körper die Energie, die verlangten Ausleitungsprogramme abzuarbeiten, und zwar ohne die gefürchteten Erstverschlimmerungen.

Ein weiterer wesentlicher Aspekt – die Blockade der Patienten. Heutzutage reagieren sehr viele Patienten aufgrund der Umweltblockaden auf die feinen Schwingungen klassischer Homöopathika nicht mehr. Dasselbe gilt für Akupunktur oder Bioresonanz. Die Holopathie löst auch dieses Problem:

Da die Holopathie die Schwingungen von Substanzen um viele Größenordnungen stärker in den Körper einstrahlt als es in der Natur möglich ist, reagieren auch blockierte Patienten in der Holopathie immer noch, und dadurch können wir in der Regel auch dann Erfolge erreichen, wo andere Verfahren aufgeben müssen.

Zudem können wir in der Holopathie diese Schwingungen in einer Qualität liefern, die für den Körper eine perfekte Illusion eines Homöopathikums schaffen. Indem der Therapeut die einzelnen Substanzen abruft, bekommt der Patient die Illusion, als hätte er sie in Form eines homöopathischen Mittels geschluckt.

Auf diese Weise kann man eine Reaktion an Akupunkturpunkten messen, die wesentlich deutlicher ist als beispielsweise in der Elektroakupunktur oder der Bioresonanz. Das erleichtert die energetische Diagnosestellung im Vergleich zu anderen Verfahren ganz erheblich, sorgt aber gleichzeitig für tiefergehende Diagnosen, weil Sie ja jede beliebige Umweltnosode dazu austesten können – oder auch Stressnosoden, die für die Holopathie einzigartig sind.

Aus diesem Grund können wir in der Holopathie selbst Patienten noch therapieren, die auf andere Verfahren nicht oder kaum mehr ansprechen, beispielsweise Patienten in der Chemotherapie oder im Endstadium eines Tumors. Die Patienten ertragen die Chemotherapie bedeutend leichter, es treten keine bzw. kaum mehr Immunschwächen in der Folge auf. (Manche können natürlich trotzdem nicht mehr gerettet werden, haben aber zumindest noch eine deutlich verbesserte Lebensqualität – für einige bedeutet es schlicht die Möglichkeit, noch ein menschenwürdiges Leben führen).

Andere wirklich schwierige Fälle sind Patienten, die hochgradig Cortison oder andere blockierende Medikamente wie Psychopharmaka bekommen haben – die aber auf Holopathie immer noch reagieren. Egal, unter welcher Medikation die Patienten stehen: In der Holopathie ist im Gegensatz zu bisherigen Verfahren trotzdem fast immer noch eine Diagnose und Therapie möglich.

5.2 Fehlende Ganzheitlichkeit

Zwar kenne ich persönlich eine ganze Reihe Kollegen, die sich auch im Rahmen einer klinisch-medizinischen Orientierung um eine „Medizin mit Augenmaß" bemühen – die sich beispielsweise fragen, ob sie wirklich zum dritten Mal in einer Saison das vom HNO-Arzt empfohlene Antibiotikum verschreiben sollen, oder ob es nicht doch auch eine Alternative zu den vom Internisten verordneten Betablocker und seinen Nebenwirkungen gibt.

Generell aber ist die mangelnde Ganzheitlichkeit das große Problem der klinischen Medizin. Jeder Facharzt sieht nur „sein" Organ und – wie es einmal ein Kabarettist ausgedrückt hat – „*vor jeder Körperöffnung hockt ein Spezialist*". Theoretisch sollte man erwarten, dass nach diversen Facharzt-Besuchen eines chronisch Kranken dann der zuständige Allgemein-Mediziner (der Hausarzt) die Summe der Einzelbefunde und -therapien dazu verwendet, einen ganzheitlichen Therapierahmen zu erstellen. Das wird ihm jedoch kaum gelingen – denn es gibt in der gesamten medizinischen Hierarchie und auch in der Ausbildung nirgendwo ein derartiges Konzept. Nach dem Verständnis der klinischen Medizin entsteht eine ganzheitliche Therapie, indem der Patient „einfach" die Summe aller Medikamentenverordnungen seiner Fachärzte einnimmt. Zudem ist jede Behandlung größtenteils nur auf das erkrankte Organ (den erkrankten Körperteil) konzentriert und der Begriff der „Entgiftung" bleibt lediglich lebensrettenden Maßnahmen nach Medikamenten- oder Lösungsmittelvergiftungen vorbehalten – etwa dem Magen-Auspumpen.

Umso mehr ist Ganzheitlichkeit das erklärte Ziel der Komplementärmedizin. Das Credo jedes Alternativ- (Komplementär-) Mediziners lautet – in Diagnose und Therapie sollen möglichst auch individuelle, energetische, psychische und geistige Aspekte mit eingeschlossen werden. Doch wie ganzheitlich ist die Komplementärmedizin wirklich?

5.2.1 Wie ganzheitlich ist die Ganzheitliche Medizin?

Es gibt zwar einen eindeutigen Trend zur Ganzheitlichkeit unter den alternativen Behandlungsmethoden. Jeder Ganzheitstherapeut und jedes bessere Wellnesshotel preisen Leistungen an, in denen "der ganze Mensch" an Körper, Geist und Seele therapiert wird, und die meisten Komplementärmediziner behaupten, es zu tun.

Wir wollen es ihnen auch glauben – grundsätzlich aber besteht bei der Vielfalt der heute angewandten Methoden ein Problem: Abgesehen von ihrem Unvermögen, gerade die entscheidenden Umweltfaktoren (E-Smog und Radioaktivität) zu diagnostizieren und zu neutralisieren – wie sollen denn die einzelnen Therapien zu einem Ganzen verbunden werden?

Die Praxis sieht doch so aus:

› Der Akupunkteur und der Shiatsu- oder Penzel-Behandler therapiert die klassischen Meridiane (die aufgrund von Umwelt- oder psychischer Belastung oft nicht mehr ausreichend reagieren)

> Der Homöopath sucht das Simile (das oft wegen toxischer oder Herdblockaden nicht wirkt),

> der Elektroakupunkteur die passende Nosode (die oft genug wegen Reaktionsblockaden des Patienten nur zu einer Symptomverschiebung führt),

> der CLARK-Therapeut „zappt" die vorhandenen Parasiten weg (kann aber die Ursachen der zugrundeliegenden Immunschwäche nicht beseitigen),

> die BRUKER-, SCHNITZER- oder MAYR-Therapeuten verschreiben ihre jeweiligen Diäten und Darmreinigungen (durch die sich Schwermetallbelastung und Verpilzung meist nicht lösen),

> der Neuraltherapeut unterspritzt die einzelnen Herde und Narben (was Herde und Narben innerhalb von Knochen und Organen unberücksichtigt lässt),

> die Bioresonanzanwender „löschen" verschiedene Toxine und Allergene (wobei sie das Schicksal der Elektroakupunkteure teilen),

> die geistigen Schulen verwenden positive Affirmationen und meditative Entspannungsübungen (die den Energie- und Stoffwechselnotstand des Zentralnervensystems nicht verändern können),

> die Psychoanalytiker und Gesprächstherapeuten versuchen zum Unterbewusstsein des Pat. vorzustoßen (was meist ebenfalls wegen ungelöster „Hardwareprobleme" des Gehirns nur marginal gelingt).

Entsteht nun eine ganzheitliche Therapie erst durch die Kombination einer BRUKER-/MAYR-/SCHNITZER-Kur mit Homöopathie und Akupunktur? Oder brauchen wir auch die Neuraltherapie dazu? Oder alle Verfahren? Was ist dann mit den zum Teil radioaktiven Schwermetallen und E-Smog? Oder den energetischen und Stoffwechselblockaden des Zentralnervensystems?

Die genannten Therapiemethoden repräsentieren offenbar viele Aspekte der Ganzheit. Es existiert jedoch kein übergeordnetes Modell, das sie verbindet. Zusätzlich zu ihren Schwächen entsteht daher meist auch keine nennenswerte Koordination.

Natürlich gibt es trotz aller methodischen Mängel hervorragende Therapeuten, die intuitiv medizinische Verfahren so kombinieren, dass sie sich im Einzelfall optimal ergänzen. Wie bereits erwähnt gleichen viele Therapeuten zusätzlich die Energieblockaden der Patienten oft intuitiv aus, sodass deren Reaktionsunfähigkeit überbrückt wird. Intuitives Arbeiten fordert jedoch seinen Preis: Beim intuitiven Abfragen, mehr noch bei Chi-Transfer von Therapeut zu Patient z.B. während des Einstichs von Akupunkturnadeln, vor allem aber, wenn es bei hochblockierten (= energieschwachen) Pat zu einem Energieaustausch nach dem Prinzip kommunizierender Röhren kommt. Das Resultat ist, dass der Therapeut seinerseits reaktionsschwach wird, indem er sein Chi abgibt.[1] Das aber kann nicht der Sinn einer medizinischen Methodik sein, schon gar nicht, wenn sie ganzheitlich ist.

5.2.2 Wie ganzheitlich ist eine organfixierte Komplementärmedizin?

In der Neurophysiologie und modernen Hirnforschung ist seit langem klar[2], dass das Zentralnervensystem über die nachgeordneten Systeme – das Rückenmark und die anhängenden Nervenplexus und Segmentalnerven – das interstitielle[3] Bindegewebe der Organe und diese selbst steuert. PISCHNINGER hat schon in den 60er Jahren nachgewiesen, dass jedes Organ durch derartige terminale Nervenenden permanent „online" mit dem Zentralnervensystem verbunden ist.[4] Die Notwendigkeit, neuro-pathophysiologische Zustände zu erkennen und parallel zu den Organerkrankungen zu therapieren, wird am banalen Beispiel einer Infektion/ Intoxikation eines Organs deutlich.

Der große Pathologe VIRCHOV sagte dazu: "Das Bakterium ist nichts – das Milieu alles". Damit meinte er den Zustand des interstitiellen Bindegewebes, das zusammen mit dem Immunsystem die Abwehr kontrolliert. Je nach „Milieu" können somit gleiche Bakterien- / Virusexpositionen bei verschiedenen Personen einen völlig unterschiedlichen Krank-

---

[1] Mir sind persönlich mehrere Therapeuten bekannt, die z.T. schwere Organerkrankungen (Diabetes, Herzinfarkt etc.) und/oder ebenso schwere familiäre Probleme (Scheidung, chron. Erkrankung/Tod eines Kindes) nach langjähriger Praxis erlitten haben. Natürlich ist das alles noch kein Beweis – vielleicht aber sollten wir es als Hinweis werten.

[2] Siehe „Psychoneuroimmunologie- Netzwerke im Körper", Verlag Spectrum der Wiss.

[3] Interstitiell: zwischen den Zellen befindlich

[4] Das Grundsystem nach Pischinger, Haug-Verlag

heitswert haben (Kinder in einer Scharlachepidemie können durchaus gesund bleiben, andererseits reicht bei Immunschwäche ein kurzer Kontakt).

Das PISCHINGER'sche Grundsystem zeigt, wie sehr für alle Organe nicht nur die Immunität, sondern ihre ständige Koppelung an das vegetative System von vitaler Bedeutung ist – Erkenntnisse, die in jüngerer Zeit durch die Psychoneuroimmunologie bestätigt wurden. PISCHINGER und die neuentstandene Psychoneuroimmunologie erhärten nicht nur die These VIRCHOVS bezüglich Infektionen (Immunität wird zum Großteil durch vegetative Kopplung des Mesenchyms gesteuert), sondern begründen auch, warum dasselbe für Toxinbelastungen gilt: Der vegetativ belastete Patient wird ein Umweltgift eher speichern als der Gesunde und eher daran erkranken. Manchmal entwickelt auch ein Gelegenheitsraucher einen Tumor, und mitunter werden starke Raucher, Trinker oder Schweinefleischesser steinalt[1].

Den meisten Komplementärmedizinern ist zwar bewusst, dass das Zentralnervensystem „eine Rolle" bei Erkrankungen, vor allem bei chronischen Krankheiten spielt. Meist aber ist ihnen nicht klar, wie bedeutend die Kopplung Vegetativum-Mesenchym-Organe ist und welche Folgen sie hat: Diese enge Verflechtung entsteht strukturell durch tausende, interstitielle Nervenendigungen pro mm³ in den Organen, die sich in den Segmentalnerven zum Rückenmark fortsetzen und von dort über die basalen Hirnteile und den Hypothalamus mit der Großhirnrinde verbunden sind. Diese neuronale Verbindung erfüllt natürlich einen Zweck, nämlich einen direkten, wechselseitigen Informationsaustausch zwischen jedem Organ, dem Bindegewebe und dem Gehirn – eine permanente kybernetische Rückkopplung Gehirn-Organe.

Aus dem Gesagten wird deutlich, dass es sinnlos ist, ein (chronisches) Organleiden therapieren zu wollen, ohne mindestens gleichermaßen die Blockaden des peripheren und zentralen Nervensystems zu behandeln.

---

[1] Dies wird auch an einem in der Pharmakologie üblichen Messstandard sehr deutlich - der LD50; die Toxizität eines Präparats wird an derjenigen Dosis gemessen, bei der gerade 50% der Labortiere sterben. Wie sollte man erklären, dass bei gleicher Intoxikation das eine Tier stirbt, das andere nicht, wenn nicht vegetativ-immunologisch?

5.2.3 Holopathie und Ganzheitlichkeit

Ganzheitlichkeit bedeutet vor allem, die wesentlichen Umweltbelastungen und die individuelle Stressreaktion des Patienten zu erkennen und für beide eine spezifische Heilreaktion auszulösen. In den Abschnitten „Holopathie und Umweltbelastung" sowie „Holopathie und Stress" haben wir gesehen, dass die Holopathie diese Form der Ganzheitlichkeit weit besser erfüllt als alle anderen besprochenen Methoden.

Die – zuvor bereits kurz erwähnte – Vektortherapie der Holopathie geht jedoch noch darüber hinaus, indem sie dem Patienten auch eine Bewusstwerdung psychosomatischer Prozesse und eine Verarbeitung von Verdrängungen ermöglicht, die auch in den holopathischen *Reaktionsblockaden* nicht erfasst werden. Sie stellt dadurch überaus effektiv Energie für die Heilung chronischer Krankheiten zur Verfügung.

Wegen dieser bemerkenswerten Eigenschaften möchte ich hier vorweg auf die durch Vektortherapie ermöglichte Ganzheitlichkeit ein wenig näher eingehen (Details dazu finden Sie im Abschnitt: „Das Kronjuwel der Holopathie – die Vektortherapie"):

Eine völlig neue Form der Ganzheitlichkeit entsteht, indem wir den Körper in der Vektortherapie als ein System von Systemen vermessen und auch therapieren können, wobei die Gesamtheit der Organe nur eines dieser Systeme darstellt. Insgesamt unterscheiden wir auf diese Weise 6 Hauptsysteme, die hierarchisch ineinander geschichtet sind und dabei 6 Ebenen bilden, wie die 6 Stockwerke eines Hauses.

› Ebene 1 – **Die Organe**. Sie bilden gleichsam das Basis-System.

› Ebene 2 – Die Organe sind ihrerseits eingebettet in ein System, das sie allseits mit der Nährflüssigkeit des Blutes durchspült und ihnen ihre Form und Funktionalität gibt – **das Binde- und Stützgewebe** (zu dem auch die Gefäße gehören). Es ist dadurch den Organen übergeordnet und bildet in der Hierarchie des Körpers die nächsthöhere Ebene.

› Ebene 3 – **Das vegetative Nervensystem.** Jedes der Organe „hängt" durch Segmentalnerven auch an einem Segment des Rückenmarks. Da das vegetative System sowohl Organe als auch das Bindegewebe steuert (siehe wiederum Pischinger im obigen Abschnitt) steht es auf natürliche Weise über beiden und bildet daher die übergeordnete Ebene 3.

> Ebene 4 – **Bewegungssteuerung.** Die nächsthöhere Funktion des Nervensystems ist die (bewusste) Steuerung der Skelettmuskulatur (im Gegensatz zur glatten Muskulatur der Organe und Gefäße, die vom vegetativen System versorgt wird).

> Ebene 5 – **Wahrnehmung.** Die Sinnesorgane und deren verarbeitende Hirnteile (Augen – Sehrinde, Ohren – Hörrinde usw.) bilden die nächste logische Systemebene, da sie eine sinnvolle Bewegung erst ermöglichen.

> Ebene 6 – **Das Ego.** Gemeint sind alle höheren Funktionen des Großhirns, die die Vorgänge in allen anderen Ebenen bewerten und auf dieser Grundlage Wahrnehmung und Bewegungssteuerung bewusst kontrollieren (Vegetativum, Bindegewebe und Organe werden unbewusst gesteuert, wodurch psychosomatische Erkrankungen entstehen können. Diese können aber bereits durch Blockaden in den untergeordneten Ebenen 4 und 5 ausgelöst werden).

In der Holopathie haben wir eine Methodik zur Verfügung, um diese einzelnen Systemebenen gezielt zu vermessen und in ihren wechselseitigen Beziehungen zueinander auch zu therapieren. Zusätzlich ist im Ego-Bereich auch eine querschnittsartige Erfassung und Therapie unbewusster Blockaden möglich, sowie durch die Reaktionsblockaden (siehe gleichnamiger Abschnitt sowie Kap. 4.2.5 *Holopathie und Stress*) eine punktartige Therapie der führenden mentalen Verletzungen.

Es gibt im gesamten komplementärmedizinischen (und erst recht im klinisch-medizinischen) Bereich keine Methode, die auch nur annähernd eine derartige Ganzheitlichkeit aufweist.

5.3 Zusammenfassung und Schlussfolgerungen

Wir haben gesehen, dass in den westlichen Industrieländern jeder Mensch irgendwann mindestens 2 chronische Erkrankungen hatte, wobei zwischen 40% bis 64%[1] der Bevölkerung in irgendeiner Weise chronisch krank bleibt.

---

[1]Www.statistik.at (siehe Gesundheitsbefragung 2006/7)

Wir haben auch die Ursachen gesehen – nämlich, dass der zunehmende E-Smog der Telekommunikation, der immer noch vorhandene
Tschernobyl-Fallout, sowie eine Unzahl von chemischen Toxinen und
Schwermetallen in unserer Umgebung und unserer Nahrung die körpereigenen Regulationssysteme völlig überfordern. Dies in Verbindung mit
einer Stressbelastung, deren chronische Folgen viele als „mörderisch"
empfinden.

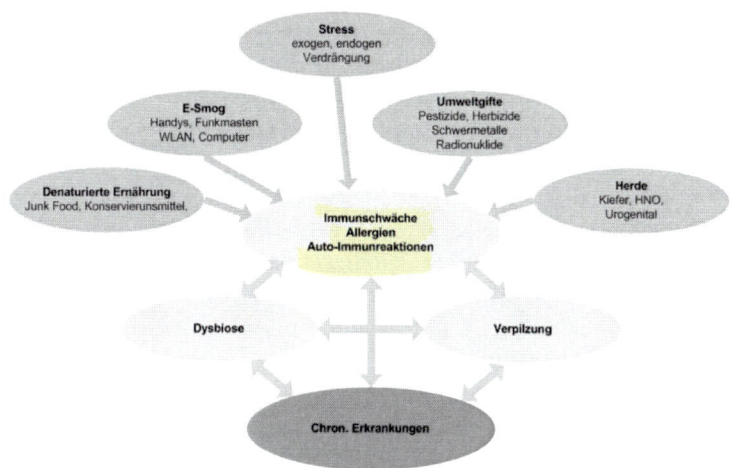

Abbildung 22: Chronischer Stress spielt bei chronischen Krankheiten immer eine
wichtige Rolle

Weiters wurde deutlich, dass die klinische Medizin diesen Phänomenen weitgehend hilflos gegenübersteht. Die Komplementärmedizin steht
hier besser da, insbesondere durch die Testmethoden der energetischen
Medizin, kann aber auch weder E-Smog noch Radioaktivität therapieren
sowie chronische Stressfolgen nicht ausheilen.

Denn natürlich wird die überragende pathophysiologische[1] Bedeutung des E-Smogs und der Radionuklide nur bei geeigneten Messmetho-
den deutlich. Das Fehlen ebendieser Methodik ist der Grund, warum E-
Smog und Radioaktivität weder in der Schul- noch in der Komplementärmedizin beachtet, geschweige denn therapiert werden.

---

[1]Pathophysiologie: Die Lehre der Gesetzmäßigkeiten in Krankheitsabläufen

In der klinischen Medizin ist das die Folge eines Systems, das den Begriff der „Entgiftung" (als Kur) nicht einmal kennt.

Leider aber trifft dies weitgehend auch auf die Komplementärmedizin zu: Organbezogene oder auch herkömmliche Entgiftungstherapien machen wenig Sinn, wenn es nicht gelingt, die eigentlichen Ursachen – nämlich E-Smog und Radionuklide zu beheben bzw. auszuleiten. In der Komplementärmedizin wird zwar entgiftet, aber die Schwermetall-, Toxin- und Pilzausleitung ist aber oft ineffektiv.

In Bezug auf Stress hat die klinische Medizin durch die Erkenntnisse Pischingers sowie der Neurologie und der Hirnforschung an sich die Basis für ein völlig neues medizinisches Weltbild geschaffen – leider aber wendet sie es nicht an. Auch die Erkenntnisse über PTSD als zentrale Ursache hinter den meisten chronischen Krankheiten finden kaum Beachtung.

Wie wir gesehen haben, ist es sinnlos, chronische Stressrektionen und deren organische Folgen (Erschöpfung, Burn-out) beheben zu wollen, wenn die neurophysiologische Grundlage[1] dafür nicht geschaffen werden kann (sprich: Psychotherapien ohne Aufbau der Hirnchemie und -energie!). Das aber überfordert sowohl klinische Medizin, als auch die herkömmliche Komplementärmedizin völlig.

In dieser – ganzheitsmedizinisch gesehen – wirklich tristen Situation kann die Holopathie in allen angesprochenen Problembereichen effiziente Lösungen anbieten. Wie dies möglich ist und warum die Holopathie so leistungsfähig ist, werden wir im nächsten Kapitel besprechen.

---

[1]Neurophysiologische Grundlagen - die biochemischen Voraussetzungen für die normale Funktion des Nervensystems: Neurotransmitter. plus entsprechende Durchblutung mit Sauerstoff, Nährstoffen, Vitaminen und Spurenelementen plus Energie. Ohne diese Voraussetzung ist jegliche Psychotherapie sehr schwierig! Ich bezeichne das immer gerne als „Neurologischen Sozialismus": Zuerst müssen die materiellen Voraussetzungen geschaffen werden – erst dann wird sich der Mensch ändern (können).

6 Die Holopathie – ein einzigartiges System

Die Holopathie baut auf den bisherigen energiemedizinischen Traditionen auf: TCM (Fünf-Elemente-System, Akupunktur), Homöopathie, Elektroakupunktur, Bioresonanz. In der Holopathie sind diese Systeme in der Software des Test- und Therapiegeräts, der QuintStation integriert, jedoch zugleich erweitert durch digitale Homöopathie, d.h. Schwingungen von Substanzen, bzw. Informationen, die wir digital abgespeichert haben – auch Radioaktivität und Elektrosmog!

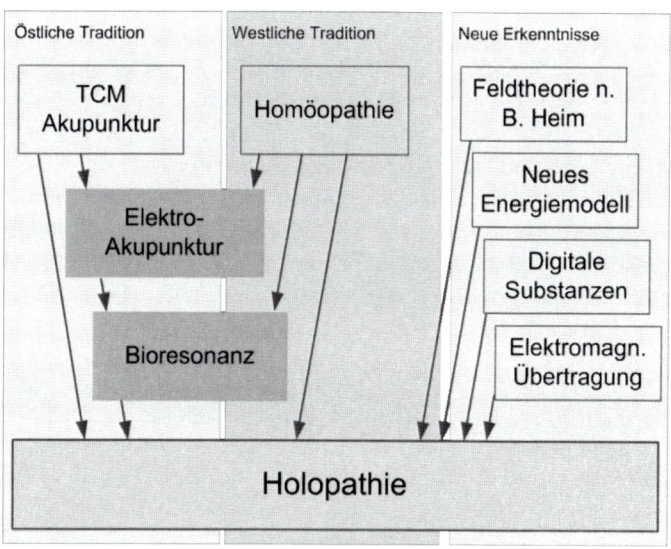

Abbildung 23: Die Holopathie kombiniert bewährte Methoden mit neuen Prinzipien zu einem revolutionären neuen Ganzen

In der Testung und Therapie werden die digitalen Informationen wieder in analoge Signale umgewandelt und über ein Therapiegerät dem Patienten berührungsfrei eingestrahlt. Das heißt – der Patient erhält die Schwingungsmuster von Substanzen, die sich auf der Festplatte des Computers des Therapeuten befinden: Bei der Testung nur einige Sekunden in geringer Feldstärke, bei der Therapie dann 10 Minuten bis 1 Stunde in höherer Feldstärke. Weil die Test- bzw. Therapieinformationen direkt in die Organe eingestrahlt werden können, die besonders betroffen sind, ist in der Regel die Reaktion des Körpers sehr deutlich, selbst bei blockierten Patienten (Alter, Cortisoneinnahme, Chemotherapie etc.). Für den Therapeuten gibt es dazu effiziente, computergestützte Hilfen, wie wir weiter unten sehen werden.

Die Holopathie enthält darüber hinaus ein neues Energiemodell des Menschen, das weit über die Vorstellungen der TCM hinausgeht und endlich(!) auch die Meridiane und das Akupunktursystem mit den Erkenntnissen der modernen Hirnforschung verbindet. Damit ist auch die Therapie des Burn-out sowie des psychosomatischen Hintergrunds einer Erkrankung möglich.

Was die Holopathie jedoch von allen anderen Medizinsystemen abhebt, ist das, was wir mit dieser Technologie erreichen können: Viele energetische Methoden befassen sich mit der Messung von Nahrungsmittel-Unverträglichkeiten, Zusatzstoffen, Pilzen u.dgl. Das ist natürlich gut. Schlecht ist hingegen, dass es derzeit keine Verfahren gibt, die die wesentlichen Belastungen unserer Zeit in Summe erfassen und sowohl energetisch – durch Ausgleich der Meridiane – als auch biochemisch – durch effiziente Substitution von Heilmitteln – therapieren können.

Ich habe in den bisherigen Kapiteln versucht, zu zeigen, dass **die wesentlichen Belastungen – auf die es heute wirklich ankommt –** folgende sind:

› Schwermetalle und Radioaktivität

› Elektrosmog, besonders WLAN, UMTS

› Chronischer Stress, Burn-out, tiefsitzende Verletzungen / Verdrängungen.

Alles andere, wie Pilze, Nahrungsmittelunverträglichkeiten, Allergien usw. sind Folgen davon! **Die wahren Ursachen bleiben jedoch fast immer unentdeckt und unbehandelt.** Vor allem für den chronisch Kranken – oder auch „nur" chronisch symptomatischen Patienten ist das eine Katastrophe. Denn so sind seine Chancen, aus seinen chronischen Beschwerden herauszukommen, gering.

Dieses Problem, das sich klinische Medizin UND Komplementärmedizin miteinander teilen, wird **von der Holopathie gelöst.** Die folgenden Kapitel zeigen, wie.

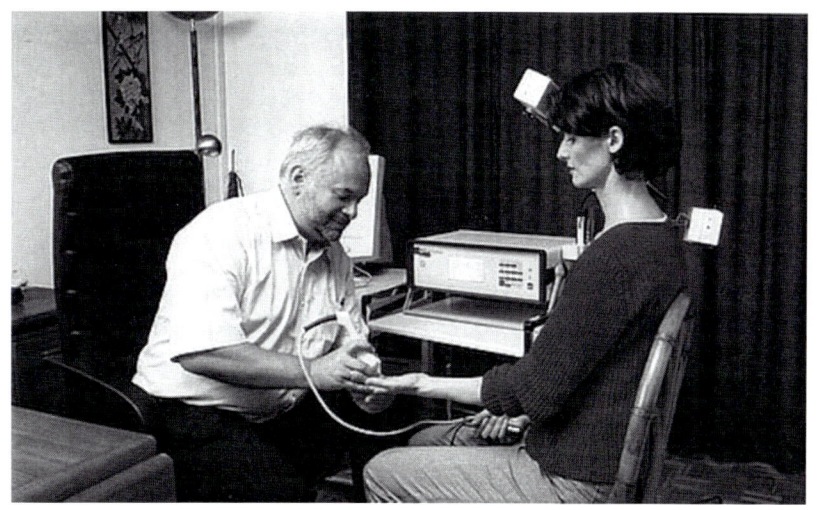

Abbildung 24: Holopathische Testung

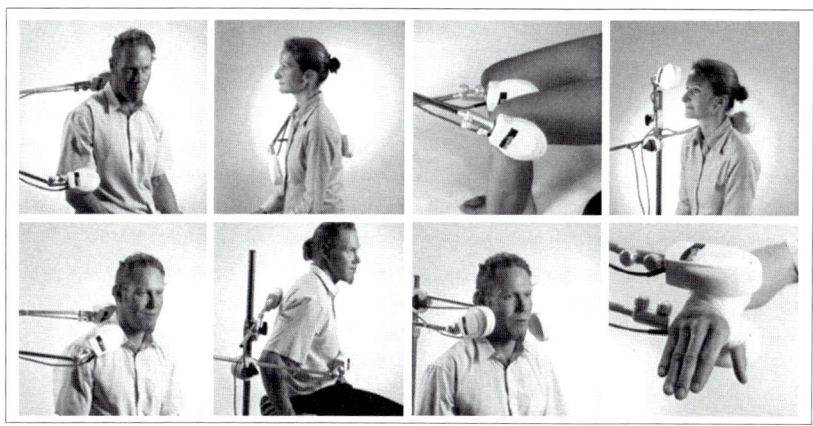

Abbildung 25: Applikatorpositionen bei der Therapie (Beispiele)

6.1 Was die Holopathie einzigartig macht

Natürlich will jeder Patient nur eines: Seine organischen Probleme lösen. Dazu müssen wir aber die Ursachen der Organerkrankung aufspüren. In der Regel werden das Umwelt- sowie Stressbelastungen sein. Wir müssen also zu den wesentlichen Umweltbelastungen (Schwermetalle, Radioaktivität, E-Smog) vordringen und sie ausleiten, bzw. neutralisieren. Nur so können wir dauerhaft auch deren Folgen wie Verpilzung, Nahrungsmittelunverträglichkeiten und Allergien beseitigen. Wie wir bereits ausführlich besprochen haben, bilden zusätzlich neben den akuten vor allem unterschwellige (verdrängte) Stressmuster einen entscheidenden Faktor.

Die Stressbelastung des Patienten entsteht dabei aus der Kombination organischer und psychischer Faktoren: Denn Stress stellt eine unspezifische Anpassungsreaktion des Körpers dar, die aus der Summe aller Belastungsfaktoren entsteht. Die „böse Schwiegermutter", der „grantige Chef" gehen dabei genauso in die Stressbilanz ein, wie beherdete Zähne, ein verpilzter Darm, Allergien und – als übergeordnete Ursachen – E-Smog und latente Radioaktivität. Entscheidend für den Patienten ist letztlich nur, wie hoch der Stresspegel ist, der in Summe dabei herauskommt: Er fixiert einen Sympathikotonus[1] und damit verhindert damit, dass eine chronische Erkrankung von selbst wieder ausheilen kann. Denn für Heilungsreaktionen ist ein Vagotonus[2] des vegetativen Systems erforderlich. Um diesen aufzubauen, muss daher **der Gesamtstress, der auf den Patienten einwirkt, eliminiert oder zumindest reduziert werden. Erst dann wird eine Heilung einer chronischen Erkrankung/ eines chronischen Symptoms eintreten!**

Das ist übrigens ein wesentlicher Grund, weshalb die klinische Medizin bei der Ausheilung chronischer Krankheiten weitgehend erfolglos ist: Denn aufgrund ihres Weltbildes ignoriert sie die Umweltfaktoren, die heute zu einem permanent hohen Stresspegel jedes Patienten geführt haben – nicht umsonst ist Burn-out heute beinahe schon eine Volkskrankheit. (Allerdings bringen uns die meisten energetischen Verfahren

---

[1]Sympathikotonus: Das vegetative Nervensystem enthält Nerven, die nur zur Stimulation im Alarmfall dienen – das sympathische Nervensystem. Sympathikotonus bezeichnet diesen Alarmfall, der eine Stressreaktion in praktisch jedem Organ hervorrufen kann.

[2]Vagotonus bezeichnet demgegenüber einen Steuermodus des komplementären (gegengerichteten) Anteils des vegetativen Systems, der praktisch alle Organe in einen Ruhezustand versetzen kann

in vielen Fällen auch nicht weiter, da sie ebenfalls nicht zu den wahren Ursachen vordringen können).

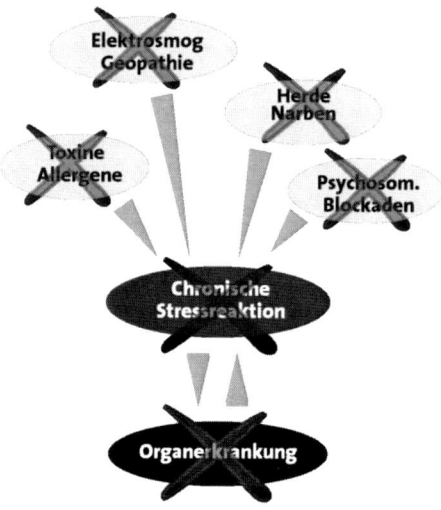

Abbildung 26: Die Holopathie entzieht der chronischen Stressreaktion den Boden, indemsie deren Verursacher bekämpft

Wie löst nun die Holopathie dieses Problem?

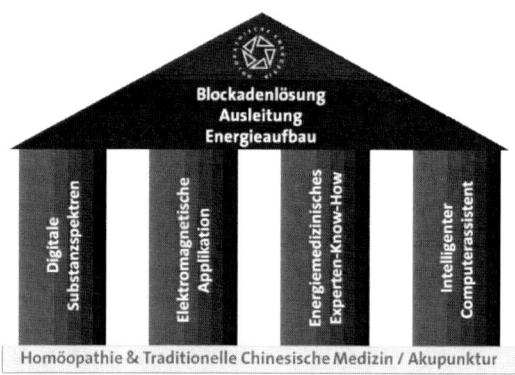

Abbildung 27: Das methodische Gebäude der Holopathie

Das Fundament: Wir gehen in der Holopathie von einem Know-how aus, das auf TCM, Homöopathie und Akupunktur beruht. Es ist in der Holopathie-Software einprogrammiert und erfordert keine Spezialkenntnisse des Therapeuten. Dazu folgender Vergleich: Wenn Sie abends durch verschiedene Fernsehprogramme zappen, stellen Sie unterschiedliche Verbindungen zu einem Satelliten her – es finden extrem komplexe nachrichtentechnische Vorgänge statt. Von all dem brauchen Sie aber keine Ahnung zu haben, Sie müssen nur wissen, wo sich der Knopf für die Programmwahl befindet. Auf ähnliche Weise ist hochwertiges medizinisches Know-how in der Holopathie integriert, das per Mausklick zur Verfügung steht.

Auf der Grundlage dieses Fundaments entwickelt das System 4 Eigenschaften:

› **Digitale Substanzspektren:** Digital gespeicherte Schwingungen (basierend auf dem Magnetic Memory[1]) von über 10.000 Substanzen(!) aus allen Bereichen der Umwelt und der Medizin – auf der „positiven" Seite (= Similes[2]) jeweils alle erhältlichen Homöopathika, Bachblüten, Edelsteine, Heilpflanzen, Spurenelemente, Vitamine, Nahrungsmittel, Enzyme, Hormone, Neurotransmitter, sowie die wichtigsten klinisch-medizinischen Präparate. Auf der „negativen" Seite (Nosoden[3]) alle medizinisch relevanten Bakterien, Pilze, Viren, Parasiten, Toxine, Allergene, Umweltgifte, Spritzmittel, Konservierungsmittel, Schwermetalle sowie auch alle wesentlichen Frequenzmuster aus dem Elektrosmog: Handys, WLAN (Drahtlosnetzwerke), Computer, SAT-Empfänger, Netzschwingung. Besonders wichtig durch tragischen, aktuellen Anlass: Die Holopathie enthält auch die Schwingungsmuster aller radioaktiven Substanzen, die nach einem Atomunfall frei werden. Damit kann der Therapeut sie als Nosoden – als homöopathische Ausleitungsmedikamente – einsetzen, zusammen mit den Similes seltener Erden, die er mit Hilfe des Systems herausfinden kann. Bis zu einer gewissen Grenze kann so die Holopathie radioaktives Cäsium, Kobalt usw. ausleiten und die Selbstheilungskräfte gegenüber radioaktiver Strahlung entscheidend stärken.

---

[1] „Kraftspendende", jedoch nicht ausleitende Homöopathika. Siehe Kapitel 3, Abschnitt „Am Beispiel Homöopathie"

[2] „Kraftraubende", jedoch ausleitende Homöopathika. Siehe Kapitel 2, Abschnitt „Homöopathie"

[3] ebenso

› **Die elektromagnetische Applikation der Schwingungen dieser Substanzen:** Das Magnetic Memory einer Substanz wird extrem verstärkt und berührungsfrei auf den Körper abgegeben. Damit gelangen alle benötigten Heilinformationen in ausreichender Stärke genau dorthin, wo sie gebraucht werden.

› **Energiemedizinisches Experten-Know-how:** Das bedeutet, dass viele Entscheidungen, die man als Therapeut treffen muss, computergestützt ablaufen können und daher dem Therapeuten eine ungeahnte Effektivität und Kraftersparnis ermöglichen (besonders wichtig sind hier Basisrezepte auf der Grundlage bisheriger, erfolgreicher Behandlungen, in denen alle wirksamen Nosoden und Similes für eine klinische Indikation – z.B. Tonsillitis oder auch Östrogenmangel – zusammengestellt sind).

› **Intelligenter Computer-Assistent:** Wir nutzen die Möglichkeit sogenannter Expertensysteme, d.h. dass der Computer bei verschiedenen Arbeitsabläufen eine Hilfe anbietet, durch die der Therapeut wesentlich rascher und sicherer zu einer Entscheidung kommen kann als auf herkömmliche Weise. Dadurch können auch die rund 100.000 Substanzschwingungen[1], die in der Datenbank vorhanden sind, wirklich effektiv genutzt werden. Niemand würde beispielsweise daran denken, dass Metalle der Seltenen Erden wie Hafnium, Lanthan oder Terbium eine starke therapeutische Potenz haben, aber das System kennt sie und führt den Therapeuten zu deren Anwendung, wenn die entsprechende therapeutische Situation gegeben ist.

Vor allem aber dient der intelligente Computer-Assistent der computergestützten Messung und Therapie der Energiezustände in den einzelnen Schichten des Unterbewusstseins. In der Holopathie erfolgt dies auf 2 Arten:

› Messung und Therapie der „Reaktionsblockaden". Das sind Rezepte, mit denen der Therapeut die energetisch-neurologischen Veränderungen durch Schocks, mentale Verletzungen und Verdrängungen aufspüren und deren Verarbeitung gezielt unterstützen kann (siehe Kap. *Reaktionsblockaden* auf Seite 201).

---

[1]Für jede der 10.000 Substanzen etwa 10 verschiedene Potenzen inklusive D0 und Potenzakkord (siehe Kap. 6.2.1 „Die Technik der digitalen Substanzschwingungen"/ „Potenzierung und Potenzakkord"

› Messung und Therapie des Energiestatus der wichtigsten Schichten des Unterbewusstseins durch die „Vektor"-Therapie. Damit können wir feststellen, wie sich 6 elementare Gefühle – Angst, Aggression, Minderwertigkeit, Zweifel, Kränkung, Frustration – sowohl im persönlichen, als auch im kollektiv-geprägten Unterbewusstsein (Familie, Freunde, Kollegen, Lebensraum) auswirken. Vor allem aber: wir können dem Patienten die Energie geben, diese Negativgefühle und damit auch die damit verknüpften „Reaktionsblockaden" zu überwinden (siehe Kap. *Vektoren – höhere energetische Wechselwirkungen* auf Seite 203).

Wie bereits erwähnt, erlaubt die Holopathie auf diese Weise nicht nur die Diagnose und Therapie aller relevanten Umweltbelastungen – sondern vor allem die der heute wichtigsten: Schwermetalle und Radioaktivität, sowie Elektrosmog. Zusätzlich ermöglicht uns die Holopathie, **nonverbal** – durch reine Messung die psychosomatischen Hintergründe sowie die zugrundeliegende Stressreaktion einer Erkrankung zu erfassen und ebenso nonverbal – durch reine Informationsübertragung (sowie die Gabe geeigneter seltener Erden, Aminosäuren und Pflanzen) zu therapieren.

Das ist sicherlich einzigartig.

6.2 Digitale Homöopathie

Wir haben bereits besprochen, dass Wasser ein Gedächtnis hat. Wie wir gesehen haben, gibt es dafür u.a. folgende Beweise (bzw. starke Hinweise):

› Die rein energetische Einwirkung von Lebewesen (Personen oder auch Pflanzen) auf die Strukturen getrockneter (Kölbl) oder gefrorener (Emoto) Wassertropfen

› Vermehrtes Bakterienwachstum auch nach Abschalten einer schwachen elektromagnetischen Strahlung auf Wasser (Jakob)

› Die veränderten chemischen und biochemischen Eigenschaften des Wassers nach Frequenzeinstrahlung bzw. Energetisierung (Forschungsarbeiten zum Magnetic Memory; Grander)

Es lässt sich zeigen, dass Homöopathie auf der gezielten Anwendung dieses Wassergedächtnisses, des Magnetic Memory, beruht, indem sie

Informationen daraus auf das morphogenetische Feld des Körpers überträgt (siehe Kap. 3.2 *Wirkungsweise Homöopathie*).

Die Weiterentwicklungen der Homöopathie nutzen in Folge die elektromagnetische Natur des Magnetic Memory, um dieses für die Testung und in der Bioresonanz auch für Therapie auszulesen (siehe auch Kap. 2.2.2 *Die wichtigsten Methoden der Energiemedizin*). Die Entwicklung lässt sich durch folgende (unvollständige) Übersicht skizzieren:

› **Elektroakupunktur:** Übertragung des Magnetic Memory nur für Testzwecke durch eine Verbindung Patient – Testsubstanz per Handelektrode und Kabel

› **Bioresonanz:** Übertragung des Magnetic Memory von Testsubstanzen für Test- und Therapie mittels Elektroden. Dabei wird zusätzlich das Signal der Testsubstanz elektronisch verstärkt (ebenso ist elektronische Homöopathisierung der Patientenschwingungen möglich)

› **Holopathie:** Übertragung des digital gespeicherten Magnetic Memory von Substanzen für Test- und Therapie berührungsfrei mittels Trägerwelle, dabei milliardenfache Verstärkung des ursprünglichen homöopathischen Signals. Einbindung der Substanz-Datenbank in ein PC-Expertensystem.

6.2.1 Die Technik der digitalen Substanzschwingungen

Der Vorteil digitaler homöopathischer Substanzen liegt auf der Hand: Wir können eine beliebige Menge von Substanzen einfach speichern und genauso einfach wieder abrufen, miteinander mischen und mit allen Vorteilen der Digitaltechnik dann in der Therapie anwenden.

So funktioniert digitale Homöopathie

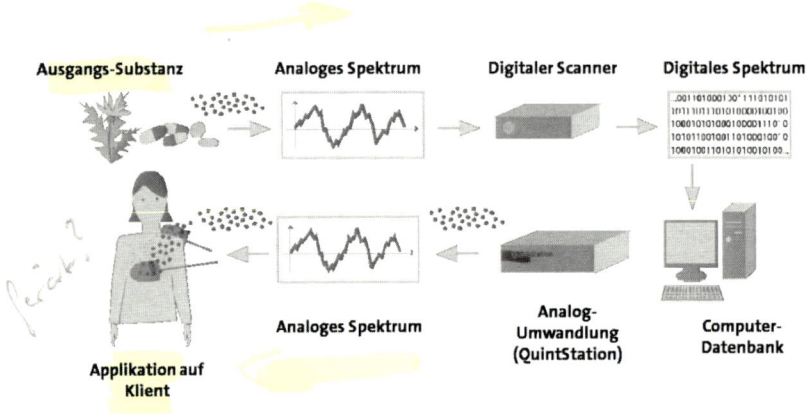

Abbildung 28: Digitalisierung einer Substanzschwingung (schematisch)

› Ein Breitbandverstärker nimmt das elektromagnetische Rauschen einer Substanz – z.B. Schöllkraut – von 10 Hertz bis zum Megahertz-Bereich (langwelliger Bereich) auf.

› Das erhaltene Signal wird extrem stark verstärkt und anschließend digitalisiert.

› Speicherung im Computer.

› Bei der Testung oder Therapie wandeln die Therapiegeräte der Holopathie sie wieder in eine analoge Schwingung zurück und übertragen sie mittels einer Trägerwelle auf den Patienten.

Das ist ähnlich wie in der Audiotechnik: Auch hier wird eine Schwingung (die der Luft) durch ein Aufzeichnungsgerät (ein Mikrofon) erfasst, zunächst in eine analoge Schwingung verwandelt, die dann z.B. für eine CD-Aufzeichnung digitalisiert wird. Beim Abhören läuft der Vorgang wieder rückwärts ab – das Ohr des Hörers empfängt vom Lautsprecher wieder eine analoge Schwingung.

Nach den Erfahrungen zahlreicher energetisch arbeitender Ärzte besteht für den Patienten kein Unterschied, ob er die Originalschwingung einer Substanz bekommt oder ob die Schwingung über das holopathische Gerät übertragen wird.

Potenzierung und Potenzakkord

Wie bereits im Kapitel *Klassische Homöopathie* besprochen, findet in der klassischen Homöopathie durch die Verschüttelung laut Samuel Hahnemann eine Potenzierung statt, d.h., die Feinkräfte einer Arznei (= ihr Magnetic Memory) werden frei, die unerwünschten Nebenwirkungen einer Substanz jedoch minimiert oder gar beseitigt. Ähnliche Vorgänge lassen sich auch erreichen, indem wir die Schwingungsmuster des Magnetic Memory auslesen und dabei verschiedenen Frequenzmanipulationen unterwerfen.

Auf diese Weise können wir das ursprüngliche Signal einer Substanz (entspricht der D0 in der Homöopathie) in verschiedene Potenzen zerlegen. Die Potenz D3 oder D4 bedeutet die relativ starke Eingrenzung der Frequenzen in einem tiefen Bassbereich, während die höheren Potenzen eine immer vollständigere Wiedergabe des gesamten Frequenzmusters bedingen. Durch bestimmte Frequenzmodulationen lassen sich dann auch Effekte von Hochpotenzen erzielen, d.h. Potenzen jenseits von D30, also D200, D400, D1200, D3000 und sogar D20000.

Durch Frequenzmodulationen und -operationen können wir also das Magnetic Memory einer Substanz in verschiedene Potenzen zerlegen und daher **von jeder Substanz alle gebräuchlichen Potenzen darstellen**,

Was ist der Potenzakkord?

Die klassische Homöopathie beruht auf der Anwendung einzelner Potenzen (D3, D4, D6, D12, D30 usw.). Diese müssen für jeden Patienten. bestimmt und nach einiger Zeit nachjustiert werden.

Es kann jedoch passieren, dass Sie bei einer Testung vielleicht 20 verschiedene Gifte (Nosoden) finden, die Sie ausleiten möchten (Amalgam,

Zahnherde, Pilze, Nahrungsmittelallergien usw.) Sie müssten für jede Nosode die korrekte Potenz ermitteln und nach einiger Zeit wieder korrigieren.

Der **Potenzakkord,** der von dem deutschen Arzt und Homöopathen Hans-Heinrich Reckeweg um 1950 entwickelt wurde, umgeht diese Schwierigkeit. Dabei werden die klassischen Potenzen, also D3, D4, D12, D30, D200, in einem bestimmten definierten Mischungsverhältnis gemixt. Dabei handelt es sich nicht einfach um eine Addition der Potenzen sondern einem harmonischen Akkord, ähnlich wie in der Musik. Der Potenzakkord wirkt meist stärker als einzelne Potenzen und ist viel praktischer – das Finden der korrekten Potenz und deren Nachjustierung entfällt.

Daher arbeiten wir in der Holopathie mit dem Potenzakkord. Nach der Erfahrung der meisten Holopathie-Therapeuten ist dieser auch weit stärker als die – in der Bioresonanz allgemein gebräuchliche – Schwingungs-Inversion[1].

Das Gesetz von Provokation und Ausgleich

Für die Testung ist immer die ursprüngliche Schwingung einer Substanz entscheidend, die Ursubstanz oder D0. Denn erst die Testung mit der Schwingung eines unveränderten Toxins zeigt zuverlässig, ob der Patient damit belastet ist (Wenn ja, entsteht eine Abwehrreaktion an den Akupunkturpunkten an Hand oder Fuß durch Erhöhung des Hautwiderstandes. Wenn nein – keine Widerstandsänderung).

Auch hier ist die Holopathie anderen Verfahren überlegen, da die handelsüblichen Testsätze keine D0 beinhalten (sondern erst ab D3 oder D4 beginnen). Bei vielen Testsätzen für Umweltbelastungen ist es sehr schwierig bis unmöglich, das ursprüngliche Toxin zu erhalten. Dies gilt beispielsweise für die meisten Umwelttoxine wie Bakterien oder Viren und natürlich erst recht für radioaktive Substanzen wie Cäsium oder Plutonium oder auch für reine Informationen wie E-Smog – für diese beiden Arten von Umweltgiften gibt es überhaupt keinerlei Testsätze. In der Holopathie jedoch ist das alles als Homöopathikum von D0 bis D200 und im Potenzakkord vorhanden!

---

[1]Umkehrung einer Schwingung um 180° mit dem Ziel, die ursprüngliche, schädliche Schwingung im Körper zu löschen. (Es hat sich allerdings gezeigt, dass dieses theoretische Konzept in der Praxis nicht so einfach funktioniert).

Auf diese Weise können wir in der Holopathie die beiden Aspekte der Homöopathie anwenden, die prinzipiell möglich sind:

› **Provokation** des Patienten in der Testung durch D0: Der Patient wird in der kurzzeitigen Belastung durch die Originalschwingung des Giftes „gezwungen", energetisch „Stellung zu beziehen" (Wenn es ihn stört = wenn es vorhanden ist, erzeugt es eine Hautwiderstandserhöhung = einen Zeigerabfall am Messgerät)

› **Ausgleich** des Patienten **in der Therapie** durch Potenzakkord: Der Patient erhält die homöopathisierte = Heilungsform eines Giftes und bekommt dadurch die „Chance", belastete Meridiane auszugleichen.

Der Patient erhält beispielsweise die Schwingung des Epstein-Barr-Virus (Pfeiffersches Drüsenfieber). Für den Energiekörper des Patienten bedeutet das eine Belastung mit der Information dieses Virus. Sollte der Patient bereits Erfahrung mit dem Epstein-Barr-Virus gemacht haben (z.B. weil das Virus sich in irgendeinem Lymphknoten befindet) stellt diese neuerliche Begegnung ein Problem dar – er reagiert durch Zeigerabfall.

Die Therapie erfolgt anschließend in der Ausgleichs-Form automatisch im Potenzakkord.

6.2.2   Vorteile der digitalen Homöopathie

Nach unseren Erfahrungen wird durch die Applikation der digitalen Homöopathie im Körper die Illusion geschaffen, als hätte der Patient das entsprechende Homöopathikum geschluckt oder injiziert bekommen. Die daraus entstehenden Vorteile sind enorm, denn auf diese Weise lassen sich Tausende von Substanzen speichern und nahezu beliebig viele von ihnen pro Sitzung testen.

Ein Ausschnitt aus dem Substanzkatalog:
› Substanzen aus der chemischen Industrie
  › Umweltgifte wie Lindan, Parathion, DDT
  › Herbizide
  › Fungizide
  › Holzschutzmittel
  › Lacke
  › Lösungsmittel
  › Weichmacher etc.

- › Schwermetalle
  - › Blei
  - › Quecksilber
  - › Aluminium
  - › sowie Dutzende andere
- › Radioaktive Metalle
  - › Cäsium
  - › Plutonium
  - › Kobalt
  - › Strontium
  - › und weitere
- › Elektrosmog
  - › Handy
  - › PC
  - › WLAN
  - › SAT
  - › Netz
- › alle klinisch relevanten Erreger
  - › Bakterien
  - › Pilze
  - › Viren
  - › Parasiten
  - › alle Impfungen
- › alle klinisch relevanten Organtestsätze
  - › jeweils Testung auf
    - › Infektion
    - › Autoimmunreaktion
    - › Degeneration
    - › Tumor
  - › Dünndarm
  - › Herz
  - › Magen
  - › Pankreas
  - › Dickdarm
  - › Lunge
  - › Blase
  - › Niere
  - › Gallenblase
  - › Leber
  - › Arterien, Venen

- › Schilddrüse, Nebenniere, Hypophyse
- › Knochen, Gelenke, Sehnen
- › Narben Haut/Organe
- › Narben Knochen
- › alle Nahrungsmittel
  - › alle Getreidearten
  - › alle Brotarten
  - › Mehlspeisen
  - › alle Kuhmilchprodukte
  - › alle Schafsmilchprodukte
  - › alle Ziegenmilchprodukte
  - › alle Sojaprodukte
  - › alle Gemüsearten
  - › alle Obstsorten
  - › alle Zuckerarten
  - › alle Konservierungsmittel und Zusatzstoffe
  - › alle Fisch- und Fleischarten
  - › alle Genussmittel (Kaffee- und Teesorten, Alkohol)
- › alle Naturheilmittel
  - › alle Homöopathika
  - › alle Bachblüten
  - › alle kaliforn. Blüten
  - › alle Edelsteine
  - › alle Spurenelemente
  - › alle seltenen Erden
  - › alle Vitamine
  - › alle Enzyme
  - › alle Heilpflanzen
  - › die wichtigsten am Markt befindlichen Testsätze (Heel, Horvi, Sanum, uvam.)
- › die wichtigsten Allopathika (klinisch-medizinische Medikamente)
  - › Blutdrucksenker
  - › Psychopharmaka
  - › Antibiotika
  - › Antihistaminika
  - › Hormone
  - › Chemotherapeutika
- › uvam.

In Summe sind es derzeit mehr als 10.000 Substanzen. Es wäre in der Praxis unmöglich, eine derartige Vielfalt in einen Arzneikasten zu stellen, außerdem wäre es viel zu teuer.

Wie bereits erwähnt, kommt dazu noch, dass die holopathische Datenbank Spezialitäten beinhaltet, die niemals als Substanz erworben werden können wie radioaktive Schwermetalle (z.B. Cäsium, Strontium, Plutonium), deren Schwingungen wir aber genauso integriert haben wie Schwingungen aller Arten von E-Smog – Handys, Computer, WLAN, SAT-Empfänger – oder Schwingungsmuster aus der Erde – sprich Geopathie, also Wasseradern, Curry-Kreuzungen und ähnliches.

Eine Besonderheit der reinen Schwingungsinformationen sind Aufzeichnungen der Schwingungsmuster von Akupunkturpunkten. Damit konnte ich eine homöopathische Information verschiedener Bewusstseinszustände aus Akupunkturpunkten des Gehirns erzeugen: Die Information von Angst, Aggression, Minderwertigkeit beispielsweise, die genauso getestet werden kann wie eine Mandelentzündung oder eine Milchallergie. Und die dann genauso therapiert werden kann, indem der Patient den dazugehörigen Potenzakkord erhält – als Therapieschwingung berührungsfrei auf den Kopf oder als elektronisch erzeugtes Homöopathikum zum Einnehmen.

Derartige Schwingungsinformationen spielen eine Rolle in der **Vektortherapie** – einer Therapie der verschiedenen Schichten des Unterbewusstseins – wodurch wir das Energieniveau des Gehirn gezielt anheben und somit die Verarbeitung von verdrängtem Stress erreichen können[1].

Auch die Traumata und seelischen Verletzungen der sog. „Reaktionsblockaden" beruhen auf der Aufzeichnung von Schwingungsmustern von Akupunkturpunkten des Gehirns: z.B. Schädel-Hirn Trauma, aber auch Vergewaltigung oder die Angst, verlassen zu werden u.v.a.m.

Auf die gleiche Weise konnte ich auch die Belastungen verschiedener Hirnareale aufgrund chronischer Erkrankungen – sog. „Zerebralfoci" – aufzeichnen. Auch sie können dem Pat. im Potenzakkord – zusammen mit den passenden Similes wesentlich in der Überwindung chronischer Krankheiten helfen.

Die aufgezeichneten Schwingungen von Farben und Tönen, die mithilfe der elektromagnetischen Trägerwelle der QuintStation zu Entspannungszwecken direkt ins Gehirn projiziert werden können, runden diese Mittelgruppe der reinen Schwingungs-Informationen ab.

---

[1] siehe Kap. 4.2.5 „Holopathie und Stress" und Kap. 6.4.6 „Therapie des Zentralnervensystems"

In diesem Zusammenhang möchte ich hervorheben, dass sich die Holopathie in den Diagnose- und Therapiemöglichkeiten des Zentralnervensystems (ebenso wie in denen des Körpers) stark von Radionik oder Kinesiologie unterscheidet. Beispielsweise behaupten Vertreter der Psychokinesiologie, Zustände des Unterbewusstseins zu messen und zu behandeln, können dies aber nur auf der Basis reiner, vom Bewusstsein gebildeter Vorstellungen tun (wenn man einen solchen Vorgang als Messung und Therapie bezeichnen will). In der Holopathie jedoch beruhen alle Informationen des Nervensystems auf echten Schwingungsmustern von Akupunkturpunkten.

6.2.3 Die praktische Anwendung in der Testung

Die Speicherung eines elektromagnetischen Signals als Datei bedeutet, dass alle Möglichkeiten der modernen Digitaltechnik offenstehen – beispielsweise komplexe Mischungen von Homöopathika in allen möglichen Potenzen und Potenzakkorden, die man so in einer Apotheke niemals herstellen könnte, mit einer stärkeren Wirkung auf den Patienten als alles, was die bestehende Energiemedizin kennt.

Bei der Testung befindet sich der Patient zwischen 2 Magnetköpfen, die ihm die zu testenden Substanzen als Schwingung auf den Kopf applizieren. Durch die unmittelbare Anregung der Regulationszentren des Gehirns entsteht eine starke positive oder negative Reaktion des Hautwiderstands, die relativ einfach an bestimmten Punkten der Hand gemessen werden kann.

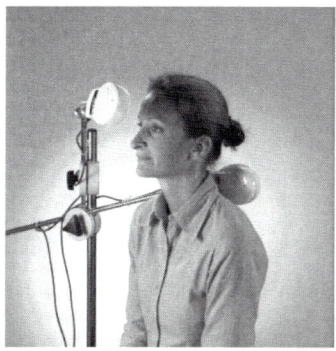

Abbildung 29: Die Applikation der Testschwingungen für die Diagnose erfolgt am Kopf

Diese Messung ist in der Holopathie bedeutend unkomplizierter als beispielsweise in der Elektroakupunktur oder der Bioresonanz, weil das zugrundeliegende Testsignal weit besser vom Körper aufgenommen wird und zu einer deutlicheren Antwort führt. Im Unterschied zu den anderen Verfahren haben wir daher in der Holopathie eine Ja/Nein Abfrage der Punkte (entweder ein Punkt ist aufgrund eines eingestrahlten Umwelttoxins belastet oder eben nicht). Die Erfahrung zeigt, dass diese Art der Messung auch leichter zu erlernen ist, als beispielsweise in der E-Akupunktur. Aufgrund der Deutlichkeit des Testsignals ist sie auch weit weniger kräfteraubend als herkömmliche energetische Messungen. Das gilt insbesondere für die Kinesiologie und das Abfragen mit dem Biotensor[1] (Allerdings kann die Holopathie problemlos mit diesen Testmethoden verbunden werden, falls gewünscht).

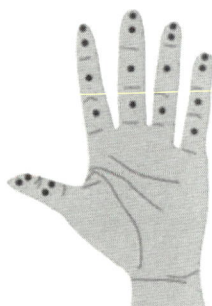

Abbildung 30: Die Testung erfolgt an neu gefundenen Punkten der Hand

6.3   Elektromagnetische Applikation

Die Signale eines Homöopathikums benötigen eine Trägerwelle, um auf dieser gleichsam wie auf Schienen an den Wirkungsort zu gelangen (wie ein Surfer, der auf einer Meereswelle dahingleitet). Diese Trägerwelle wird in der Holopathie durch die sogenannte Schumann-Welle erzeugt. Das sind in der Natur vorkommende Schwingungen zwischen Erdboden und Ionosphäre[2]. (Sie entstehen, indem ständig irgendwo auf der Erde

---

[1]Eine Rute, die zum intuitiven Abfragen der Verträglichkeit von Substanzen dient.

[2]Die elektrisch geladene, oberste Schicht der Atmosphäre

ein Gewitter stattfindet, das elektromagnetische Schockwellen aussendet, wodurch niederfrequente Wellen bis etwa 11 Hertz gebildet werden).

In der Holopathie verwenden wir Schumann-Wellen von 10 Hertz, da sich diese als besonders geeignete Trägerwellen herausgestellt haben. Sie leiten die Information direkt in das erkrankte Organ, also genau dorthin, wo sie gebraucht wird. Dadurch entsteht ein viel stärkerer Effekt als etwa durch Globuli (Homöopathie) oder Handelektroden (Bioresonanz).

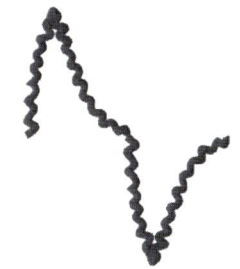

Abbildung 31; Bei der elektromagnetischen Applikation werden die Substanzschwingungen einer Schumannwelle überlagert

6.4 Energiemedizin-Know-how

6.4.1 Digitale Rezepturen

Eine derartige Menge von Einzelsubstanzen, wie sie die Software der Holopathie aufweist, ist natürlich manuell nicht zu bewältigen. Daher ist das System so aufgebaut, dass wir die bewährten Erfahrungen zahlreicher Anwender gesammelt haben, um sie in Form von Rezepten allen zur Verfügung zu stellen. Auf diese Weise kann auch die gesamte Bandbreite der vorhandenen Substanzen effizient genützt werden.

Wir verwenden beispielsweise – nur wenigen Therapeuten bekannt, jedoch hochwirksame – Substanzen wie Hafnium, Lanthan, Neodym und Molybdän. Diese haben in einer Dosierung im Mikrogrammbereich (als so genannte ATKs in Kapselform erhältlich; siehe Kap. *Substitution* auf Seite 221) außergewöhnliche Eigenschaften zur Aktivierung des Immunsystems. Hinzu kommen bereits bekannte immunsteigernde und ausleitende Substanzen, z.B. Selen und seine Co- Faktoren, sowie Antioxidantien wie die Vitamine A, E und OPC. (Antioxidantien verhindern, dass Giftstoffe unerwünschte chemische Reaktionen in der Zelle eingehen).

6.4.2 Die praktische Anwendung in der Therapie

› **Schritt 1:** Der Patient erhält die – in der Testung gefundenen – Umwelt- und Organgifte in homöopathisierter Form (Nosoden) **plus** die getesteten Therapeutika (Similes) als reine Schwingung verabreicht (siehe Kap. 6.4.6 *Ablauf einer Holopathie-Sitzung*). Damit das energetische Gleichgewicht zwischen kraftraubenden (aber für die Ausleitung wichtigen) Nosoden und kraftspendenden (aber nicht ausleitenden) Similes gewahrt bleibt, haben wir bereits alle wichtigen klinischen Diagnosen in Form so genannter Basisrezepte (siehe folgenden Abschnitt) gespeichert. Diese enthalten die relevanten Nosoden und Similes bereits fix-fertig kombiniert. Die Basisrezepte beziehen sich auf alle wesentlichen klinischen Diagnosen wie Kieferherde, Regelstörungen, Allergien. Besonders wichtig ist jedoch eine Belastung, die bei fast allen chronischen Erkrankungen beteiligt ist: E-Smog. Unsere Basisrezepte für alle wichtigen E-Smog-Arten (WLAN, SAT, GPS, UMTS usw.) enthalten neben der homöopathisierten Schwingung der jeweiligen Frequenzen die Schwingungsinformationen spezieller Mineralien und Edelsteine. Sie ermöglichen die **Neutralisierung von E-Smog.** Dadurch können wir diese erste wesentliche Ursache langfristiger Immunstörungen wie Allergien und Autoimmunerkrankungen (Hashimoto, Polyarthritis u.a.) beseitigen. Ebenso erfolgt durch die Aktivierung der Meridiane über die organspezifischen Basisrezepte ein erster Schritt zur Ausleitung und Heilung.

› **Schritt 2:** Der Patient bekommt die gefundenen Therapeutika auch als Rezept zum Einnehmen in Kapselform. Denn viele pathologische Prozesse wie Schwermetallbelastungen benötigen die Substitution: Beispielsweise kann die Ausleitung von Schwermetallen wie Quecksilber (Amalgam), Blei (Treibstoff-Zusatz bis 1980) oder Palladium (Auto-Katalysatoren) nur durch die Zufuhr von Selen, Schwermetallbindern und seltenen Erden (als ATKs) erfolgen. Auf diese Weise ist auch eine **Ausleitung sogar von radioaktiven Substanzen** möglich – und damit eine zweite kausale Therapie langfristiger Immunstörungen[1].

---

[1]Eine dritte Ursache chronischer Erkrankungen ist chronischer Stress und psychische

› **Schritt 3:** Die **Heimtherapie** erfolgt durch das Zusammenspiel von **Schwingungsinformationen plus stoffwechselaktiven Substanzen** der orthomolekularen Therapie. In der Holopathie können die Schwingungsmuster der Therapien auch auf Wasser, Alkohol oder Salben übertragen werden – diese nimmt der Patient. ein, bzw. trägt sie auf die Reflexzonen der betroffenen Organe auf. Über die in der Testung gefundenen ATKs (siehe Kap. *Substitution* auf Seite 221) bzw. andere Vitamine, Mineralstoffe und Therapeutika erfolgt dann zusätzlich die Substitution von dem, was dem Patienten fehlt. Alternativ dazu kann die Heimtherapie vom Patienten selbst auch über entsprechende Geräte der Holopathie durchgeführt werden[1], wodurch sie erheblich verstärkt wird. Ein entscheidender Punkt dabei ist die **Ausschaltung von E-Smog in der Umgebung** (es macht wenig Sinn, wenn der Therapeut den Pat. jedes Mal bzgl. E-Smog ausgleicht, der Pat. sich jedoch schon nach einem einzigen Handygespräch wiederum negativ auflädt). Daher bekommen die Pat. Spezialfolien[2] mit, die sie auf die wichtigsten digitalen Geräte ihrer Umgebung (Handy, PC, WLAN-Router, SAT-Receiver etc.) kleben können. Dadurch wird deren E-Smog biologisch verträglich – eine ganz wesentliche Unterstützung zur Vorbeugung und Heilung chronischer Erkrankungen.

Die Holopathie kann also nicht nur die Schwachpunkte jedes Organs gezielt erfassen und diese sowohl durch energetische Aktivierung als auch durch gezielte Substitution der geeigneten Substanzen beheben. Wie bereits mehrfach erwähnt, ist auf diese Weise in der Holopathie vor allem die **Testung und Therapie der Umweltfaktoren möglich, auf die es heute wirklich ankommt: Schwermetalle, radioaktive Substanzen und Elektrosmog.** Zusätzlich kann die Holopathie chronische Stressreaktionen und psychische Blockaden des Unterbewusstseins rein energetisch (also non-verbal, nicht durch „gutes Zureden"!) erfassen und ausgleichen (Siehe Kap. *Reaktionsblockaden* auf Seite 201 und Kap. *Vektortherapie und die Verarbeitung von Verdrängungen* auf Seite 215).

Blockaden. Diese werden in der Holopathie durch „Reaktionsblockaden"- und „Vektor"-Therapie beseitigt (Siehe Kap. 6.4.5 „Was sind Reaktionsblockaden?" und Kap. 6.4.6 „Vektortherapie"

[1]QuintBox, QuintDrink, QuintStation 115; siehe entspr. Kapitel

[2]QuintFilm – siehe dort

Grundsätzlich behebt somit die Holopathie die Unfähigkeit der klinischen Medizin (und leider auch der meisten komplementärmedizinischen Verfahren), die wahren Ursachen vieler chronischen Erkrankungen zu diagnostizieren und zu therapieren. Deshalb ist die Holopathie gerade bei chronischen Krankheiten so wirksam.

6.4.3 Basisrezepte

Um die Testung in der Holopathie zu vereinfachen, haben wir die Erfahrungen aus Tausenden Therapien in fertige homöopathischen Rezepte – die so genannten Basisrezepte – verpackt, die per Stichwort (nach Diagnosen) zur Verfügung stehen.

Wie bereits erwähnt, braucht der Körper neben der Ausleitung einer Nosode, d.h. eines Toxins auch die Similes – Substanzen mit Heilwirkung – die die erforderlichen Anpassungsreaktionen des Körpers unterstützen.

Die folgende Grafik versinnbildlicht das durch das Gewicht einer Hantel, die die Patientin heben will. Um das zu tun, muss sie Arbeit leisten – dies entspricht der Arbeit der Ausleitung bzw. Neutralisierung („Löschung") eines Toxins. Die Energie dafür kann in vielen Fällen vom Körper selbst nicht aufgebracht werden, besonders, wenn er bereits durch eine Vielzahl von Umweltgiften, Herden und Stressmustern in seiner natürlichen Reaktion geschwächt und blockiert wurde. Daher benötigen die meisten Ausleitungskuren nicht nur die entsprechenden Nosoden (Toxine) in der „Löschungs"-Form (dem Potenzakkord), sondern auch zusätzlich die passenden Similes („Kraft"-Mittel), die dafür sorgen, dass der Patient die für die Ausleitung/Neutralisation nötige Energie aufbauen kann.

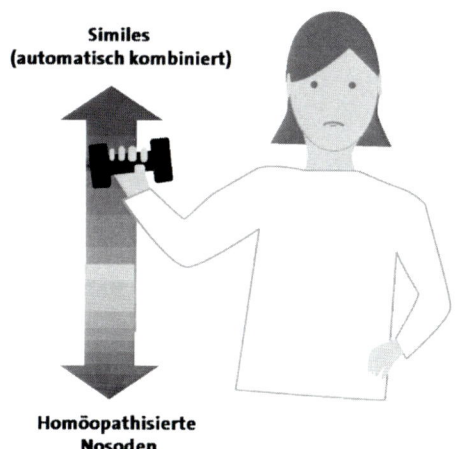

**Similes
(automatisch kombiniert)**

**Homöopathisierte
Nosoden**

Abbildung 32: Eine Nosodenausleitung erfordert passende Similes

Dies wird durch Expertenprogramme garantiert, die wir in QuintSpect-rum, der Software der Holopathie, eingebaut haben. Dadurch kann die Holopathie Erstverschlimmerungen verhindern (die in anderen Verfahren durchaus auftreten, wenn die Therapeuten nicht von sich aus auf ausreichend Similes achten).

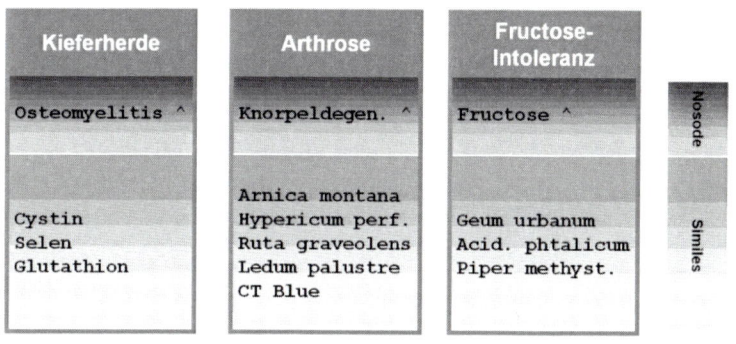

Abbildung 33: 3 Beispiele für Basisrezepte

Beispiele für das Experten-Know-how in den Basisrezepten:

› **Kieferherde:** Würden wir dem Körper ausschließlich die Schwingung von Osteomyelitis (infektiöse Knochen- und Knochenmark-Entzündung) im Potenzakkord anbieten, käme es wahrscheinlich zu

Erstverschlimmerungen (also Zahnschmerzen, Lymphstau, Fieber, immunologische Belastungen). Durch die zusätzlichen Similes Cystin, Selen und Glutathion werden diese Reizungen jedoch minimiert.

> **Arthrose:** Das Rezept zur Behandlung von Arthrosen beinhaltet als Nosode Knorpeldegeneration im Potenzakkord (die Schwingung eines degenerierten Knorpels, die von einem Patienten mit diesem Schaden eingescannt wurde) und als Similes einige Pflanzen, die dieser Knorpeldegeneration entgegenwirken.

> **Fructose-Intoleranz:** Enthält als Nosode den Potenzakkord der Fructose und als Similes Pflanzen, die geeignet sind, diese Unverträglichkeit zu überwinden.

Auf diese Weise haben wir rund 1500 derartige Anwendungsprogramme erstellt, die auf Mausklick testbar sind. Sie liegen zu praktisch allen wesentlichen klinischen Diagnosen vor, von ganz harmlos (Schnupfen, Lymphknotenschwellung, Heiserkeit) bis hin zu extrem schwerwiegend (Tumore, Chemotherapie).

Für den Therapeuten ist das eine enorme Erleichterung und für den Patienten eine wertvolle Qualitätssicherung.

6.4.4 Sequenzen digitaler Rezepturen

In der Holopathie ist auch möglich, digitale Rezepte nicht als Mischung auf einmal, sondern einzeln in Schritten hintereinander anzuwenden. Beispiel:

> Schritt 1 – ein beruhigendes Rezept gegen Angst

> Schritt 2 – Leberausleitung

> Schritt 3 – Nierenausleitung

> Schritt 4 – Ein patientenspezifisches Rezept aller gefundenen Nosoden und Similes

Durch dieses Verfahren kann sich der Körper leichter auf die Schwerpunkte jedes Therapieschritts konzentrieren. Die Energie wird gleichsam von Stufe zu Stufe angehoben.

Üblicherweise werden solche Therapiesequenzen in der Holopathie zur Vortherapie verwendet, um den Patienten, der „von der Straße" kommt, energetisch so weit aufzubauen, dass anschließend eine problemlose Testung möglich wird. Diese Vortherapien sind bereits fertig im System integriert. Sie können beispielsweise einem Patienten, der in einem Großraumbüro mit WLAN arbeitet und privat ständig an seinem Handy hängt, die Energie übertragen, durch die seine Meridiane wieder normal reagieren – wodurch der Patient testbar wird. Damit lösen diese computergenerierten Vortherapien auch das Problem der energetischen Wechselwirkung zwischen Therapeut und Patient – ein Thema, an dem andere energetische Methoden mit fehlender oder zu schwachen Vortherapien – regelmäßig scheitern. (Siehe dazu auch Kapitel *Das Problem der energetischen Wechselwirkung* auf Seite 96)

6.4.5 Ein effektives energiemedizinisches Instrumentarium

Klassentest

Durch den so genannten *Klassentest* stellen wir fest, in welcher Energiestufe ein Patient im Vergleich zu anderen steht – wir bestimmen also seine Energieklasse als Maß für die Reaktionsfähigkeit seines Energiesystems. Die Energieklasse eines Patienten ist relevant für die wichtige Frage, ob er derzeit überhaupt energetisch testbar ist.

Denn aufgrund der starken Umweltbelastungen (WLAN, Handymasten, Schwermetalle, unterschwellige Radioaktivität etc.) und ständig steigendem Stress sind die meisten Menschen für eine energetische Messung und Therapie eigentlich zu stark blockiert, ihr Energiesystem reagiert nicht mehr in dem Ausmaß, das für eine energetische Testung notwendig ist. Das kann lange vor dem Ausbrechen von Krankheitssymptomen geschehen – der Pat. kann sich subjektiv noch relativ fit fühlen und dennoch eine schlechte Energieklasse aufweisen.

In diesem Fall wenden wir eine Vortherapie an, die in den meisten Fällen aus einer computergenerierten Sequenz besteht (siehe Kap. 6.4.4 *Sequenzen digitaler Rezepturen*).

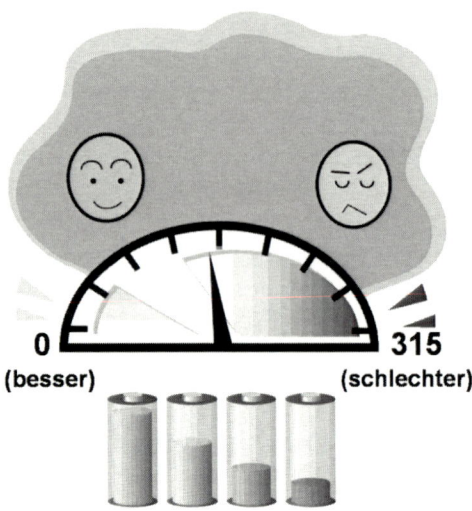

Abbildung 34: In der Holopathie kann die Reaktionskraft des Patienten in Stufen zwischen 0 und 315 gemessen werden

Je besser der Patient reagiert, desto weniger Energieblockaden weist er auf; je schlechter, desto mehr: auf einer Skala von 0 bis 315 lässt sich das feststellen. Dadurch werden Patienten auch mit anderen vergleichbar, und der Fortschritt einer Therapie wird am Fortschritt der Energiestufen zwischen den einzelnen Behandlungsterminen für Patient und Therapeut sichtbar.

Vortherapie

Blockierte Patienten benötigen zunächst eine Vortherapie. Dies sind in der Regel computergenerierte Therapiesequenzen, die den Patienten gleichsam von Stufe zu Stufe aus seiner „energetischen Talsohle" herausführen. Dabei erfolgt eine automatische Nosoden- und Similetherapie zur Ausleitung der wichtigsten Umweltnosoden und Herde, sowie zum Ausgleich der wichtigsten Stressmuster. In der Regel befindet sich der Patient danach für ½ Stunde auf einem sehr guten Energieniveau, das eine genaue Messung gestattet, ohne dass der Therapeut sein persönliches Chi dafür einsetzen muss (vgl. Kap. *Holopathie funktioniert unabhängig vom Chi des Therapeuten* auf Seite 102).

Übersichtstest

Um speziell dem Anfänger das Arbeiten mit der Holopathie zu erleichtern, haben wir die wichtigsten Nosoden (z.B. Bakterien, Pilze, Viren, Schwermetalle...) und Rezepte in einem Übersichtstest zusammengefasst, den man wie ein „Kochbuch" abarbeiten kann. Damit ist sichergestellt, dass der Therapeut die wichtigsten Organprobleme und deren Verursacher (Umweltbelastungen, Infektionen, nervliche Belastungen) findet und mit Hilfe der bereitgestellten Simile-Rezepte auch therapieren kann.

Prioritätstest

Es kann sein, dass bei einer Testung relativ viele Belastungen, zutage treten. Für das weitere Vorgehen ist es wichtig herauszufinden, welche Priorität eine Belastung hat, das heißt, welche der gefundenen Belastungen wichtig und welche weniger wichtig sind. Hierzu gibt es einen eigenen Test. Dieser Prioritätstest macht eine Fülle von Daten sofort transparent – er zeigt, worauf es bei einer Therapie ankommt!

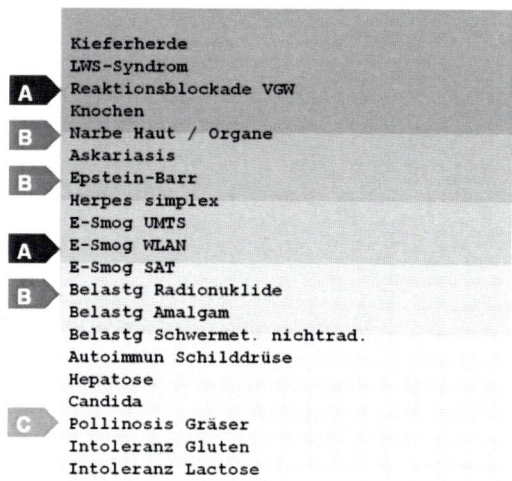

Abbildung 35: Der Prioritätstest zeigt auf einen Blick den Stellenwert der gefundenen Belastungen

195

Zahntest

Ein eigener Zahntest erlaubt die Testung aller Zähne über die „normalen" Testpunkte der Hand, wobei die Zähne auf folgende Parameter untersucht werden können:

› Herde

› abgestorbene Nerven

› Amalgambelastung

› Streuung in Gelenke

› Streuung in einzelnen Organen

Die Ergebnisse können dann ausgedruckt werden und dienen als Orientierungshilfe für den Zahnarzt.

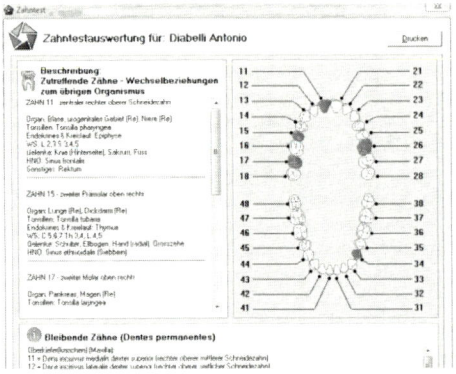

Abbildung 36: Der Zahntest ermöglicht die Feststellung beherdeter Zähne und deren potentiellen Streuwirkungen

Das System hilft auch, die passenden orthomolekularen Mittel (ATKs – siehe Kapitel *Substitution* auf Seite 221) zu finden, mit deren Hilfe die Streuung beherdeter Zähne verhindert werden kann – eine sehr wichtige Therapie nicht nur für Rheumatiker, sondern bei allen chronischen Erkrankungen und Symptomen. Damit kann die Extraktion beherdeter Zähne manchmal über ein Jahrzehnt hinausgeschoben werden.

Therapeutika-Test

Zusätzlich zu den in den Basisrezepten enthaltenen Similes können wir in der Holopathie weitere Therapeutika bestimmen, die die Wirkung der Basisrezepte verbessern, indem sie noch mehr Energie bereitstellen. Vor allem aber dienen sie der Heimtherapie des Patienten. Der Therapeut kann je nach Erfahrung und Präferenzen dazu aus Präparaten von über 50 verschiedenen Herstellern wählen. Speziell auf die Holopathie abgestimmt gibt es jedoch eine eigene Therapeutika-Reihe aus dem Bereich der orthomolekularen Medizin, die so genannten ATKs (siehe Kap. *Substitution* auf Seite 221). Die ATKs sind für die Ausleitung von Herden, Schwermetallen (auch radioaktiven!) und die Harmonisierung des Immunsystems optimiert. Ich persönlich bevorzuge daher diese Präparate.

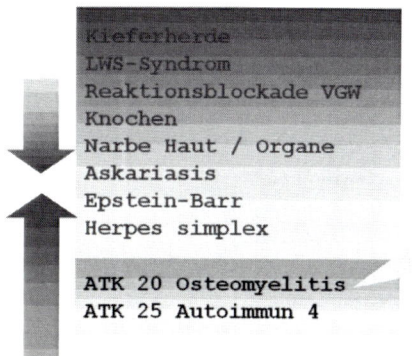

Abbildung 37: In der Therapeutikatestung wird festgestellt, welche Präparate die gefundenen Belastungen ausgleichen können. Diese werden dann für die Heimtherapie rezeptiert.

Das Programm unterstützt die Testung einer optimalen ATK-Mischung, welche die gefundenen Nosoden neutralisiert / ausleitet. Der Patient nimmt die getesteten ATKs dann über mehrere Wochen ein und erhält damit eine wirkungsvolle Heimtherapie, vor allem auch bei chronischen Krankheiten.

6.4.6 Ablauf einer Holopathie-Sitzung

Der Patient nimmt in der Regel auf einem bequemen Stuhl Platz, manche Therapeuten verwenden auch Liegen. Ein Magnetkopf in der Größe eines kleinen Notizbuchs wird berührungsfrei auf seine Stirn gerichtet, ein zweiter auf seinen Nacken. Der Patient erhält in eine Hand eine Elektrode, dann misst der Therapeut einige Akupunkturpunkte auf der Innenfläche der anderen Hand. Die Messung selbst ist vollkommen schmerzfrei, zu spüren ist lediglich ein gewisser Druck auf die ausgewählten Akupunkturpunkte. In der Regel wird eine kurze Vortherapie erfolgen: Der Patient bleibt etwa 10 Minuten in dieser Position, kann Musik hören oder sich einfach entspannen, danach erfolgt meist erst die eigentliche Testung. Auch in der Testung braucht der Patient nur eine Handinnenfläche dem Therapeuten hinzuhalten. Aus den gewonnenen Messwerten stellt dieser schließlich die Therapie zusammen.

Durch die einzelnen Programmteile ergibt sich ein logisches Vorgangsschema: Zunächst wird festgestellt, ob überhaupt Messbarkeit besteht. Wenn nicht, erfolgt eine energetische Vortherapie durch Energieaufbau, erst danach die Testung der Nosoden (Toxine), danach die Testung der erforderlichen Therapeutika für die Heimtherapie, optional Testung der Vektoren (siehe gleichnamigen Abschnitt).

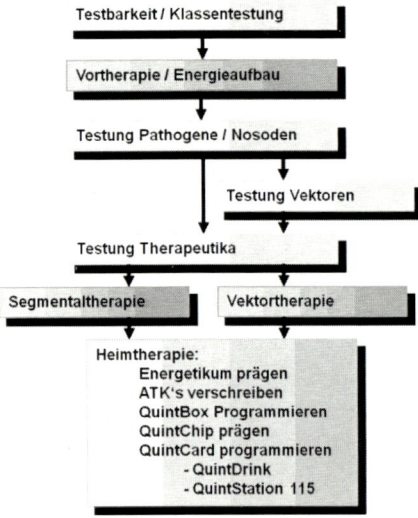

Abbildung 38: Ablaufschema für Testung und Therapie

Das gefundene Ergebnis kann auf drei Arten appliziert werden:

› **Segmental** – wenn (chronische) Organprobleme im Vordergrund stehen. Positionierung der Applikatoren erfolgt selektiv an der Reflexzone des hauptbetroffenen Organs (Head´sche Zone) und der Umschaltstelle seiner Segmentalnerven an der Wirbelsäule (z.B. Leber – ein Magnetkopf auf Leber, der andere zwischen die Schulterblätter)

› **Systemisch** – wenn die Vektoren oder Reaktionsblockaden (6.4.8. *Therapie des Zentralnervensystems*) getestet wurden. Positionierung der Applikatoren erfolgt in Stirn-Nacken-Anordnung.

› **Lokal** – wenn akute Organprobleme im Vordergrund stehen (Verletzungen, Wundheilung, Schmerzen). Positionierung der Applikatoren erfolgt „sandwichartig" beidseits der erkrankten Stelle. Diese Positionierung wird auch für Segmentaltherapien im Kopfbereich verwendet (z.B. Stirnhöhlen, Kieferhöhlen), da es hier keine Segmentalnerven gibt.

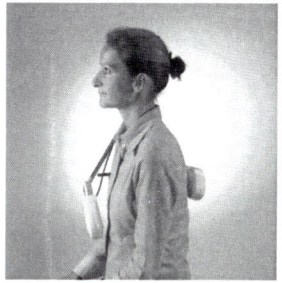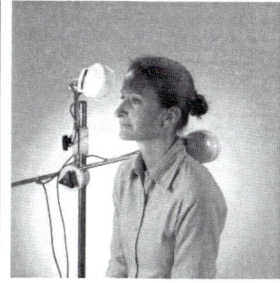

Abbildung 39. Applikatorpositionierung segmental (links) und systemisch (rechts)

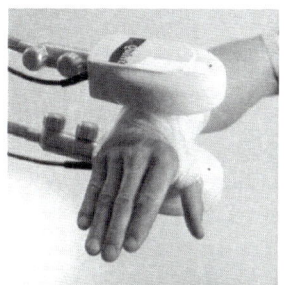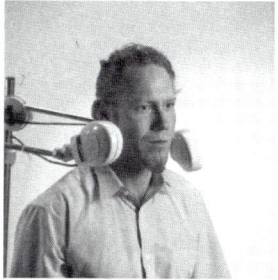

Abbildung 40: Applikatorpositionierung lokal (links) und für Therapien am Kopf (rechts)

Die üblichen Therapiezeiten betragen 10 Minuten bis zu einer halben Stunde, die Wiederbestellzeiten einige Tage bis zu mehreren Wochen.

Für den Patienten ist es wichtig, nach der Therapie reichlich zu trinken, da Ausleitungsprozesse in Gang gesetzt werden. Nach systemischen
Therapien sollte darauf geachtet werden, dass der Patient genügend
schläft, da die unbewusste Verarbeitung aktiviert wird – vorwiegend im
Schlaf. Daher sollte der Pat. nach solchen 2-3 Tage lang auch keinen
Extremsport betreiben, da der starke Energieverbrauch sonst die Verar-
beitungsprozesse des Gehirns stören könnte.

Ernährung: Es gibt kein Verbot für Nahrungsmittel, außer für diejenigen, die der Therapeut als unverträglich getestet hat.

6.4.7 Therapie der Organe

Wir verwenden in den Holopathie zwei Magnetköpfe, weil wir damit im
Akutfall den erkrankten oder verletzten Körperteil wie in einen Sand-
wich packen können und mit zwei Köpfen ein wesentlich stärkeres Feld
entsteht (lokale Position). In chronischen Fällen hat es sich allerdings
bewährt, einen Magnetkopf an die Austrittsstelle der entsprechenden
Segmentalnerven zu platzieren und den zweiten an den Ort des Gesche-
hens (segmentale Position wie oben beschrieben).

Der Vorteil gegenüber anderen energetischen Methoden besteht darin, dass sowohl das erkrankte Organ, als auch dessen vorgeschalteter
Rückenmarks- „Computer" – das Segment – direkt mit den Informationen versorgt werden, die sie für eine Heilreaktion brauchen. Das regt in
der Regel die Selbstheilung weit stärker an als herkömmliche Heilmethoden.

6.4.8 Therapie des Zentralnervensystems

Die Holopathie ermöglicht es dem Therapeuten, mit Hilfe intelligenter
Computerassistenten hochspezifische Testungen und Therapien zentral-
nervöser Blockaden auch ohne Spezialkenntnisse durchzuführen. Konkret geht es hier um Blockaden, Verdrängungen und Stressmuster des
Unterbewusstseins, die rein energetisch, d.h. durch bloße Testung an den
Akupunkturpunkten der Hand diagnostiziert und ebenso energetisch –
über Magnetköpfe in Stirn-Nackenposition therapiert werden können.
Das bedeutet, dass wir die Selbstheilungskräfte auch in Gehirn und Geist
aktivieren und somit die stressbedingten und/oder psychosomatischen
Ursachen einer Erkrankung auflösen können. Wie bereits erwähnt, geschieht dies nonverbal – allein durch die gespeicherten Schwingungsmus-

ter eines Computerprogramms (sowie die Verordnung individuell getesteter seltener Erden; siehe Kap. *Substitution* auf Seite 221).

Reaktionsblockaden

Wie bereits beschrieben ist es mit den Werkzeugen der Holopathie möglich, Akupunkturpunkte bzw. deren Schwingung digital einzuscannen. Reaktionsblockaden sind aus der Erfahrung entstanden, dass es möglich ist, den Patienten kurzzeitig in sein Problem zurückzuversetzen, wodurch bestimmte Akupunkturpunkte des Gehirns das Problem in Form veränderter Schwingungen wiedergeben.

Auf diese Weise konnte ich beispielsweise „Frustration", „Aggression" oder „Verlustangst" aufzeichnen, indem ich Patienten mit diesem Problem bat, sich kurzzeitig darauf zu konzentrieren, während ich ihre Schädelpunkte abtastete.

Bei zahlreichen Gefühlsproblemen konnte ich so vorgehen. Die so gefundenen Akupunkt-Informationen des Gehirns heißen in der Holopathie „Reaktionsblockaden".

In einem zweiten Schritt suchte ich für die Reaktionsblockaden die Similes, die in der Therapie die eingescannte Akupunkt-Information ausgleichen können: Auf diese Weise ermöglichen Reaktionsblockaden (im Potenzakkord) plus Simile eine direkte Therapie psychischer Blockaden ohne Erstverschlimmerung.

Mit Hilfe von Reaktionsblockaden ist es möglich, zusätzlich zum Testprofil der verschiedenen Schichten des Unterbewusstseins (Vektortestung) gezielte Fragen zu stellen, z. B.: Liegt eine sexuelle Blockade vor? Besteht eine Blockade aus dem Elternhaus vor? Verlustangst oder eine Angst vor diffusen schrecklichen Dingen, vor Unfällen usf.?

Damit lassen sich die in der Vektortestung gewonnenen Daten noch weiter eingrenzen; es ist aber auch ein Vorgehen allein mit den Reaktionsblockaden möglich.

Beispiel:

Die Reaktionsblockade *Kastration* beinhaltet die Angst der Männer vor dem Verlust des Mannseins und hat eine große Bedeutung nach Prostata-Operationen. Das Äquivalent dieser Angst lässt sich natürlich auch auf Frauen im Falle einer Uterus-Entfernung übertragen. Resultat: Sowohl Männer, als auch Frauen haben deutlich weniger psychische Probleme, wenn sie vor oder nach einer entsprechenden Operation mit dieser Reaktionsblockade therapiert werden.

Die Reaktionsblockaden haben daher immer auch eine klinische Bedeutung, weil sich ja fast jede chronische Erkrankung auf psychologische Probleme zurückverfolgen lässt.

› **Beispiel 1:** Eine Patientin hatte das ständige Gefühl, dass ein Schleier über ihren Augen läge (so wie in der bekannten Waschmittelwerbung), und sie fühlte sich so, als wäre sie nicht sie selbst. Auf meine Nachfrage gab sie an, dass sie einen Abortus hatte; einige Monate danach erhielt sie eine Totalendoprothese der Hüfte.

In der Therapie führte ich eine 1-stündige Narbentherapie in Kombination mit der Reaktionsblockade *Abortus* durch. Anschließend stellte ich eine Salbe mit der Therapieschwingung her, die die Pat. 2 x täglich an der betroffenen Hüfte einrieb (siehe *Herstellung von Schwingungskopien (Energetika)* auf Seite 219) Wenige Tage später rief die Patientin an und fragte, was ich denn mit ihr getan hätte – der Grauschleier in ihrem Gehirn sei weg.

Die Reaktionsblockaden steigern also den Effekt auch rein organbezogener Therapien, da sie die Tendenz von Stressfaktoren, sich im Körper zu materialisieren (die sog. Somatisierung), unterbinden.

› **Beispiel 2:** Eine Patientin hatte vor Jahren bei einem Autounfall einen traumatischen Abriss (!) eines Oberarms erlitten. Eigentlich kam Sie wegen etwas ganz anderem, ihre Vorgeschichte erschien mir jedoch so wesentlich, dass ich zunächst eine Narbentherapie des Stumpfes vornahm. Dabei fügte ich auch die Reaktionsblockaden *Schock* und *Schock-Spätfolgen* hinzu. Ergebnis: Die Frau war zunächst völlig aufgelöst, hat jedoch später durch die nachträgliche Verarbeitung ihres schrecklichen Unfall-Erlebnisses ihre Persönlichkeit nachhaltig gestärkt (unter anderem konnte sie sich von einem gewalttätigen Partner befreien).

› **Beispiel 3:** Ein Patient litt an chronischem Afterjucken, das so stark war, dass er nachts aufgewachte und sich blutig kratzte. Aus naheliegenden Überlegungen verwendete ich die Reaktionsblockade Homosexualität in einer (berührungsfreien) Therapie auf das After: Der Patient setzte sich (voll angekleidet!) auf einen Magnet-Applikator, während der zweite Magnetkopf auf das Kreuz kam. In der Heimtherapie nahm der Pat. getestete ATKs ein (siehe Kap. *Substitution* auf Seite 221). Entscheidend dabei – ich habe nie auch nur eine Andeutung über meinen Verdacht gemacht – die Therapie erfolgte nonverbal, ausschließlich über die QuintStation, eine energetisierte Salbe und ATKs.

Der Patient hat heute kein Jucken mehr – er braucht zwar noch in größeren Abständen einige ATKs, aber wenn er sie einnimmt, ist er beschwerdefrei. Seine Frau hat mir auch bestätigt, dass er sich psychisch verändert hat, dass er wesentlich lockerer und freier geworden ist. Der Patient war zwar nie real homosexuell, aber eine entsprechende „fixe Idee" befand sich offenbar trotzdem in seinem Unterbewusstsein, ohne dass er es wusste – was sich wiederum in Form eines körperlichen Problems ausgedrückt hat. Aber er scheint einen neuen, unbewussten Zugang zu seiner Familie und seiner Frau gefunden zu haben. Dadurch musste er seine ursprünglichen Impulse nicht länger in Form des Juckens somatisieren.

Selbstverständlich stellt dieses Beispiel keinerlei Wertung über eine persönliche sexuelle Ausrichtung dar. Es zeigt jedoch, dass sogar organische Probleme auftreten können, wenn das unbewusste Wertesystem des Patienten einen inneren Konflikt aufgrund einer unbewussten sexuellen Orientierung erzeugt. Offenbar kann die Holopathie durch eine entsprechende Reaktionsblockade dem Patienten rein energetisch, also nonverbal helfen, seinen inneren Konflikt abzuarbeiten und dadurch entscheidende organische Besserung zu erfahren.

Die (Anti-)Reaktionsblockade ist somit der Katalysator, der quasi das Einschmelzen, das Abarbeiten wesentlicher psychischer Blockaden ermöglicht.

Vektoren – höhere energetische Wechselwirkungen

Energetische Blockaden der Organe folgen entsprechend der TCM dem Schema der Fünf Elemente, das einen genialen Schritt ermöglicht: die gezielte Behandlung erkrankter Organe durch die Energie der gesunden.

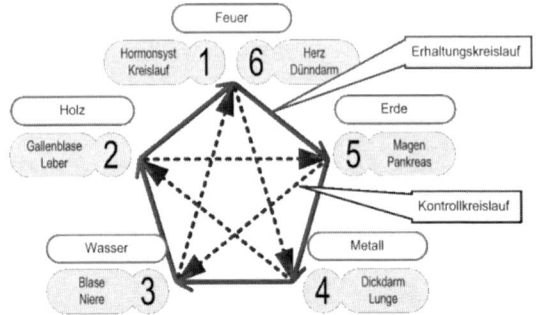

Abbildung 41: Das System der 5 Elemente der Chinesischen Medizin

Hierzu nochmals das Beispiel aus Kap. 3.1.1 *Neurophysiologie und 5 Elemente*: Bei einem akuten Magenproblem kommt es zunächst einmal zu einer Wechselwirkung mit dem Pankreas (Bauchspeicheldrüse), sollte dieses zu wenig Energie für die Regeneration des Magens liefern, kommt es zunächst zu einer Akutreaktion – einer Wechselwirkung mit Dünndarm und Herz (also zu einer Enteritis und Herzklopfen).

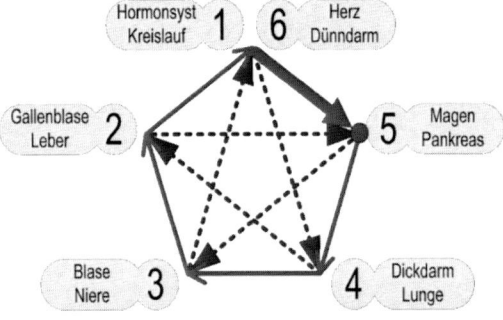

Abbildung 42: Akute Störung

Sollte dieser Energietransfer dem gestörten Organpaar Magen-Pankreas immer noch zu wenig Energie zur Selbstheilung liefern, kommt es energetisch zu einer Einbeziehung von Blase und Niere und als letztes dann von Gallenblase und Leber. Es entsteht ein Vektorpfeil, der zu Magen und Pankreas weist.

204

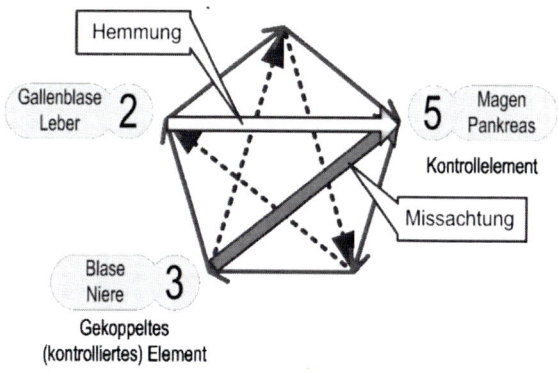

Abbildung 43: Chronische Störung

Die klassischen 5 Elemente besagen dabei mehr oder weniger, dass grundsätzlich jedes Organpaar ständig mit jedem andern in Wechselwirkung steht. Das erfordert jedoch eine Menge komplizierter Regeln, um herauszufinden, welche dieser Wechselbeziehungen gerade wichtig ist. Nur sehr erfahrene Akupunkteure beherrschen alle Feinheiten dieses Systems. Deshalb habe ich einen Weg gesucht, die Regeln der 5 Elemente auf die 2 Reaktionsmuster zu reduzieren, auf die es letztlich ankommt.

Daraus entstanden 2 Grunderkenntnisse der Holopathie.

› **Grunderkenntnis 1:** Für die Praxis sind nur 2 Reaktionstypen wichtig – Akutreaktion (siehe Abb. „akute Störung") und chronische Reaktion (siehe Abb. „chronische Störung").

› **Grunderkenntnis 2:** Die Details von „Missachtung" und „Hemmung" (siehe Abb. „chronische Störung") lassen sich in der Praxis zu einer gemeinsamen Reaktion der jeweils gegenüberliegenden Elemente eines beliebigen Organpaares des 5 Elemente-Pentagramms verbinden. Da beide Kraftpfeile auf ein Ziel (das energieschwache Element) ausgerichtet sind, bilden sie mitsammen einen „Vektor".

Derartige Vektoren sind frei drehbar, wobei die Spitze zu jedem einzelnen Organ zeigen kann und auf eine (chronische) energetische Störung hinweist. Dies erleichtert die energetische Diagnose und Therapie in den 5 Elementen sehr (und geht bereits über die klassische Akupunktur hinaus). In der Holopathie können wir diese so genannten Vektoren messen und energetisch therapieren.

Die klassische Akupunktur (und mit ihr die meisten anderen energetischen Therapien) bleiben leider mit ihren Regeln der Organwechselwirkungen auf der Organebene stehen. Was ist jedoch mit dem Binde- und Stützgewebe, dem Bewegungsapparat, dem vegetativen System, den Bewegungszentren und schließlich dem Gehirn selbst?

Offenbar fehlten hier noch weitere Grunderkenntnisse, nach denen ich mich daher auf die Suche machte.

› **Grunderkenntnis 3:** Die Gesetze der 5 Elemente gelten auch innerhalb der organübergeordneten Systeme. Die 5 Elemente der Organe sind daher nur ein Detail innerhalb eines viel größeren Ganzen aus ähnlich aufgebauten Systemen.

› **Grunderkenntnis 4:** Die Gesetze der 5 Elemente gelten – Sie erraten es vermutlich! – selbst in dem Metasystem, das durch das Zusammenspiel aller Systeme (inklusive der Organe) entsteht.

Man nennt derartige Systeme *Fraktale*, denn die Gesetzmäßigkeiten, die wir in Ebene 1 finden, wiederholen sich in allen anderen Ebenen und auch in einem übergeordneten System – was typisch für ein Fraktal[1] ist

Der Körper – ein System aus Systemen (Ebenen)

Die Gesetzmäßigkeiten der TCM erstrecken sich also nicht nur auf die Organe, sondern auch auf Bereiche, die den Organen übergeordnet sind – das ist die wesentlichste Erkenntnis der Holopathie.

---

[1] Fraktale sind mathematische Gesetzmäßigkeiten, die von Benoit Mandelbrot in den 1960er Jahren gefunden wurden und seither ein große Bedeutung erlangt haben, um scheinbar regellose Zustände der Natur zu berechnen und abzubilden. Beispielsweise beruht die unglaubliche „Lebensechtheit" modernen Computerspiele auf der Darstellung der Umgebung als Fraktal, ebenso computergenerierte Filme wie z.B. „Avatar".

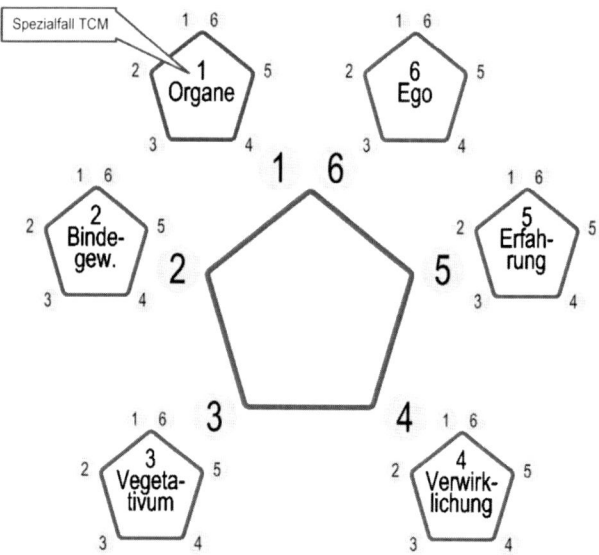

Abbildung 44: Das Energiemodell der Holopathie verknüpft 6 Ebenen in einer fraktalen Struktur

Die fraktale Darstellung der Energie des Menschen in den organübergeordneten Systemen stellt einen Schritt dar, der weit über das Konzept der TCM und aller gegenwärtigen energetischen Therapiekonzepte hinausgeht. Denn es ist den Akupunkteuren und Elektroakupunkteuren immer schwergefallen, aus dem rein organbezogenen Regelwerk der Akupunktur herauszutreten und zu verstehen, dass die Organe „nur" ein System von vielen sind, die den Menschen ausmachen.

Sehen wir uns diese Systeme einmal im Überblick an:

› Organe – bereits durch die klassischen 5 Elemente beschrieben

› Binde- und Stützgewebe, in das die Organe eingebettet sind. Ohne Knochen und Bindegewebe wären wir eine formlose Masse, die keine Sekunde am Leben bleiben würde. Zu dieser Ebene gehören auch Muskeln, Sehnen und Gelenke.

› Vegetatives System – durchzieht das Binde- und Stützgewebe mit Nerven, die in den Organen enden. Jedes Organ ist mit zahllosen Nerv-Endigungen an das Rückenmark angeschlossen. Dieses wiederum an das verlängerte Mark mit den wesentlichen Überlebenszentren, und dieses wiederum an die übergeordneten Nervenzentren des limbischen Systems und schließlich auch an das Unterbewusstsein und das Großhirn (siehe die Abbildungen im Kap. 3.1 *Wirkungsmechanismus Akupunktur*)

› Das wichtigste System ist eigentlich das Gehirn, und die Organe sind dazu da, das Gehirn mit Lebensenergie, sprich dem nötigen Sauerstoff, Glukose usw., zu versorgen. Eigentlich ist der gesamte Körper der Träger des Gehirns. Daher müssen wir die ursprüngliche Erkenntnis der Chinesen radikal erweitern um die Erkenntnis, dass es letztlich nicht um die Organe geht, sondern um das Gehirn als Träger des Egos.

Wir können hier eine Schichtung von Systemen beobachten, die ineinandergreifen und ein hierarchisches Ganzes bilden; wobei die Organe zweifellos von enormer Wichtigkeit sind, aber nicht unbedingt das wichtigste dieser Systeme darstellen.

Ich habe daher in der Holopathie ein System entwickelt, in dem die ursprünglichen Gesetzmäßigkeiten der TCM auf diese verschiedenen Körpersysteme = Ebenen abgebildet werden.

Beginnen wir dabei zunächst mit dem wichtigsten dieser Systeme, bis wir zum „unwichtigsten", den Organen kommen[1].

› **Nr. 6 – das Ego.** Die Indexzahl gibt die Wertigkeit des Systems an. Das Ego oder das Bewusstsein stellt für den Menschen den höchsten Wert dar, daher auch die höchste Indexzahl. Es ist gebunden an bestimmte Strukturen des Großhirns, des limbischen Systems und des Stammhirns (siehe die Abbildungen im Kap. 3.1 *Wirkungsmechanismus Akupunktur*). Die wesentlichsten Störungen in diesen Bereichen lassen sich durch einige elementare emotionale Zustände beschreiben: nämlich Angst, Aggression, Minderwertigkeit, Zweifel, Kränkung und Frustration. Diese bilden ein ähnliches Fünf-Elemente-System wie das klassische, organbezogene.

---

[1]Ein Wort zur Wertigkeit: Alle Systeme zusammen bilden wieder ein Makrosystem, in dem das wichtigste und „unwichtigste" Element wiederum ein gemeinsames Element „Feuer" bilden. Das bedeutet, dass ihre Wertigkeit – genau wie in den 5 Elementen der Organe – im Energiezyklus teilweise auch wieder aufgehoben wird. Im Endeffekt sind alle Organe und auch alle Systeme wichtig – es hängt weitgehend von der Situation ab, wie sehr.

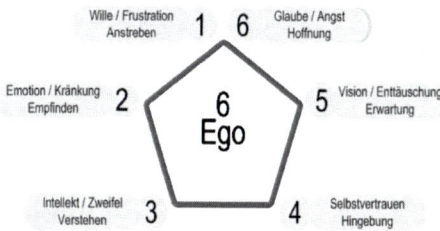

Abbildung 45: Das Energiemodell der Ebene 6

Nach diesem Muster kann die Holopathie Belastungen nicht nur in den Organen, sondern auch im Ego, also in ganz tiefliegenden Hirnschichten, vermessen. Durch die Vektortherapie können wir dem Patienten die Energie zuführen, dass er die Belastung durch die Elementargefühle überwinden kann.

› Die nächstliegende Schicht, um die es geht, ist **Nr. 5 – die Wahrnehmung.** Diese ist natürlich gebunden an die Sinnesorgane, aber auch an die Rindenzentren des Gehirns, die die Sinneswahrnehmungen verarbeiten. Hier können wir Störungen dieser Wahrnehmungsverarbeitung insofern aufzeigen, als beispielsweise Angst, Frustration oder Kränkung die Wahrnehmung stark trüben und verzerren können. (Wilhelm Busch: „Wer durch des Argwohns Brille schaut, sieht Raupen selbst im Sauerkraut.") Wir können in der Vektortherapie messen, inwieweit einer der Elementarzustände die Wahrnehmung verändert und wiederum energetisch gegensteuern.

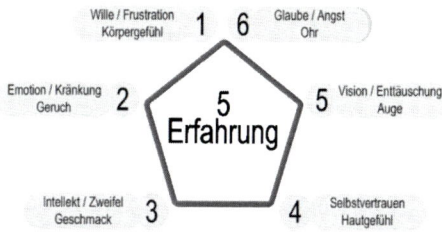

Abbildung 46: Das Energiemodell der Ebene 5

› Den nächsten Bereich bildet **Nr. 4 – die Bewegungszentren**: Gyrus praecentralis (eine Gehirnwindung, die von entscheidender Bedeutung für die unmittelbare Bewegungssteuerung ist; siehe die Abb. in Kap. 3.1 *Wirkungsmechanismus Akupunktur*), einige Nervkerne im Mittelhirn und vor allem das Kleinhirn, sowie entsprechende Bahnen im Rückenmark, von wo sie als Segmentalnerven zu den einzelnen Muskeln und -gruppen ziehen. Dieses System kann wiederum vor allem durch die elementaren emotionalen Störungen (Angst, Aggression, Minderwertigkeit etc.) gestört werden. Die Vektortherapie kann feststellen, inwieweit einzelne dieser Störungen bestehen und sie ausgleichen und damit beispielsweise chronische Verspannungen erfolgreich therapieren.

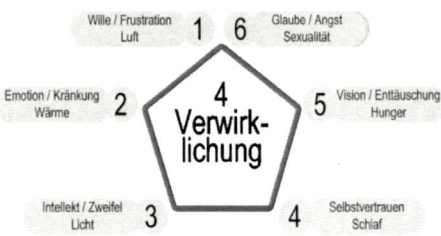

Abbildung 47: Das Energiemodell der Ebene 4

› Das nächste System ist **Nr. 3 – das Vegetativum**: die Gesamtheit aus verlängertem Rückenmark, Rückenmark und vegetativen Nerven, die ja jedes einzelne Organe und jedes einzelne Stück Gewebe versorgen. Wie gesagt, ist eine Organfunktion ohne vegetative Steuerung nicht denkbar, denn die Anpassung der Organe an verschiedene Bewegungen, Umwelteinflüsse usw. wird auf genaueste Weise durch das Vegetativum gesteuert. Ebenso die Rückkoppelung über die Vorgänge im Körper, die dann die entsprechenden Steuervorgänge ermöglichen. Auch hier kann die Vektortherapie Belastungen aufdecken und energetisch ausgleichen.

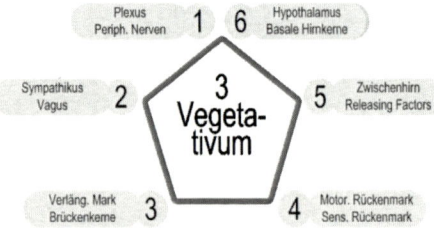

Abbildung 48: Das Energiemodell der Ebene 3

› Eine sinnvolle Organfunktion, zumindest bei Landlebewesen, wäre ohne **Nr. 2 – das Binde- und Stützgewebe** undenkbar: Sämtliche Organe wären eine formlose Masse! Daher ist es den Organen übergeordnet. (Die Funktion des Binde- und Stützgewebes geht auch daraus hervor, dass es ein strukturgebendes Gerüst *innerhalb* der Organe bildet, wobei seine ordnungsgebende Struktur für jedes Organ unverzichtbar ist.) Dazu kommt, dass das Bindegewebe eine wichtige Stoffwechselfunktion – auch für die Organe – besitzt. In diesem Bereich kann die Holopathie Belastungen und „Verschlackungen" aufspüren und ausleiten.

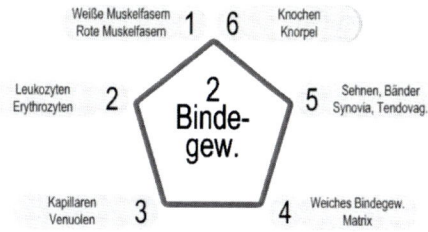

Abbildung 49: Das Energiemodell der Ebene 2

› Das **System mit der geringsten Indexzahl – Nr. 1-** als letztlich untergeordnetes System, bilden die Organe. In der Akupunktur sind dies Herz – Dünndarm, Magen – Pankreas, Dickdarm – Lunge, Blase – Niere, Gallenblase – Leber, Hormonsystem – Kreislauf (wobei wiederum die hier fehlenden Organe wie Genitale, Kehlkopf und Zunge den „klassischen" Organen untergeordnet sind). Organotherapie stellt natürlich die Basis der Medizin dar – auch in der Holopathie.

Diese Systeme des Körpers – ihre Blockaden und Wechselwirkungen untereinander können nun in der Holopathie vermessen und gezielt energetisch therapiert werden.

Dabei verschafft uns die Vektormessung ein genaues Bild der einzelnen Körpersysteme und ermöglicht uns die Vektortherapie, den Energiefluss vom Großhirn (oder Ego) bis hin zu den einzelnen Organen wiederherzustellen.

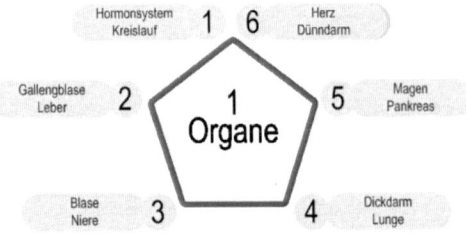

Abbildung 50: Das Energiemodell der Ebene 1

Blockierte Körpersysteme

Auf welche Weise treten nun Energieblockaden in den Ebenen auf? Nehmen wir dazu einen fiktiven Hintergrund zur folgenden Grafik:

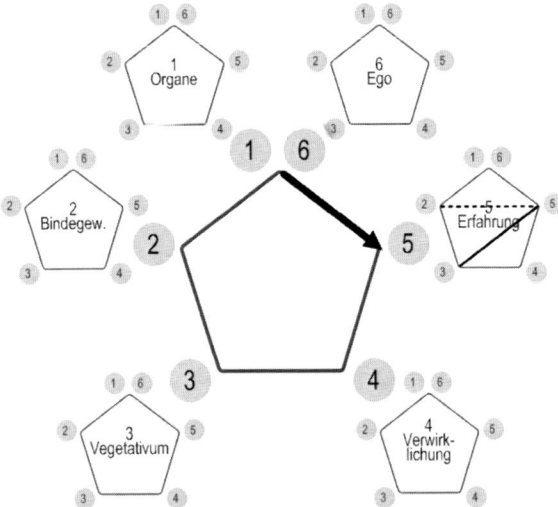

Abbildung 51: Akutreaktion in Ebene 5

Jemand erlebt in seiner Wahrnehmung etwas Unangenehmes, z.B. dass er von Kollegen, die bisher freundlich und nett zu ihm waren, plötzlich geschnitten und gemieden wird. Das ist zunächst einmal ein Problem, das er über die Wahrnehmung (= System Nr. 5) aufnimmt. Wie kann er das Problem lösen? Der erste Schritt wäre, dass er die Wahrnehmung relativiert; „Wird nicht so schlimm sein; XY hat einen schlechten Tag;

man muss nicht alles auf die Goldwaage legen". Wenn sich das Mobbing aber ständig wiederholt, wird diese Relativierung nicht mehr reichen. Daher muss der Patient jetzt die Sinnfrage lösen: „Warum passiert das, was habe ich getan?"

Erst, wenn er den Sinn, das Warum versteht, wird der Patient auch das Problem lösen können, weil dann die Energie von Ebene 6 = Ego nach Ebene 5 = Wahrnehmung fließt (Pfeil von Ebene 6 nach Ebene 5 = Akutreaktion)

Allerdings kann die Antwort auch lauten: „Ich habe mir nichts vorzuwerfen, war immer fair und kollegial, und jetzt sind meine Kollegen plötzlich gegen mich." Es kann also sein, dass die Sinnfrage nicht gelöst werden kann, und dann passiert hier genau dasselbe wie bei der energetischen Gesetzmäßigkeit der klassischen (organbezogenen) 5 Elemente: Es findet ein Übergang auf den Kontrollkreislauf statt, wobei das erkrankte Organ die Energie aus einem gegenüberliegenden Element abzieht.

Der Kontrollkreislauf bezieht sich in diesem Fall jedoch nicht auf einzelne Organe, sondern auf ganze Körpersysteme, daher findet eine energetische Kopplung zwischen Ebene 5 (Wahrnehmung) und Ebene 3 (Vegetativum) statt:

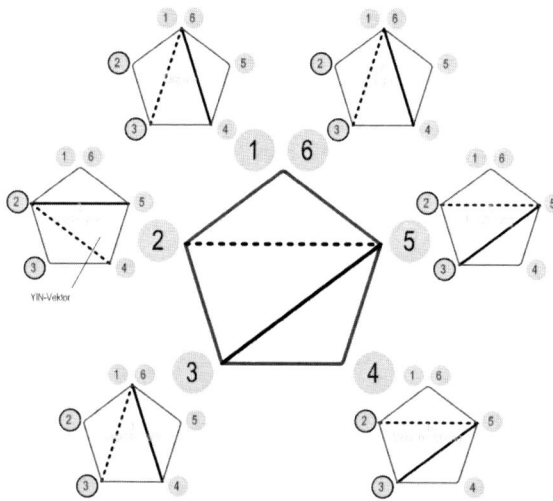

Abbildung 52: Chronische Reaktion in Ebene 5

In der Praxis heißt das: Damit der Patient die unerträgliche Wahrnehmung des Mobbings weiter ertragen kann, nimmt er (unbewusst) vegetative Schwächen in Kauf. Das kann je nach Typ sehr unterschiedlich sein: Bluthochdruck, Magenprobleme, Schwindelgefühle, alle möglichen Kreislaufsymptome, Müdigkeit, Störungen im Schlaf-Wach-Rhythmus, Durchschlafstörungen, etc. Wenn das zur Kompensation der Stresslast in der Wahrnehmung noch nicht reicht, kommt es zum Übergriff auf die nächste Systemebene – die des Bindegewebes: Es entstehen Ablagerungen im Bindegewebe, also Rheuma, chronische Entzündungen, Verschlackungen. Damit hat sich dann der Gesamtvektor auf Ebene 5 zur Gänze manifestiert – das seelische Mobbing drückt sich nunmehr voll in (chronischen) körperlichen Beschwerden aus.

Das Problem wird also an die unteren Ebenen weitergegeben, solange es nicht auf den oberen gelöst wird. Dabei entspricht das Nicht-Auflösen psychologisch der Verdrängung und die Weitergabe an die unteren Ebenen der Somatisierung[1] dieser Verdrängung. Energetisch laufen die Vorgänge exakt nach denselben Gesetzmäßigkeiten ab, wie sie die TCM für die Organe beschreibt; nur haben wir hier nicht Organe, sondern ganze Systeme an den Eckpunkten des Pentagramms.

Fallbeispiel:

Bei Hrn. F.P. ist es genauso gelaufen, wie in unserem fiktiven Beispiel. Er kam wegen seiner Polyarthritis, hinter der aber eigentlich der Schmerz über den Vertrauensmissbrauch eines leitenden Mitarbeiters stand, der die gesamte Kundendatei verwendet hatte, um ein Konkurrenzunternehmen aufzuziehen.

Der Patient erhielt zunächst eine Lokaltherapie auf die schmerzenden Fingergelenke, sowie Entsäuerung und anti-entzündliche Therapie, gefolgt von einer Schwermetallausleitung und Aufbau fehlender Neurotransmitter durch getestete ATKs (siehe Kap. *Substitution* auf Seite 221) sowie eine „Entstörung" seines Büro WLANS und seines Handys. Der entscheidende Punkt war jedoch eine Vektortherapie, die ihn nach 3 Sitzungen in die Lage versetzte, sich den Schmerz über den Verrat seines

---

[1]Somatisierung: Prozess der Verkörperung zunächst rein mentaler Probleme. Jemand, der etwas nicht mehr schlucken kann, bekommt dadurch Magenprobleme, jemand, der sich von negativen Dingen nicht befreien kann – Verstopfung oder im fortgeschrittenen Fall Colitis ulcerosa, usw. Der Schweregrad kann sich bei massiven psychischen Verletzungen bis zur Krebserkrankung der entsprechenden Organe steigern!

Ex-Mitarbeiters voll einzugestehen und – nach weiteren 2 Sitzungen – auch zu verarbeiten.

Nachdem er zwischenzeitlich (fast) ernsthaft überlegt hatte, sich eine „Pumpgun" zu besorgen, konnte er seinem früheren Mitarbeiter schließlich vergeben (Er will mit dem Mann zwar nichts mehr zu tun haben, aber die Erinnerung an ihn tut nicht mehr weh). Die Beschwerden waren danach marginal und konnten mit einer kleinen Frühjahrs – und Herbstkur gegen Zahnherde zum Verschwinden gebracht werden.

Wie konnte ich das erreichen? Wie konnte ich mit einer Therapie mittels elektromagnetischer Schwingungen den Geist eines Menschen aufbauen, sodass er ein derartiges Unrecht überwinden und seine Folge-Erkrankung abschütteln konnte?

Sehen wir uns an, wie die Vektortherapie funktioniert.

Vektortherapie und die Verarbeitung von Verdrängungen

In der Vektortherapie werden mithilfe einer computergeführten Messung zunächst die Energieblockaden der einzelnen Ebenen (Körpersysteme inklusive des Organsystems als Ganzem) ermittelt und daraus ein Gesamtvektor berechnet. Er gibt an, welche Ebene die Ursache der Störung bildet – bei Hrn. F.P. die Ebene 5 – Wahrnehmung (Sinnesorgane plus verarbeitende Hirnbereiche), wie oben abgebildet.

In der anschließenden Therapie werden die gemessenen Blockaden (Vektoren) der einzelnen Ebenen durch systematische Aktivierung der Energie der jeweiligen Ebene aufgehoben. Dazu stellt der Computer automatisch die entsprechenden Therapieprogramme für jede Ebene in Abhängigkeit von ihrem Vektor bereit. Die vektorspezifischen Programme werden dann von der QuintStation (dem Test- und Therapiegerät) über Magnetapplikatoren auf den Patienten übertragen (wobei sich der Kopf des Patienten zwischen zwei Applikatoren in Stirn-Nackenposition befindet).

Was sind die körperlichen und geistigen Folgen?

Als Folge der Vektortherapie wird Energie frei, die in den übergeordneten Systembereichen gebunden war und nunmehr für die organische Heilung zur Verfügung steht. Diese Energie ist sehr viel stärker, als nach einer Therapie im klassischen 5-Elementeschema der TCM. Denn die TCM leitet „lediglich" Energie von gesunden zu kranken Organen um, die Holopathie jedoch von übergeordneten Systemen zu einzelnen Organen. Das ist der wesentliche Grund, warum die Holopathie gerade bei chronischen Krankheiten erfolgreich ist. Daher konnte ich auch den Autoimmunprozess der Polyarthritis von Hrn. F.P. durchbrechen.

Außerdem können wir durch die energetischen Informationen der Vektormessung und -therapie – genauso wie durch die Reaktionsblockaden – eine Art objektiver Psychoanalyse oder Psychotherapie auf rein energetischer Ebene durchführen.

Natürlich ist es von Vorteil, wenn man irgendwann darüber spricht, um dem Patienten eine Bewusstwerdung zu ermöglichen, aber Voraussetzung ist es nicht. Man kann also jemandem die Vektortherapie geben, ohne ein Wort dazu zu sagen, und der Patient wird trotzdem seine Träume erfahren und seine inneren Erlebnisse haben (was in vielen Fällen die Therapie stark vereinfacht).

Genau das tat ich am Anfang bei Herrn F.P., da ich wusste, dass er erst bereit wäre, von mir etwas anzunehmen, wenn eine Besserung eingetreten war. Da das nach einigen Sitzungen der Fall war, konnte ich ihm anhand der Vektormessung auf den Kopf zusagen, dass er ein schwerwiegendes Aggressionsproblem hatte, das wahrscheinlich sein Rheuma verursachte. Durch die Vektordaten konnte ich ihm erklären, wie sich bei ihm diese Aggression im Körper auswirkte. Als er sah, dass ich ihn realitätsgetreu beschreiben konnte (ohne die Hintergründe seiner Beschwerden zu kennen), vertraute er sich mir an und ich konnte ihm auch noch einige psychologische Hilfen mitgeben – vor allem, dass er den Schmerz ganz herauslassen und versuchen sollte, zu vergeben. Mit einigen „Klimmzügen" gelang das dem Patienten schließlich auch, was den Krankheitsverlauf entscheidend verbesserte.

Was erlebt der Patient?

Die Folgen der Vektortherapie sind zunächst eine quasi automatische Problemlösung durch Aktivierung der Träume. Denn unser Geist reinigt sich jede Nacht durch (oft symbolhaftes) Nachspielen von Situationen, wobei das Unterbewusstsein sich solange mit einer Verletzung konfrontiert, bis der Schmerz darüber verschwindet und in die Erinnerung des normalen Erinnerungsfundus integriert – kurz gesagt: verarbeitet – werden kann (siehe auch Kap. *Verdrängter Stress* auf Seite 59). Die Verstärkung dieser Prozesse durch die Vektortherapie bewirkt also eine verbesserte unbewusste Verarbeitung von aktuellen Verletzungen, aber auch von bereits lang bestehenden Verdrängungen. Entsprechend berichtete Hr. F.P. von Alpträumen, die als Folge der Therapie aufgetreten seien (mit Verweis auf die verstärkte unbewusste Verarbeitung konnte ich den Patienten beruhigen).

Echte Verarbeitung wird jedoch unglaublich beschleunigt, wenn sie bewusst erfolgt. Denn die rein automatische Verarbeitung des Unterbewusstseins dauert häufig zu lange und kann schließlich steckenbleiben, wenn das Problem schwerwiegend ist. Bei starkem seelischem Leid und entsprechenden Verdrängungen sollte der Patient daher auch bereit sein, seine Verletzungen bewusst zu verarbeiten.

Hier kann die Holopathie entscheidend helfen, indem sie durch die Vektortherapie (und auch durch Gabe orthomolekularer Substanzen als Vorstufen fehlender Neurotransmitter; siehe Kap. *Substitution* auf Seite 221) dem Patienten die Kraft gibt, sich die Verdrängung und ihre Somatisierung bewusst zu machen. Die eigentliche Auflösung liegt jedoch beim Patienten selbst.

Bei Hrn. F.P. war es erst soweit, nachdem die Schwermetallentgiftung, der Aufbau der fehlenden Neurotransmitter und 2 Vektortherapien sein Energieniveau (vor allem auch im Gehirn) stark angehoben hatten. Erst jetzt war er bereit – und auch fähig – sich dem Schmerz über den Verrat seines Ex-Mitarbeiters voll und ganz zu stellen.

Idealerweise sollte der Patient anschließend eines von zwei Dingen tun: Entweder sich rächen oder vergeben. Denn nur (echte) Verzeihung oder die Rache befreien vom Leidensdruck erlittenen Unrechts und lösen die damit verbundenen Verdrängungen auf. Sollte der Patient dazu nicht imstande oder willens sein, bleibt auch die Vektortherapie „nur" eine sehr gute Symptomentherapie.

Die Verantwortung des Patienten

Warum viele Patienten in ihren Verdrängungen steckenbleiben, beispielsweise Verletzungen früherer Beziehungen nicht auflösen können und die gleichen Fehler immer wieder machen, liegt nicht daran, dass sie geistig beschränkt oder so bequem sind, sondern schlicht und einfach daran, dass sie nicht die Energie haben, sich diesen Verletzungen zu stellen, weil es zu weh täte. Genau das war bei Herrn F.P. der Fall (Siehe auch Fallbeispiel in Kap. *Holopathie – Energie für Organe* und *Zentralnervensystem* auf Seite 100).

Die Holopathie kann durch die Vektortherapie bzw. die Therapie mit Reaktionsblockaden beitragen, dass diese Energie entsteht. Es liegt aber immer und ausnahmslos am Patienten selbst, daraus etwas zu machen. Das heißt, wenn der Patient es ablehnt, seine negativen Erinnerungen noch einmal zu erleben, werden sie ihm selbstverständlich nicht aufgedrängt – in diesem Fall verpufft eben die Wirkung der Vektortherapie. (Gott sei Dank gibt es keine „Erlösung aus der Steckdose"!)

Bei Hrn. F.P war es offensichtlich so, dass er die erhaltene Energie positiv nutzen konnte, weil ihn sein bisheriges Erlebnis mit der Holopathie, vor allem der Vektortherapie offen gemacht hat für meine Ratschläge, den Schmerz zuzulassen und – wenn möglich – zu vergeben.

Hierzu ein Einschub: Interessanterweise ist Rache von der Erkenntnis her, dass Verdrängungen aufgedeckt werden müssen, um geheilt werden zu können, nicht grundsätzlich schlecht. Da sie die Verdrängung einer Verletzung aufhebt, hat sie – biologisch und psychologisch gesehen – ihre Berechtigung.

Vergebung ist jedoch die weit bessere Möglichkeit, verdrängte Verletzungen aufzulösen. Allerdings war sie für Hrn. F.P. und die meisten meiner Patienten ein „hartes Geschäft". Die meisten Menschen machen sich das nicht klar, ebenso wenig, dass Vergeben mit „Schwamm drüber" oder „Reden wir halt nicht mehr drüber" nichts zu tun hat – entsprechende Zerrformen der Absolution sind wahrscheinlich deswegen entstanden, weil die Betroffenen ganz einfach nicht die geistige Energie zu echter Vergebung aufbringen konnten. Die Vektortherapie, ebenso wie gezielte Reaktionsblockaden können diese Energie liefern – vergeben muss der Patient allerdings selbst. Damit hat er dann die höchste und nachhaltigste Form der Verarbeitung einer seelischen Verletzung geschafft.

Die Verantwortung des Therapeuten

Da chronische Erkrankungen fast immer auch einen psychosomatischen Aspekt haben, stellt sich die Frage, ob man den Patienten mit den emotionalen oder geistigen Abgründen seiner Krankheit konfrontieren soll. Es könnte sein, dass er mental überfordert wird. Aus diesem Grund führen wir in der Holopathie bei Tumorpatienten Vektortherapien erst sehr spät durch, wenn überhaupt. Das gilt auch bei anderen chronischen degenerativen Erkrankungen, z. B. Multiple Sklerose, Polyradiculitis (Entzündung der Wurzelnerven des Rückenmarks), also bei schweren Erkrankungen mit Systemcharakter.

Denn der Schwerkranke befindet sich durch die Vektortherapie unversehens in einem 2-Frontenkrieg: Einerseits die Erkrankung selbst, die ihm alles abverlangt, andererseits die psychischen Hintergründe dieser Erkrankung, die nun ebenfalls hochkommen.

Es liegt in der Verantwortung des Therapeuten, dass er den Patienten diesbezüglich richtig einschätzt. Im Zweifelsfall gilt natürlich: Keine Vektortherapie, dafür aber Konzentration der Therapie auf das erkrankte Organ. Auch dadurch ermöglichen wir dem Patienten eine Verarbeitung seiner Krankheitsursachen durch das Prinzip „Krankheit als Weg" (siehe Kap. *Verdrängter Stress* auf Seite 59).

Da bei Hrn. F.P. jedoch keine lebensbedrohliche Erkrankung vorlag, habe ich mich bei ihm für die Vektortherapie entschieden. (Heute ist er mir dankbar dafür).

6.4.9 Heimtherapie

Es hat natürlich wenig Sinn, einen Patienten zuerst wunderbar energetisch aufzubauen und ihn dann in eine Umgebung zu entlassen, in der er wiederum ständig Stressreizen (wie z.B. E-Smog) ausgesetzt ist. Dazu kommt, dass die meisten Menschen eigentlich eine weit häufigere Therapiefrequenz benötigen würden (Ältere zumeist täglich), als das aus organisatorischen oder finanziellen Gründen machbar ist. Aus diesen Gründen haben wir ein Programm für die Heimtherapie entwickelt, das individuell an die Erfordernisse des Einzelnen angepasst werden kann.

Dafür stehen die folgenden Optionen zur Verfügung:

› Prägung der gefundenen Therapie auf eine Trägersubstanz (Tropfen oder Salbe; siehe unten)

› Verschreibung geeigneter Orthomolekularpräparate (ATKs – siehe Kap. *Substitution* auf Seite 221) auf Basis der Ergebnisse des Medikamententests

› Anwendung der elektronischen Heimtherapiegeräte der Holopathie

Herstellung von Schwingungskopien (Energetika)

In der Holopathie können wir wasserhaltige Flüssigkeiten oder Cremen energetisch prägen. Wenn man beispielsweise ein Fläschchen mit 35-45%-igem Alkohol zwischen die Magnetköpfe der Quintstation oder auf ein QuintDrink-Gerät stellt, kann man mit einer einminütigen bzw. zehnsekündigen Einstrahlung des Therapieprogramms ein künstliches Homöopathikum herstellen. Dies entspricht dem Aufprägen eines homöopathischen Programms auf das Magnetic Memory von Wasser oder einer wasserhaltigen Substanz.

Damit schließt sich ein Kreis: Bei der Digitalisierung eines Homöopathikums haben wir das Magnetic Memory einer Substanz (siehe Kapitel 3.2.1 *Das Gedächtnis des Wassers*) ausgelesen. Nun geben wir es gleichsam zurück, indem wir das Magnetic Memory eines Alkohol-Wasser-Gemisches oder einer Salbe damit überprägen und der ursprünglichen Substanzinformation damit neuerlich eine stoffliche Form verleihen.

Die Wirkung derartig hergestellter Tropfen oder Salben ist jener von klassischen Homöopathika absolut ebenbürtig – wenn die Rezeptur die Möglichkeiten der Holopathie ausschöpft, ist sie ihnen an Vielfalt und Komplexität der Inhaltsstoffe (zahlreiche Potenzakkorde von Nosoden mit den optimal dazu passenden Similes) sogar weit überlegen.

Die Patienten empfinden die Wirkung einer derartigen Salbe – beispielsweise für die Reflexzone des Herzens oder der Niere als sehr angenehm. Denn das Verreiben homöopathischer Präparate auf den Reflexzonen eines Organs wirkt wesentlich stärker, als das bloße Schlucken von Homöopathika, da über die reflektorische Zuordnung der Haut das entsprechende Organ zusätzlich stimuliert wird.

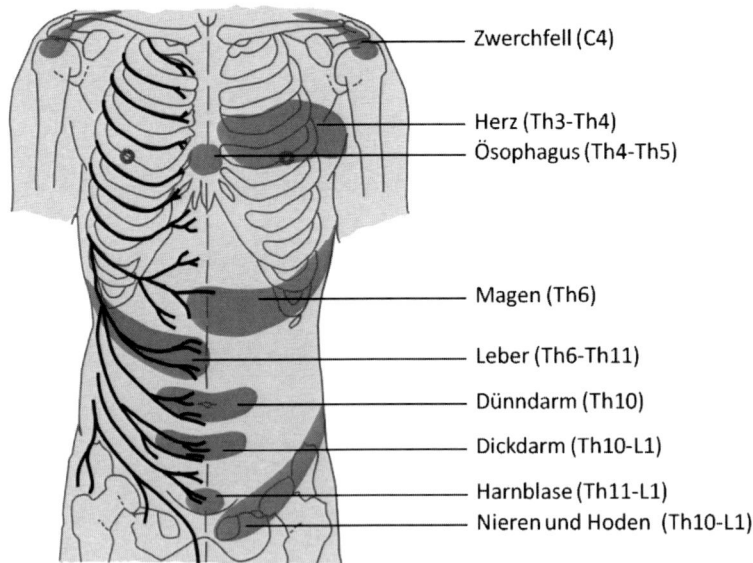

Abbildung 53: Head'sche Zonen (Beispiele)

Substitution

In der Holopathie kann der Therapeut die Naturheilmittel von mehr als 50 verschiedenen Herstellern testen, in der Therapie dem Patienten zunächst als Schwingung verabreichen und anschließend in der Heimtherapie zur Einnahme verordnen.

Zusätzlich ist dabei vor allem auch die Testung klinisch-medizinischer Medikamente wie Blutdrucksenker, Antidepressiva und Hormone wichtig – oft genug konnte ich statt der (auswärts) verschriebenen besser verträgliche Präparate finden, die der Pat. dann ohne Nebenwirkung vertrug und für die häufig auch geringere Dosen erforderlich waren.

ATKs – Aminosäure-Trace-Komplexe

Die so genannten ATKs (**A**minosäure-**T**race-**K**omplexe) stellen eine besondere Stärke der Holopathie in der Heimtherapie dar. Sie sind eine Weiterentwicklung bereits am Markt befindlicher orthomolekularer Präparate[1]. Diese wirken über kleinste Dosen, jedoch nicht (primär) durch Schwingungsinformationen, sondern auf der biochemischen Ebene des Stoffwechsels. Die Verbesserung der ATKs besteht darin, dass sie gezielt seltene Erden kombinieren, um deren immunstimulierende bzw. stressabbauende oder auch schwermetallneutralisierende Wirkungen zu nutzen.

Auf diese Weise können wir beispielsweise mit einer Selen-Aminosäuremischung (ATK 20) die Streuung von Zahnherden auf Niere, Gelenke und Herzklappen verhindern, denn dieses ATK enthält neben dem „natürlichen Antibiotikum" Selen auch dessen Co-Faktoren, die die Selenwirkung noch verstärken. Ich habe eine ganze Reihe von Patienten mit zahlreichen Zahnherden, bei denen ich die Laborwerte, sowie ihre Rheuma-, Herz- oder Schilddrüsenbeschwerden entscheidend bessern konnte. Auf die gleiche Weise können chronische Nebenhöhlen-, Mandel-, sowie Harnwegsentzündungen oder andere Herde erfolgreich behandelt werden.

Andere ATKs leiten Schwermetalle, sowie auch radioaktive Substanzen aus, wieder andere helfen Burn-out-Patienten, ihre gestörte Hirnchemie wieder auszugleichen oder Patienten mit Hashimoto, Polyarthritis oder anderen Autoimmunerkrankungen zu einem normalen Immunsys-

---

[1] www.enbiensa.com

tem zurückzufinden – analog gilt das natürlich erst recht für Pollen- und andere Allergiker.

Mit den ATKs bewältigt der Holopathie-Therapeut aber auch noch schwierigere Anforderungen, beispielsweise den Schutz des Immunsystems eines Patienten während einer Chemotherapie: Die Laborwerte von Patienten unter Chemotherapie verschlechtern sich weit weniger und sind auch danach meist besser, als bei Patienten ohne ATK-Zusatztherapie.

Die passenden ATKs werden in QuintSpectrum (der Software der Holopathie) durch ein Expertenprogramm für die jeweilige Diagnose vorgeschlagen und können dann auch gleich getestet werden. Das heißt, der energetische Test der Holopathie kann die entscheidende Frage beantworten, ob der Patient die gerade ausgewählte ATK-Kombination in einer Heimtherapie vertragen wird und ob sie die vorliegenden Belastungen ausgleicht.

Elektronische Heimtherapie

Das bei der Testung ermittelte patientenindividuelle Therapierezept kann digital in verschiedene Heimtherapiegeräte übertragen werden, wie die folgende Grafik zeigt:

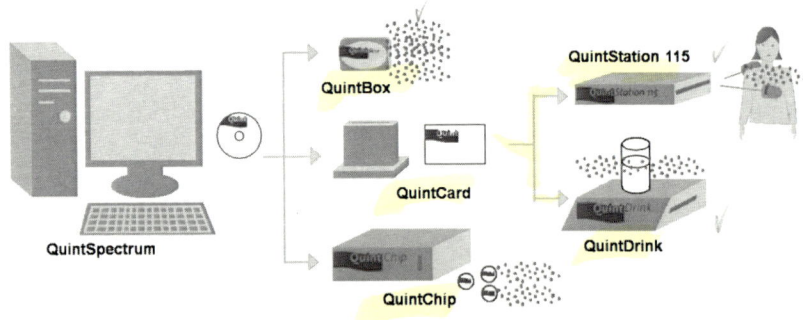

Abbildung 54: Übersicht Digitale Heimtherapie

QuintStation 115

Patienten mit chronischen Beschwerden benötigen eine häufige und oft auch lang andauernde Therapie, bis echte Erleichterung eintritt. In solchen Fällen besteht die Möglichkeit, dass die Pat. eine Quintstation 115 mieten, mit der sie eine vollwertige Therapie, genauso wie in der Praxis des Therapeuten in das betroffene Organ/ den betroffenen Körperteil vornehmen können. Die Steuerung des Gerätes übernimmt eine Chipkarte, die der Therapeut zuvor mit dem Programm des Pat. geladen hat. Die QuintStation 115 liest das auf der Chipkarte digital gespeicherte Programm aus, verwandelt es in ein analoges Schwingungsmuster und überträgt dieses dann über Applikatoren auf den Patienten. Auf diese Weise arbeitet das Gerät genauso wie das „Flaggschiff", die QuintStation 515, es hat jedoch keinen Testteil und keinen Computeranschluss (was für die Heimtherapie ein Vorteil ist).

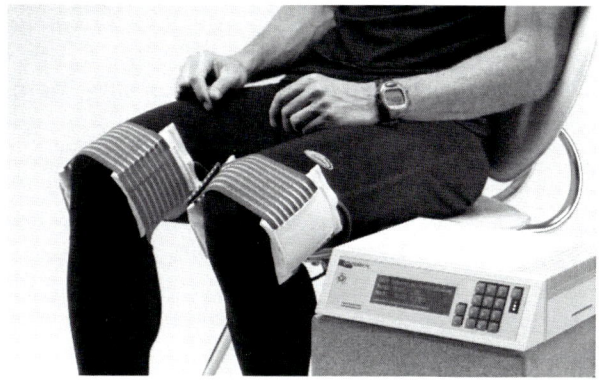

Abbildung 55: QuintStation 115 (Anwendungsbeispiel Gonarthtose)

Fallbeispiele:

78j. Pat. mit schweren degenerativen Veränderungen und chronischen Schmerzen an der LWS bekommt vom Hausarzt deswegen seit Monaten Analgetika. Durch ein tägliches, einstündiges Wirbelsäulenprogramm, das sie mit einer QuintStation 115 überträgt (die entsprechende Chipkarte habe ich ihr programmiert) kann sie die Dosis des Schmerzmittels um ein Drittel reduzieren und ihr Allgemeinzustand bessert sich.

56j Pat., Schmerzen an der re Schulter nach Anstrengung. Es handelt sich um ein Enpingement-Syndrom (dt. Einklemmung – die Sehne eines am Schlüsselbein ansetzenden Muskels verläuft durch einen engen Kanal; bei Entzündung und Schwellung wird die Sehne eingeklemmt, es kommt zum anhaltenden, schmerzhaften Druck auf angrenzende Nerven und Muskeln). Häufig brauchen diese Pat. eine OP, normalerweise wäre eine intensive physikalische Therapie notwendig gewesen. Der Pat. entschloss sich jedoch zur täglichen Selbstbehandlung mit einer QuintStation 115. Nach 1 Monat Therapie (allerdings wegen „Zeitmangel" nur alle 2-3 Tage 30 Min.) besteht eine 70%ige Besserung, nach 6 Wochen sind die Schmerzen fast weg.

63j. Pat. kommt zu einer Therapie wegen Prellung und Bluterguss nach Sturz auf li. Unterarm. Ich vermute einen Bruch und schicke die Pat. deswegen zum Rö. Die Vermutung wird bestätigt, aber die Pat. will sich keinen Gips anlegen lassen! Nach rechtlicher Absicherung (Revers) schlage ich ihr die Heimtherapie mit einer QuintStation 115 vor und gebe ihr eine Chipkarte mit einem Kallus[1]-Wachstumsprogramm mit. Außerdem schärfe ich ihr ein, den Unterarm wenigstens durch einen straffen Verband ruhigzustellen. Ergebnis: Ein neuerliches Rö nach 4 Wochen zeigt, dass der Bruch glatt verheilt ist!

54j. Pat kommt nach einer Nierentransplantation, da er sich eine Verbesserung seines Allgemeinzustands und eine Senkung seiner Kreatinin-Werte[2] erhofft (diese sind bei Transplantationspatienten häufig aufgrund der notwendigen Immunblocker zur Unterdrückung der Abstoßungsreaktion erhöht). Wegen der notwendigen täglichen Behandlungen rate ich ihm, eine QuintStation 115 bei QuintSysteme in St. Pölten zu mieten. Das Programm dafür bekommt er von mir auf einer Chipkarte. Es enthält in erster Linie den Immunblocker im Potenzakkord und ein Nieren-Aufbauprogramm, das er täglich 2 x 30 Min auf die Restniere appliziert. Ergebnis: Bereits nach 3 Wo. gehen die Kreatinin-Werte zurück, der Pat. fühlt sich fitter. Solange er die QuintStation behält, bleiben Kreatinin und Allgemeinbefinden gut, leider siegt nach 3 Monaten der Geiz über die Vernunft und der Pat. gibt das Gerät zurück. Prompt steigen die Kreatinin-Werte wieder. Dem Pat. geht es wieder schlechter.

84j Pat. leidet seit Jahrzehnten an einem schweren Emphysem (Blählunge). Trotz Warnung meinerseits wird sie vom Hausarzt zur Kur in einen radonhaltigen Heilstollen geschickt und erleidet einen völligen Zusam-

---

[1]Kallus: neu gebildete Knochenmasse nach Bruch

[2]Ein wichtiger Parameter der Nierenfunktion. Erhöhung zeigt Belastung bzw. Schädigung des Organs an.

menbruch. Da sie durch intensive Holopathietherapie langsam wieder hochkommt, entschließt sie sich zum Kauf einer QuintStation 115, um die Therapien auch zuhause durchführen zu können. Die Pat. behandelt sich nunmehr seit Jahren täglich 2 x 30 Minuten mit dem von mir erstellten (und immer wieder aktualisierten) Programm. Ergebnis: Atemnot und Zyanose (Blauwerden infolge Sauerstoffnot) sind praktisch weg, die Patientin kann ein nahezu normales Leben führen, wobei sie immer noch auf ihrem Bauernhof tätig ist.

QuintDrink

Ähnlich wie die QuintStation 115 liest auch das QuintDrink ein individuell erstelltes, digital gespeichertes Schwingungsprogramm aus einer Chipkarte aus, überträgt es jedoch nicht auf einen Patienten, sondern über eine eingebaute Tesla-Spule auf Wasser, Tee, Säfte oder andere Flüssigkeiten, die man auf das Gerät stellt. Indem es das Magnetic Memory der geprägten Flüssigkeiten gezielt verändert, kann das QuintDrink-Gerät auf Knopfdruck beliebige Mengen von Homöopathika herstellen. Das ist insofern wichtig, als wir dadurch weit deutlichere Wirkungen von Homöopathika erreichen können, als durch die Gabe von einigen Tropfen, wie das in der klassischen Homöopathie üblich ist. Das ist vor allem dann entscheidend, wenn der Pat. alt, geschwächt, oder sonstwie blockiert ist (nach einem Liter Homöopathikum „kapiert" auch der schwächste Körper das enthaltene Signal und wird fähig, darauf zu reagieren).

Ein weiterer Vorteil des QuintDrink ist die Therapiemöglichkeit auch bei Personen, die keine sonstigen Therapeutika vertragen, z.B. bei Schwangeren und Kleinkindern.

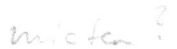

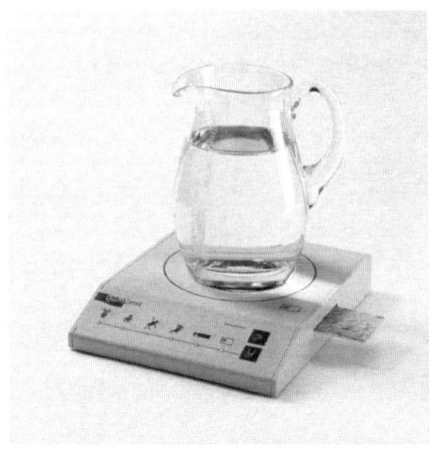

Abbildung 56: QuintDrink Gerät

Fallbeispiele:

32j Pat. kommt wegen eincr Betreuung für ihre Schwangerschaft. Ich möchte ihr einen Schutz vor E-Smog sowie eine Ausleitung von Umweltgiften ermöglichen, kann ihr jedoch wegen der Schwangerschaft nichts anderes, als Homöopathika geben. Daher bekommt Sie ein QuintDrink und trinkt täglich ½ Liter eines Therapieprogramms. Nach der Geburt sagt sie mir, dass diese im Vergleich zu einer früheren viel einfacher verlaufen sei und sie sich bestens fühle.

87j. Pat. wird gebracht – ob ich irgendetwas gegen Alzheimer tun könne. Ich verneine, aber aus Erfahrung gebe ich der Tochter ein QuintDrink mit, denn Pat. in diesem Alter tun sich meist mit der Wasseraufnahme schwer. Selbst wenn sie ausreichend trinken (was selten vorkommt), können sie Flüssigkeit nur schlecht resorbieren. Mit Hilfe des QuintDrinks können wir jedoch „normalem" Wasser die Schwingung von aktiviertem hinzufügen und somit seine Bioverfügbarkeit steigern. Dadurch steht mehr Wasser für die biochemischen Prozesse der Zellen zur Verfügung – die Vitalität steigt. Im vorliegenden Fall erhält die Pat. von der Pflegerin durch mehrere Monate das aktivierte Wasser des QuintDrinks. Die Tochter berichtet mir, dass ihre Mutter nun wieder Interesse für ihre Umgebung entwickelt und auf Zuwendung reagiert.

49j. Pat. lebt in Scheidung und ist deswegen extrem gestresst. Bei der ersten Verhandlung bricht sie weinend zusammen und ruft mich unter Tränen an. Wir vereinbaren einen kurzfristigen Termin und ich gebe ihr ein QuintDrink mit. Dazu erhält sie mehrere Chipkarten mit einem Programm gegen Tiefenstress, aber auch gegen E-Smog und Umweltgifte. Das geprägte Wasser trinkt sie im Wechsel schon einige Tage vor und besonders am Tag der entscheidenden Tagsatzung. Ergebnis: Sie steht die Verhandlung „cool" durch und kann die Scheidung zu Ende bringen.

41j. Pat. wurde vor Jahren als Fußgängerin von einem betrunkenen Autofahrer niedergestoßen. Sie kommt mit Zustand nach Polytrauma, offenem Schädel-Hirntrauma und Verlust eines handtellergroßen Stücks des Schädelknochens Infolge der nicht-knöchernen Deckung wird das Gehirn bei unterschiedlichem Luftdruck verschieden stark nach innen gedrückt., was Störungen an der Schädelbasis, vor allem der Hypophyse auslöst (Hypophysen-Reizsymptom). Die Folgen sind eine bleierne Müdigkeit und hormonelle Störungen. Als Therapie erhält die Pat. wöchentlich die Applikation eines Verletzungsprogramms auf den Kopf. Dabei bringt die Pat. jedes Mal eine Kiste Mineralwasser mit, die meine Helferin mittels QuintDrink prägt. Dadurch bleibt die Verbesserung des Allgemeinbefindens die ganze Woche über weit besser aufrecht.

Bericht eines Anwenders aus dem Holopathie-Forum im Internet:
„Vor gut 2 Wochen bekam ich tagsüber einen starken Energieabfall – wahrscheinlich durch Überlastung / Erkältung Am nächsten Tag bekam ich Fieber, an die 40 Grad mit Schweißausbrüchen mehrmals und das 5 Tage lang jede Nacht. Obwohl ich bereits ein erfahrener Holopath bin und altchinesische Medizin beherrsche, hatte ich keine Möglichkeit mehr mir selbst zu helfen. Nach ca. 6 Tagen war ich dermaßen dehydriert und der gesundheitliche Zustand war bedrohlich, dass ich mich schon fast aufgegeben habe! Meine Frau fuhr mich dann zu einem befreundeten Arzt der mit Entsetzen diesen Zustand aufnahm. Mein ganzer Thorax war inzwischen schon mit großen Furunkeln und roten offenen Flecken übersät. Er hat mich sofort über den ganzen Tag mit verschiedenen Infusionen versorgt und auch die nächsten Tage. Das Hauptproblem aber war, das ich seit dem 2. Tag nichts mehr zu mir nehmen konnte da alles total stark verbrannt (wie verbrannte Haare) gerochen und auch geschmeckt hat! Ich konnte 14 Tage lang kein Essen und auch Getränke zu mir nehmen – Wasser nur das notwendigste- und habe in der Zeit ca. 10 kg abgenommen obwohl ich kein Übergewicht hatte! Meine Kollegen

konnten mir nicht mehr helfen und ich war schon so schwach dass ich mich nicht mehr auf den Beinen halten konnte. So habe ich in meiner letzten Verzweiflung Herrn Dr. Steiner um Hilfe gebeten. Er hatte sofort eine für mich überzeugende Antwort und hat mir übers Internet die Substanzschwingung „Tiefenstress" gesandt. (....) Ich konnte am nächsten Abend die Schwingung auf das QuintDrink Gerät prägen. Schon nach dem erste Glas ging nach kurzer Zeit der stark verbrannte Geruch, der ja in jeder Nähe einer Küche oder Essbaren war, merklich zurück! Jetzt nach 3 Tagen kann ich schon wieder bestimmte Sachen essen und habe so wieder schnell Energie bekommen. Ich habe ein gutes Gefühl, dass alles in den nächsten paar Tagen wieder in Ordnung ist!" (Der Kollege war in 2 Wo mit dem QuintDrink völlig wiederhergestellt).

QuintBox

Die QuintBox ermöglicht die Wiedergabe eines getesteten energetischen Schwingungsprogramms durch ein Therapiegerät in der Größe eines sehr kleinen Handys.

Wie ihre „großen Vorbilder", die QuintStationen beinhaltet auch die QuintBox einen digitalen Speicher für ein erstelltes Therapieprogramm, einen Digital-Analog-Wandler, der diese Information „übersetzt" und einen Sender mit einer Trägerfrequenz, auf die das Therapiesignal überlagert wird.

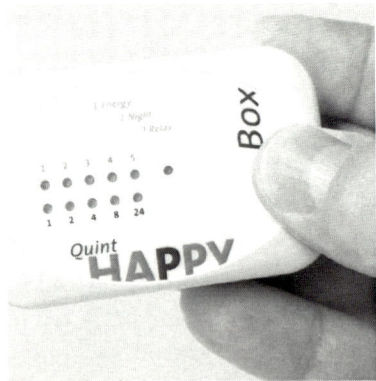

Abbildung 57: Die QuintBox

228

Natürlich ist die QuintBox wesentlich schwächer als die QuintStation, aber sie kann dieses Manko meist durch die Dauer der Applikation wettmachen.

Da der Patient die QuintBox üblicherweise mit einer Schlaufe um den Hals trägt oder sie nachts unters Kopfkissen legt, kann die Therapie viele Stunden lang einwirken – und das bei jeder Art von Tätigkeit. Wegen der guten therapeutischen Wirkung (endlich kann ein Therapieprogramm auch im Alltag dauerhaft einwirken!) sind derzeit bereits einige tausend Boxen im Umlauf, Einige Therapeuten haben ihre Praxen sogar so strukturiert, dass sie die QuintStation in erster Linie zum Messen einsetzen und die Therapie dann einer mitgegebenen Box übertragen.

Im Mai 2009 gelang K. Dillinger und mir ein wissenschaftlicher Wirknachweis: Eine Doppelblindstudie[1] am Institut für Psychologie der Universität Wien ergab, dass die QuintBox die Vitalität und andere gesundheitsrelevante Parameter der Probanden in statistisch signifikantem Ausmaß steigert[2]. Das ist auch insofern bedeutsam, als es sonst praktisch keine Doppelblindstudien zu energetischen Verfahren gibt.

Fallbeispiele:

30j. Pat klagt wegen Unregelmäßigkeiten in der Periode mit Stauungsgefühl und Verspannungs-Kopfschmerz. Der Test ergibt eine starke E-Smogbelastung, der sie an ihrem Arbeitsplatz (ein Callcenter) ausgesetzt ist. Die Pat erhält von mir eine Box mit einem Anti-E-Smogprogramm und einer homöopathischen Unterstützung der Hormone. Ergebnis: Die Periode kommt pünktlich, keine Stauungen, keine Verspannungen und kein Kopfschmerz mehr – eine 100%ige Verbesserung des Allgemeinbefindens.

73j. Patient, der seit dem Kindesalter Kopfweh hat. Die Kindheit war extrem hart, zusätzlich musste er eine Polio durchmachen. Als deren Folge bestehen auch kleine Restschäden. Der Kopfschmerz tritt beinahe permanent auf und ist quälend, bohrend, furchtbar. Nach vorübergehender Therapie mit der QuintStation überweise ich den Pat. „aus Verzweiflung" an einen Akupunkteur. 20 Akupunktursitzungen bringen jedoch auch kein Ergebnis, ebenso wenig andere Therapeuten, die er von

---

[1] weder Arzt noch Patient wussten, ob es sich um funktionierende Boxen oder ident erscheinende Attrappen handelte

[2] http://quintsysteme.com/QuintBox-Doppelblindstudie.1098.0.html

sich aus aufsucht. Da sich der Patient doch wieder bei mir meldet, versuche ich es nochmals: Er erhält eine Box mit einer speziellen, auf ihn zugeschnittenen Sequenz (siehe Kap. 6.4.4 *Sequenzen digitaler Rezepturen*). Diese umfasst maximale Energiezufuhr über eine sehr lange Sequenz, sowie ausgewählte Nosoden im Zusammenhang mit Angst und Frustration (aufgrund seiner Schilderungen vermute ich auch einen homosexuellen Missbrauch, den ich als Reaktionsblockade messen kann und daher im Potenzakkord hinzufügte; siehe Kap. *Reaktionsblockaden* auf Seite 201). Ergebnis: Im Lauf von 2-3 Monaten bessert sich der Kopfschmerz um 70% – und das ohne irgendwelche Medikamenteneinnahme. Zwar haben wir die 100% Beschwerdefreiheit noch nicht erreicht, aber für den Pat. bedeutet der bisherige Erfolg, dass er ohne Schmerzmittel (fast) normal leben kann. Ich konnte dieses Ergebnis seither alleine durch die Box mehr als 6 Jahre aufrechterhalten.

42j. Pat. kommt mit Pollinosis der Frühblüher. Schon vor der Pollensaison erhält er sein individuelles Programm, mit dem er sich bereits vorbeugend und dann während der Saison therapiert. Früher benötigte er regelmäßige hohe Dosen von Antihistaminika, jetzt kommt er (bis auf vereinzelte kleine Gaben) ohne Medikamente aus.

45j. Journalist klagt über massive Lymphschwellungen an den Lippen, aber auch am Gesäß und am Bauch, manchmal ohne Anlass, vor allem aber nach Sport. Die holopathische Messung ergibt in erster Linie eine deutliche E-Smog-Belastung (der Pat. arbeitet beim ORF). Er erhält von mir eine Box mit einem speziellen Anti-E-Smog-Programm gegen Hochfrequenzen. Ergebnis: Obwohl der Pat. die vom Internisten verschriebenen Antihistaminika auf die Hälfte reduziert hat (sowie nach wie vor im Funkhaus arbeitet und seinen Sport betreibt), treten nach 6 Wo praktisch keine Schwellungen mehr auf (was den Pat. dazu veranlasst, eine eigene QuintBox zu kaufen).

50j. Pat. arbeitet in einem Stressjob als Geldtransportfahrer und muss zusätzlich Ungerechtigkeiten durch seine Firma ertragen. Er zeigt bereits deutliche Zeichen eines Burn-outs: Er kann sich unter der Woche nicht mehr regenerieren, braucht beinah das ganze Wochenende zum Ausschlafen, fühlt sich ständig gehetzt und macht einen fahrigen Eindruck. Neben einigen Spurenelementen und Vitaminen bekommt der Pat. von mir vor allem eine Box mit einem persönlichen Antistress- und einem Schlafprogramm, das er während der Dienstzeit bzw. nachts anwendet.

Nach 3 Wochen steigt die Stressresistenz spürbar, nach 6 Wochen wird der Patient, der schon knapp vor der Kündigung oder dem Zusammenbrechen stand, (relativ) „cool" mit allem fertig.

QuintFilm

Quintchip?

Quintfilm ist kein elektronisches Gerät, sondern eine Folie mit speziellen physikalischen Eigenschaften, auf die wir mit Magnetfeldern ein homöopathisches Anti-E-Smog-Programm aufgeprägt haben. (Durch die Prägung werden bestimmte Gitterstrukturen der Folie verändert, sodass sie ein durchdringendes elektromagnetisches Feld „glätten" können. Siehe dazu die Studie von Dr. Medinger unter www.quintsysteme.com). Die speziellen Eigenschaften der Folie führen dazu, dass elektromagnetische Felder von Handys, Internet-Routern (WLAN), SAT-Receivern, Computern etc. biologisch weit besser vertragen werden. Als Folge verschwindet die Elektrosensibilität, an der wir alle aufgrund der allgegenwärtigen E-Smog-Belastung leiden. Davon profitieren besonders Allergiker, aber auch der „Normalbürger", da durch die weitgehende Eliminierung des E-Smogs der innere Stresspegel ganz erheblich reduziert werden kann (inneres Stressniveau als Folge von Umweltbelastungen: siehe Kap. *Akuter Stress* auf Seite 56).

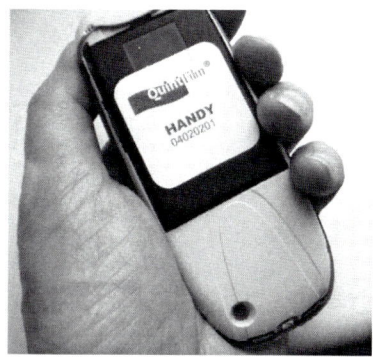

Abbildung 58: QuintFilm

Daher erhalten alle Neupatienten von mir QuintFilme, in erster Linie für den Internetanschluss. Denn wir haben es heute mit einer speziellen Belastungssituation zu tun: Die modernen Router sind alle mit einer

Antenne für WLAN[1]-Betrieb ausgestattet. Selbst wenn man es nicht braucht – niemand schaltet das WLAN aus, dessen Reichweite bis zu 30 m beträgt. Das hat zur Folge, dass der Durchschnittsbürger in einer Mietwohnung nicht nur von seinem eigenen, sondern auch den WLANs der Nachbarn bestrahlt wird – und das Tag und Nacht. Im Durchschnitt sind das 5-10 benachbarte WLANs (ein Patient berichtete sogar von 29 WLAN-Netzen, die er in seiner Wiener Gemeindewohnung auf seinem Computer empfangen kann!).

In einer derartigen Situation sind Vermeidungsstrategien – z.B. auf ein eigenes WLAN zu verzichten oder auch eine Netzfreischaltung, die die eigene Wohnung nachts komplett vom Netz trennt – leider völlig sinnlos. Im Gegenteil – da in einem solchen Fall der E-Smog der Nachbarn weit größer ist, als der eigene und nicht eliminiert werden kann, ist es besser, selbst ein WLAN-Feld zu erzeugen – dieses aber zu „entstören", sodass eine Art „Schutzglocke" gegenüber dem E-Smog der anderen entsteht.

Mit QuintFilm können Sie einen entsprechenden „Schutzschild" aufbauen: Kleben Sie vor allem einen QuintFilm auf die Antenne Ihres Internet-Routers! Im Umkreis von 30m entsteht so ein entstörtes Feld, das die Einflüsse aller andern WLAN-Felder (größtenteils) mit entstört.

Ähnlich sollten Sie beim SAT-Receiver (bzw. Kabelanschluss) Ihres Fernsehers vorgehen

Natürlich sollten Sie auch jedes Handy in Ihrer Familie entstören: Bei allen mobilen Geräten reicht es, eine Folie auf den Akku zu kleben

Ebenso beim Schnurlos-Telefon. Auch DECT-Handys benötigen vorrangig eine Entstörung, da bei den meisten Modellen die Basisstation ständig sendet.

Mit QuintFilm Folien kann man auch den E-Smog von Notebooks und PCs neutralisieren. Dazu die Folie auf die Hinterwand des PCs bzw. Unterseite eines Notebooks kleben.

Besonders problematisch sind UMTS-Sticks für den drahtlosen Internet-Anschluss! Auch diese benötigen vorrangig einen QuintFilm.

Patienten, die auf diese Weise zumindest ihr WLAN und ihre Handys entstört hatten, konnten den positiven Effekt der Holopathietherapie weit besser halten. Vor allem bei Allergikern nahm die Stärke der Belastung ab. In der Messung der Holopathie wird besonders deutlich, dass

---

[1]Wireles Local Area Network – drahtloses Computernetzwerk

Patienten mit dem „elektromagnetischen Schutzschirm" der QuintFolien besser reagieren, als Patienten, die dem vollen E-Smog ausgesetzt sind.

7 Anwendungsgebiete und Fallbeispiele

Kontraindikationen: Grenzen für die Holopathie liegen dort, wo sie sich auch für die TCM, die Homöopathie oder jede andere komplementärmedizinische Methode befinden: Bei akuten, lebensbedrohlichen Zuständen, die eine Notfallmedizin erfordern, wie akutes Herz-Kreislaufversagen, Herz- oder Lungeninfarkt, anaphylaktischer Schock u.v.a.m.

Analog dazu entsteht eine zweite Grenze durch Situationen / Erkrankungen, die in erster Linie eine chirurgische Versorgung benötigen, wie größere Verletzungen, Brüche usw. (Nach der Erstversorgung kann die Holopathie jedoch entscheidend zur Heilung beitragen).

Auch beim Tumor sehe ich eine solche Grenze. Zwar habe ich sehr erfolgreiche holopathische Krebstherapien durchgeführt, allerdings (fast) immer in Verbindung mit OP, Bestrahlung und/oder Chemotherapie.

Aus juridischen Gründen rate ich auch von einer Therapie auf das Herz bei Schrittmacherpatienten, sowie einer Therapie auf Unterleib / Bauch bei Schwangeren (nach dem 3. Monat) ab.

Aus denselben Gründen sollten Sie auch eine Therapie bei Patienten mit einer manifesten Geisteskrankheit (v.a. Schizophrenie) besser unterlassen.

Indikationen: Da die Holopathie nicht auf einzelne Organe ausgerichtet ist, sondern ihr Wirkmechanismus am Energiesystem des Menschen ansetzt – und das in einer noch ganzheitlicheren Form, als in der TCM, der Homöopathie oder den neueren Verfahren – kann die Holopathie in erster Linie die Selbstheilung positiv beeinflussen. Das aber ist auf keine bestimmte Erkrankung beschränkt.

Der Bogen der erfolgreichen holopathischen Therapien spannt sich von Menschen, die eigentlich völlig gesund sind, aber mehr Energie brauchen (Sportler!), über Patienten, die nur einen akuten Infekt haben, bis hin zu Patienten mit schwerwiegenden, chronischen Diagnosen (Burn-out, Polyarthritis, MS u.v.a.m.)

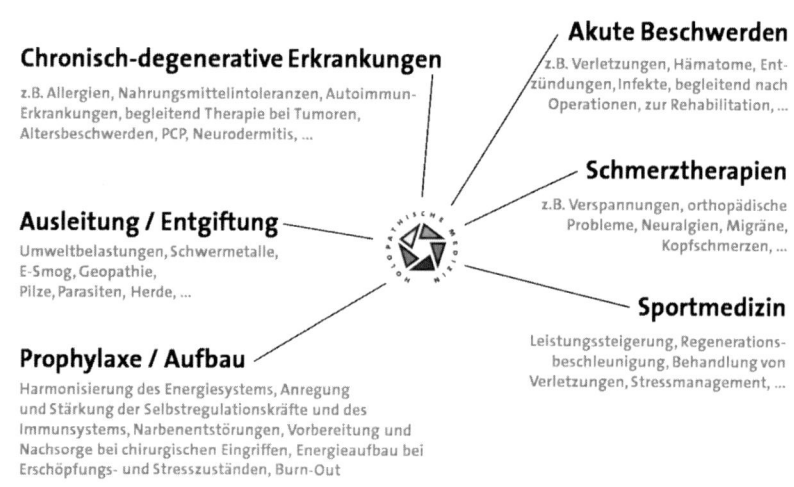

Chronisch-degenerative Erkrankungen

z.B. Allergien, Nahrungsmittelintoleranzen, Autoimmun-
Erkrankungen, begleitend Therapie bei Tumoren,
Altersbeschwerden, PCP, Neurodermitis, ...

Akute Beschwerden

z.B. Verletzungen, Hämatome, Entzündungen, Infekte, begleitend nach
Operationen, zur Rehabilitation, ...

Schmerztherapien

z.B. Verspannungen, orthopädische
Probleme, Neuralgien, Migräne,
Kopfschmerzen, ...

Ausleitung / Entgiftung

Umweltbelastungen, Schwermetalle,
E-Smog, Geopathie,
Pilze, Parasiten, Herde, ...

Sportmedizin

Leistungssteigerung, Regenerations-
beschleunigung, Behandlung von
Verletzungen, Stressmanagement, ...

Prophylaxe / Aufbau

Harmonisierung des Energiesystems, Anregung
und Stärkung der Selbstregulationskräfte und des
Immunsystems, Narbenentstörungen, Vorbereitung und
Nachsorge bei chirurgischen Eingriffen, Energieaufbau bei
Erschöpfungs- und Stresszuständen, Burn-Out

Abbildung 59: Die Holopathie ist umfassend einsetzbar

7.1 Fallbeispiele

Die angeführten Fallbeispiele stellen nur einen kleinen Ausschnitt von
dem dar, was erfahrene Holopathietherapeuten und ich Woche für Woche erleben. Diese Beispiele sollen in erster Linie einen Eindruck von der
Bandbreite der – teils banalen, teils sehr schwerwiegenden – Diagnosen
geben, mit denen wir als Holopathen konfrontiert werden. Außerdem
sollen sie ein wenig davon vermitteln, welche Gedankengänge hinter
einer (gut gemachten) holopathischen Testung und Therapie stehen und
wie erfolgreich die Holopathie durch die Überwindung der Schwächen
der klinischen, aber auch der bisherigen komplementären Medizin sein
kann.

Fr. E.B., 43 J., klagt über **Depression und Erschöpfung**.
Testung: Es dominiert ein Dopamin – und Serotoninmangel. Diese beiden Neurotransmitter spielen eine entscheidende Rolle in der Stressverarbeitung des Limbischen Systems (siehe Kap. 3.1.1 Neurophysiologie
und 5 Elemente).
Therapie: Ich gebe ihr die Vorstufen dieser Substanzen – L-Serotonin
und L-Tyrosin – als ATKs. Zur Aktivierung der Nebenniere, die für die
Produktion dieser Neurotransmitter hauptverantwortlich ist, verordne
ich ihr zusätzlich DHEA.

Ergebnis: Nach 3 Wochen Einnahme tritt deutliche Besserung auf. Ich muss nur in größeren Abständen kleine „Nachbesserungen" anbringen, wenn der Stress zu groß wird.

Hr. G.B., 61 J., kommt wegen gelegentlicher **Schwindelattacken**.
Testung: Es zeigt sich in erster Linie eine Arteriosklerose in Verbindung mit einer Schwermetallbelastung.
Therapie: Der Pat. erhält Holopathie-Therapie auf die großen Halsgefäße, sowie ein natürliches Durchblutungsmittel und als ATKs Antioxidantien und Schwermetallausleitung.
Ergebnis: Seit 2 Jahren führe ich alle 1-2 Monate eine Kontrolle durch – es ist seither kein Schwindel mehr aufgetreten.

Fr. M.B., 55 J. Sie klagt über starke Schmerzen im Lendenwirbelbereich. Die Befunde zeigen eine fortgeschrittene **Osteoporose** mit beginnenden Einbrüchen der Wirbelkörper (eine gefürchtete Komplikation bei der Entkalkung). Die Schmerzen bestehen wohl deshalb, weil die Wirbelkörper bereits derart entkalkt sind, dass sie bei Belastung zusammengedrückt werden und dadurch Nervendigungen im Knochen reizen.
Testung: Als ersten Schritt teste ich die von der Patientin bisher genommenen pharmazeutischen Osteoporosemittel und verwerfe sie, da sie eine Energieschwächung ergeben. Danach suche ich nach einer pharmakologischen Alternative und teste sie aus. Ich finde ein Präparat, das die Patientin hervorragend verträgt. Zuletzt suche ich nach den Ko-Faktoren für die Calcium-Aufnahme, die die Patientin braucht, damit Calcium für sie möglichst bioverfügbar wird.
Therapie: In Summe ergibt das die Kur, die die Patientin nunmehr über Monate einnehmen soll.
Ergebnis: Nach knapp 4 Monaten besteht eine deutliche Besserung, die Patientin ist praktisch schmerzfrei. Deshalb kann sie jetzt auch am Wirbelsäulenturnen teilnehmen, das den Heilungsprozess weiter fördert. Nach weiteren 4 Monaten sind die Symptome verschwunden.

Fr. R.L., 48 J. Bei der Pat. besteht seit 3 Monaten ein **Burn-out**, nachdem sie bereits 2 Jahre zuvor Anzeichen dafür gehabt hatte. Die Pat. ist müde, erschöpft, mit innerem Zittern und Kopfdruck im Genick, bis in die Stirn ziehend.
Testung: Da ich an einen Neurotransmitter-Mangel denke, teste ich zunächst die Nebenniere aus. Sie ist allerdings nicht so geschwächt, wie

ich dachte, bis auf einen Mangel an Dopamin. Die Neurotransmitter fehlen wohl nicht so sehr in den primär stressverarbeitenden Zentren des Limbischen Systems, sondern „eine Etage darüber" in den Verarbeitungszentren des Großhirns. Ein entsprechender Überblickstest bestätigt das. Nun stehe ich vor einer Entscheidung: Entweder „hochkarätige" Psychopharmaka oder seltene Erden der ATKs einzusetzen. Die Patientin wünscht sich alles, nur keine Chemie – daher die ATKs. Ich teste die Elemente Terbium, Gallium, und Neodym als Bio-Katalysatoren zur Bildung der fehlenden Neurotransmitter aus und verschreibe sie als ATKs im Mikrogramm-Bereich. Zusätzlich erhält die Pat. die Vorstufe für Dopamin: L-Tyrosin und L-Phenylalanin – wiederum als ATK in Kapselform.

Therapie: Mit der QuintStation gebe ich eine etwas verkürzte Vektortherapie, bei der ich die gefundenen ATKs als Schwingung hinzufüge – gleichzeitig nimmt die Pat sie auch in der Heimtherapie ein.

Ergebnis: Bei der Kontrolle nach 3 Wochen berichtet die Pat., es gehe besser, sie habe wieder Antrieb. Nach weiteren 3 Wochen: Sehr viel besser, noch eine leichte Antriebsstörung. 3 Monate danach: das Burn-out ist weg. Weitere Kontrollen alle paar Monate zeigen, dass das auch so bleibt.

Hr. M.E., 21 J. Der Pat ist an sich gesund, die Mutter fragt mich jedoch, ob ich etwas gegen sein **Schnarchen** tun kann.

Testung: Ich versuche es mit der Reaktionsblockade „Ersticken", auf die der Patient reagiert. Als Similes finde ich die Elemente Zink, Terbium, Neodym und Zirkon.

Therapie: Der Pat. erhält eine kurze Vektortherapie mit der Reaktionsblockade und den Similes. Zusätzlich nimmt er die entsprechenden Kapseln MO-MI-FR je 1x1 ein.

Ergebnis: Nach 3 Wochen ist das Schnarchen weg.

Hr. S.M., 28 J. Schon vor Jahren war der Pat. wegen einer **Colitis ulcerosa** bei mir (einer Autoimmunerkrankung des Dickdarms, bei der es durch Antikörper zu Entzündungen mit Geschwürbildung im Dickdarm kommt, die häufige Durchfälle, oft auch mit Blutbeimengung erzeugen). Damals konnte ich durch Holopathietherapie – teils mit der Box – seine Stuhlfrequenz von 5-7x täglich auf 2x täglich begrenzen. Nunmehr sucht er mich erneut auf, da bei ihm eine **Dickdarm**- Teilentfernung wegen eines **Karzinoms** vorgenommen wurde und er außerdem eine Chemotherapie bekommt. Deswegen war es bereits zu einer Übersensibilität der Fingerspitzen gekommen (typische Nebenwirkung der Chemogifte auf Nervbahnen), außerdem hatte er wieder 20x täglich Durchfälle. Zudem ist der Patient, der immer schon sehr schlank war, erschreckend abgemagert (bei 183cm 52 kg).

Testung: Ich stelle zunächst einen Eisenmangel fest und teste neben einem Eisenpräparat auch Folsäure und Vitamin B12 als notwendige Therapeutika zur Verbesserung des Blutbildes. Wegen des Verlusts an Körperflüssigkeiten (durch die Durchfälle) teste ich auch die klassischen Elektrolyte[1] (Kalium, Natrium, Chloride) und ermittle, welches isotone[2] Getränk den besten Ausgleich ermöglicht. Von allen Pflanzen, die antientzündlich im Darm wirken, ist Flohsamen am besten passend. Als Unterstützung der Stressreaktion des Patienten und zur Abschirmung seiner Nervbahnen erweist sich ein hochdosierter Vitamin-B-Komplex in Verbindung mit SAMe[3] als optimal. Zur besseren Verträglichkeit der Chemotherapie für den Gesamtstoffwechsel teste ich außerdem die „Reparatur-Aminosäure" L-Glutathion, ein Basenpulver gegen Übersäuerung und ein Kombinationspräparat aus Salzen und seltenen Erden des Toten Meeres (alles als ATKs).

Therapie: Der Patient nimmt die beschriebenen Präparate kurmäßig ein, zugleich führe ich wöchentlich eine energetische Narbentherapie auf den Darm, sowie eine Stärkung von Leber und Niere durch. Da sich der Allgemeinzustand rasch bessert, beginne ich nach der 3. Sitzung mit Vektortherapien.

Ergebnis: Nach 3 Monaten hat der Pat. 6 kg zugenommen, seine Erschöpfung ist verschwunden, er kann wieder leichte Arbeiten verrichten. Die Fingerspitzen reagieren wieder normal. Auch die Colitis ist weg – er muss nur mehr 2x tagsüber und 1x nachts aufs Klo (wahrscheinlich eher eine Folge der OP). Der Pat will demnächst wieder normal arbeiten.

Fr. M.M., 67 J. Die Pat. kommt zunächst wegen einer Durchuntersuchung, gibt dann aber an, „Probleme" im rechten Fuß und der rechten

---

[1] Mineralstoffe, deren Komponenten in einer wässrigen Lösung elektrisch leitend sind

[2] Isotone Getränke werden meist im Sport verwendet, da sie die Mineralstoffe enthalten, die durch den Verlust an Körperflüssigkeit (in diesem Fall: Schwitzen) verlorengehen „.

[3] S-Adenyl-Methionin, eine Aminosäure, die bei der Bildung zahlreicher Neurotransmitter im Gehirn beteiligt ist.

Hand zu haben. Die Probleme erweisen sich diagnostisch als beginnende **Polyarthritis**.

Testung: Als Schwerpunkt stellt sich bei der Pat. eine Verpilzung heraus. Die entsprechende Therapie ist am besten eine Symbioselenkung. Ich teste passende ATKs, die z.T. Lebendkeime, z.T. Wuchsstoffe für den Darm umfassen. Pilze sind jedoch immer mit (Schwer)Metallen vergesellschaftet, die sie speichern. Bei der Pat. findet sich Palladium (aus den Abgasen von Auto-Katalysatoren), Blei (z.T. immer noch im Boden, da bis 1980 als Antiklopfmittel im Benzin), sowie radioaktives Cäsium (Rest von Tschernobyl). Daneben sind auch einige Kieferherde vorhanden (es handelt sich wahrscheinlich um Herd-Reste gezogener Zähne). Ich teste entsprechende ATKs auf der Basis von Selen und Co-Faktoren.

Therapie: Die Pat erhält mit der QuintStation eine antientzündliche Therapie, sowie „Narbe Knochen" auf die schmerzenden Gelenke und nimmt die gefundenen ATKs ein.

Ergebnis: Bei einer Kontrolle nach 6 Wochen ist die Patientin sehr zufrieden. Sie fühlt sich allgemein sehr viel besser, auch die Gelenkbeschwerden sind verschwunden.

Fr. G.S, 73 J. Als die Pat. kommt, benötige ich zuerst die Tochter als „Dolmetscherin", da ihre Stimme so beeinträchtigt ist, dass ich sie kaum verstehe. Die Pat. hat eine Radio-Jodtherapie mit zusätzlichen externen Bestrahlungen nach einem **Schilddrüsen-Karzinom** hinter sich. Der Allgemeinzustand ist schlecht, immer wieder brechen Entzündungen im Kehlkopfbereich auf, die Schleimhäute im Hals sind geschwollen, sodass die Pat. kaum etwas zu sich nehmen kann.

Testung: Auch ohne Testung war klar, dass die Pat. bei weiteren Bestrahlungen die Stimme verlieren würde – andererseits waren diese aus klinischer Sicht unumgänglich. Daher gebe ich der Pat. als erstes eine Box mit, auf die ich das Basisrezept „Strahlenschaden" programmiert habe. In der Testung zeigt sich, dass eine Ausleitung von Radioaktivität die Meridianenergie am besten aufbaut.

Therapie: Die Patientin erhält neben der Box eine Verordnung über Selen plus Co-Faktoren, sowie Hafnium, Molybdän und Dysprosium in Mikrogrammdosis als ATKs (Strahlenschutz), hochdosierte Vitamine (als Antioxidantien) und eine Entsäuerung. Dadurch verbessert sich der Allgemeinzustand innerhalb eines Monats etwas, aber die Stimme ist immer noch „furchtbar". Offenbar war die Box nicht stark genug, um die Wirkung der Bestrahlung aufzuheben. Wenn nicht bald etwas passiert, ist die Pat. stumm. Ich überzeuge daher die Pat. und ihre Tochter, eine

QuintStation 115 zu mieten, die eine weit größere Eindringtiefe ins Gewebe aufweist, als die Box. (Das Programm ist dasselbe, die Pat. erhält es in Form einer Chipkarte, mit der sie die QuintStation selbst programmiert).

Ergebnis: Nach weiteren 2 Monaten ist die Stimme der Patientin **normal!** Sie hat wieder Kraft und führt ihr gewohntes Leben.

Hr. W.S., 46 J. Der Pat. suchte mich schon vor 9 Jahren auf, weil bei ihm eine **Multiple Sklerose** festgestellt worden war. Damals war es zu einer Sehschwäche am linken Auge gekommen, sowie zu Kribbeln und Ameisenlaufen in den Händen und Füßen. Die Diagnose war mittels CT erstellt worden.

Testung: Da die MS eine Autoimmunerkrankung ist, kam es in erster Linie darauf an, die Immunmodulatoren zu finden, die in der Lage wären, die Knochenmarkszellen soweit zu „besänftigen", dass sie keine Antikörper gegen die Markscheiden[1] der Nervbahnen des Gehirns mehr produzierten. In einer ausführlichen Testung fand ich dafür folgende Elemente: Lanthan, Vanadium, Dysprosium, Arsen, Lithium. Terbium, Neodym. Zur Verbesserung der Reaktion testete ich den Vitamin-B-Komplex zum Aufbau der beschädigten Nerven, sowie Omega 3-Fettsäuren und Lecithin speziell für die Markscheiden.

Therapie: Der Pat. erhielt anfangs dreiwöchige, später zwei- bis dreimonatliche Behandlungen auf das Gehirn und nahm die aufgelisteten Substanzen als ATKs nur in den ersten Monaten täglich, dann 1-2x wöchentlich, derzeit nur mehr 1x pro Monat.

Ergebnis: In den ersten beiden Jahren traten noch geringfügige Schübe mit Ameisenlaufen der Extremitäten auf, die wir jedes Mal durch häufigere Einnahmen und einige Therapien mit der QuintStation rasch beherrschen konnten. Dank der enormen Konsequenz des Patienten ist es mit dieser Ausnahme zu keinen weiteren Schüben gekommen. Der Patient führt ein völlig normales Leben.

Fr. S.P., 16 J. Eigentlich ist nur die Mutter als Patientin gekommen und fragt mich am Ende der Sitzung, ob ich etwas für ihre **pubertierende Tochter** tun könne, die gerade in einer „schrecklichen" Auflehnungs-

---

[1]Markscheiden bestehen aus Phospholipiden (der Phosphorsäure-Verbindung einer fetthaltigen Substanz), die zur Isolation der Nerv-„kabel" dienen.

phase sei. Nach ihrer Schilderung muss es sich um eine echte „Zicke" handeln.

Testung: Nicht möglich (Pat. nicht anwesend). Aufgrund der Anamnese der Mutter ergibt sich für mich jedoch eine Assoziation: Das „Zickenmittel" der klassischen Homöopathie ist Platinum. Da es sich im vorliegenden Fall primär um geistige Symptome ohne körperliche Manifestation handelt, ist für mich Platinum D30 das Mittel der Wahl.

Therapie: Ich gebe der Mutter ein Fläschchen Platinum D30 für die Tochter mit, das ich mit der QuintStation hergestellt habe (siehe Kap. *Herstellung von Schwingungskopien (Energetika)* auf Seite 219). Nach meiner bisherigen holopathischen Erfahrung sollte es genauso wirken, wie ein in der Apotheke hergestelltes Homöopathikum.

Ergebnis: Als die Patientin nach 3 Wochen zur Kontrolle kommt, fällt sie mir beinahe um den Hals: Ihre Tochter ist wie verwandelt, fragt, ob etwas zum Bügeln sei und wann sie abends zuhause sein soll. Der ganze Stress, der zu ihren Problemen geführt hat, ist weg!

8 Literaturverzeichnis

R. Sheldrake: Das Gedächtnis der Natur, Scherz,1990

R. Sheldrake: Das schöpferische Universum, die Theorie des morphogenetischen Feldes, Ullstein, 1995

R. Sheldrake: 7 Experimente, die die Welt verändern könnten, Fischer, 2002

P.T. De Jardin: Das Herz der Materie, Kernstück einer genialen Weltsicht, Olten: Walter 1990

M. Emoto: Die Botschaft des Wassers, KOHA, 2002

J. Bauer: Das kooperative Gen, Hoffmann u. Campe, 2008

F. Capra: Wendezeit, Bausteine für ein neues Weltbild, Scherz, 1984

S. Hawking: Die kürzeste Geschichte der Zeit, Rowohlt, 2005

B. Heim: Elementarstrukturen der Materie, Resch, 1989

I. v. Ludwiger: das neue Weltbild des Physikers B. Heim, Komplett-Media, 2006

B. H. Lipton: Intelligente Zellen, KOHA, 2007

P. Karlson, D. Doeneke, J. Koolman: Kurzes Lehrbuch der Biochemie G.Thieme, 1994

B. D. Schrecke, G. J. Wertsch: Lehrbuch der modernen und klassischen Akupunktur, WBV 1989

G. L . Rummel: Bioresonanz, Zukunft und Chance der Medizin (Hg.), Laub, 2009

R. Voll: Medikamententestung, Nosodentherapie und Mesenchymreaktivierung, MLV, 1965

B. Kramer: Lehrbuch der Elektroakupunktur, Band 1-5, HAUG, 1985

M. Dorcsi: Stufenplan und Ausbildungsplan in der Homöopathie, Band 1-3, HAUG, 1977

M. Dorcsi: Homöopathische Arzneimittellehre, HAUG, 1983

H. Halter: Vorsicht, Arzt! Krise der modernen Medizin, Rowohlt, 1981

P. Dosch: Lehrbuch der Neuraltherapie nach Huneke, HAUG, 1971

V. E. Frankl: Der Mensch auf der Suche nach Sinn, Wiener Verlag, 1971

9 Anhang: Holopathie – ein Interview mit Dr. Steiner

Frage: Herr Dr. Steiner wie arbeitet die Holopathie?

Dr. Steiner: Krankheiten, die sich nur in Organen alleine abspielen gibt es nicht. Der Patient erlebt seine Krankheit zwar auf der Organebene, erlebt seinen Magen oder Darm, oder sein Herz oder die Niere, aber in Wirklichkeit sind die Krankheitsreaktionen auch im Bindegewebe, im vegetativen System, in den Reflexen, in allen übergeordneten Bereichen, und zwar um so mehr, je chronischer die Erkrankung ist. Das Problem ist nicht so sehr die akute Erkrankung, sondern die chronischen Patienten, die schon alles Mögliche hinter sich haben und nicht weiter wissen. Es geht darum, die Komplexität, die den menschlichen Körper ausmacht, mit einer möglichst effizienten, in der Praxis einfachen Methode aufzudröseln, also herauszufinden, was bei Patienten, die sich einfach nur müde und lustlos fühlen, die diverse Allergien haben, oder irgendwelche unklaren Verspannungen und Magen-Darmprobleme, eigentlich los ist. Die Holopathie eignet sich sehr gut dafür, aus einer Fülle von Beschwerden, die unter Umständen nicht klar zuordenbar sind, die entscheidende Ursache herauszufinden und genau an den Fäden zu ziehen, die für die Heilung des Ganzen entscheidend sind. In den meisten Fällen geht es nicht mehr um einzelne Organerkrankungen, sondern um systemübergreifende Störungen. Sehr viele Menschen haben Schilddrüsenstörungen, das sind Störungen in der Balance zwischen Schilddrüse und Nebenniere, die in der Praxis oft nicht erkannt werden, weil die Testung der Antikörper, die zur Schilddrüsenerkrankung führen teuer ist, und die behandelnden Ärzte fürchten, dass sie ihr Budget überschreiten, wenn sie das messen. Ich weiß, dass es sehr viele Frauen gibt, die Psychopharmaka bekommen, in Wirklichkeit aber eine unerkannte und nicht diagnostizierte Schilddrüsenstörung haben. In der Holopathie könnte man das sehr schnell und kostengünstig aufdecken und auch entsprechend therapieren. Ein weiteres Beispiel sind die schon erwähnten diffusen Störungen, es nimmt zu, dass die Leute sich weder richtig gesund noch richtig krank fühlen.

F: Gibt es vollkommene Gesundheit dann überhaupt noch?

CS: (lacht) Das weiß ich nicht genau. Wahrscheinlich immer weniger. Was zunimmt ist diese Grauzone, jeder hat irgendetwas, seien es Verspannungen, Nahrungsmittelunverträglichkeiten oder Allergien. Für viele „gesunde" Leute bricht doch im Frühjahr der Notstand aus, wenn die Pollen kommen! Dies alles zeigt, dass unwahrscheinlich viele Leute immunologisch vorgeschädigt sind, ohne es zu wissen. Ich gehe auch davon aus, dass die weit verbreiteten Müdigkeitssymptome immunologische Ursachen haben, weil das Immunsystem zum Teil auch das Hormonsystem und das vegetative System irritiert. Dieser Zustand, dass viele Leute diffuse Beschwerden haben, die man nicht einordnen kann, ist etwas, mit dem auch die klinische Medizin schlecht zurechtkommt. Wenn jemand mit Kopfschmerzen, Allergien, Verspannungen, Lebensunlust und Müdigkeit zum Internisten geht, bekommt er möglicherweise ein Antibiotikum, möglicherweise ein Kopfschmerzmittel. Wenn er zum Orthopäden geht, bekommt er eine Therapie der Halswirbelsäule, wenn er zum Urologen geht, werden die Harnwege durchgecheckt, und wenn er zum Kardiologen geht, das Herz. Gefunden werden damit immer nur Teilaspekte. Dazu kommt noch, dass viele der entsprechenden Untersuchungen, die eigentlich weiterführen würden, viel zu teuer sind, so dass nicht einmal klinisch-medizinisch ein ganzes Bild entsteht. Dieses ganze Bild kann durch die Holopathie gebildet werden. Ich traue mich zu sagen, dass ich mit der Holopathie, trotz eines Wustes von Symptomen, die entscheidenden Punkte herausfinden kann, die wir verändern müssen, damit es dem Patienten wieder gut geht.

Betroffen sind heutzutage meistens das Immun- und Hormonsystem, weil die Umweltbelastung durch Elektrosmog, Schwermetalle und allgemeine Reizüberflutung extrem zunehmen. Ich weiß auch von vielen Kollegen, dass Patienten mit unklaren Symptomen heute die Praxen füllen. Auch die amerikanischen Synonyme wie MCS (Multiple Chemical Syndrom), oder CFS (Chronic Fatigue Syndrom), oder auch ADHS (Attention Deficit and Hyperactivity Syndrom), sind nur mehr oder weniger hilflose Umschreibungen der Resultate dieser Belastungen. Auch die moderne klinische Medizin weiß um diesen Zusammenhang, kann ihn aber meistens nicht exakt definieren. Wir haben einen besseren Weg als alle anderen Methoden, die ich kenne, um in diesem Nebel der scheinbar nicht zusammengehörigen Symptome die Ursachen zu finden und sie so weit aufzudröseln, dass eine Wendung geschehen kann. Natürlich nicht in jedem Fall. Wir können auch nicht jedem helfen. Patienten mit ADHS und CFS kommen viele in meine Praxis. Auch Patienten, die fälschlicherweise Psychopharmaka bekommen haben und auf verschiedenste

Weise vortherapiert wurden, obwohl eigentlich endokrinologische und autoimmunologische Störungen dahinter standen, kann mit Hilfe der Holopathie geholfen werden.

F: Also Holopathie kann tatsächlich die Ursachen aufdecken? Auch wenn sie auf alten Glaubensmustern und Programmierungen der Persönlichkeitsebene beruhen?

CS: Ja. Ich würde jetzt in einem ersten Schritt davon ausgehen zu sagen: „Das was im Körper passiert, passiert durch Veränderungen im chemischen Gleichgewicht", das ist nur eine erste Näherung. Veränderungen von Hormonen, immunologische Veränderungen, und natürlich auch Veränderungen von Enzymen, Spurenelementen, usw. Wir können diese Veränderungen mit Hilfe der Holopathie aufspüren, indem wir die entsprechenden Hormone und Enzyme energetisch anregen, und schon so das Gleichgewicht wieder herstellen. In Fällen, wo das alleine nicht reicht, können wir orthomolekulare Substanzen geben, die entsprechende Nachbildungen im Körper, im Stoffwechsel, unterstützen. Das ist der bodenständige Ansatz, der die Grundlage hat, dass jeder Veränderung im Körper, also auch die diffusen Symptome, entweder eine elektrophysiologische oder eine biochemische Veränderung zu Grunde liegt. Der bodenständige, und möglichst gesicherte Ansatz ist der, dass ich versuche, diese Veränderungen aufzuspüren und über die Therapieschemata, die ich habe, zu korrigieren. Da gibt es Erfahrungswerte, die zum Teil an Wunder grenzen. Heute erzählte mir ein Therapeut, dass eine über 70jährige Dame mit Diabetes im Koma lag, und dass er sie mit Holopathie wieder herausholen konnte. Oder dass es möglich ist, Tumorpatienten im Endstadium noch ein menschenwürdiges Leben zu ermöglichen, wo man die Schmerzphase möglichst lang hinausziehen kann. Natürlich in Kombination mit der klinischen Medizin. Das sind die ganz tragischen Fälle, wo auch die Holopathie nichts mehr bewirken kann. Aber immerhin höre ich von Angehörigen immer wieder, wie froh sie sind, dass der Opa oder die Oma noch relativ lange menschenwürdig leben konnten.

Der Durchschnittspatient kommt mit anderen Krankheiten, mit chronischen Leiden, die aber nicht so aussichtslos sind. In den allermeisten Fällen kann das gestörte bioenergetische und biochemische Gleichgewicht wieder gerade gebogen werden. Dies führt oft zu verblüffenden Dingen. Menschen, die lange Zeit unter Müdigkeit gelitten haben, werden wieder agil. Menschen, die lange Zeit immer wiederkehrende Infekte hatten, aufgrund eines gestörten Immunsystems oder einer gestörten Nebenniere, haben plötzlich keine Infekte mehr.

F: Würden Sie dazu raten, mit Hilfe der Holopathie einen Gesundheits-Check durchführen zu lassen, um auch beim vermeintlich Gesunden eventuell versteckte Krankheitsherde aufzuspüren, als vorbeugende Maßnahme bevor er Symptome entwickelt und krank wird?

CS: Ja genau, denn wir schauen uns neben den Symptomen auch die Ganzheit an, auch die Empfindungen, die allem zu Grunde liegen. Die Idee ist, dass letztendlich, selbst wenn wir die Ebene der biochemischen und bioenergetischen Veränderungen hinter uns haben, immer noch die Ebene der Gefühle und Verletzungen vor uns liegt. Das ist die eigentliche Krankheitsursache. Bei chronischen Krankheiten müssen wir irgendwann diese Ebene erreichen und dem Patienten auch dort Hilfe anbieten, und zwar nicht durch gutes Zureden, sondern indem wir seinem Gehirn die Energie geben, dass er selbst in einer Traumarbeit diese Dinge erleben und in seiner eigenen Traumsprache auflösen kann. Natürlich kann das im Einzelfall lange dauern, viele Patienten berichten aber, dass relativ rasch nach holopathischen Sitzungen Träume gekommen sind, oder sich nach Sitzungen Beziehungen zum Partner verändern konnten, ohne viele Worte.

F: Die Holopathie hilft also auch im psychosomatischen Bereich?

CS: Absolut, ja. Ich möchte kurz Stellung nehmen zum Verhältnis Holopathie und etablierte Medizin. Mein Grundsatz ist, dass diese Trennung künstlich ist, dass es für den Patienten besser wäre, wenn wir versuchen, möglichst ohne eine derartige Trennung zu arbeiten. Ich beziehe immer die klinisch-medizinischen Gesichtspunkte mit ein, indem ich versuche, die entsprechenden Ergebnisse des Holopathiechecks, klinisch-medizinisch zu beweisen. Wenn durch die Holopathie hormonelle Veränderungen festgestellt werden, schicke ich den Patienten zur Laboruntersuchung, soweit es kostentechnisch machbar ist. Bei vielen Tests ist es allerdings so, sie sind zu teuer, das bezahlt die Kasse nicht. In diesen Fällen kann ich es im Prinzip nur holopathisch beweisen. Eine holopathisch festgestellte Störung im Schilddrüsenautoimmunsystem kann aus Kostengründen nicht in jedem Fall im Labor verifiziert werden. Wenn der Patient aber auf die entsprechende Therapie gut anspricht, nehme ich doch an, dass auch die ursprüngliche holopathische Diagnose richtig war. Ich habe sehr viele solcher Patienten. Die Hilfe besteht auch darin, nicht jeden in die Mühle eines Krankenhausbetriebs zu schicken, damit sämtliche Organe durchgecheckt und geröntgt werden. Hilfe kann darin bestehen, dass ich das Problem mit Hilfe der Holopathie eingrenze. Im Darm finde ich erhöhte Risikofaktoren, die möglicherweise auf einen Tumor hindeuten, also schicke ich ihn gezielt zur Koloskopie, was natürlich viel erspart, da er keine anderen Untersuchungen braucht.

Ideal wäre, wenn es zu einer Symbiose zwischen Holopathie und klinischer Medizin käme. In meiner Heimatstadt funktioniert das sehr gut. Die Extreme in beiden Richtungen erschweren aber immer noch symbiotische Zusammenarbeit. Wenn jemand zu sehr energetisch ausgerichtet ist und fassbare organische Veränderungen aus dem Blickfeld verliert, ist es genauso schlecht, wie wenn jemand die energetischen Zusammenhänge schlichtweg leugnet, wie es viele Kliniker machen. Es gibt in beiden Bereichen Gründe zum Umdenken. Aber ein echtes Zusammenwirken ist denkbar, und wenn ich es in der Praxis erlebe, ist es für den Patienten auch sehr günstig. Holopathie ist keine Methode, die sich alleine in den Raum stellen will, sondern wir suchen die Zusammenarbeit. In der Praxis führt dies zur viel effizienteren Diagnosefindung. Der Patient erspart sich den ganzen Rummel eines stationären Krankenhausaufenthalts, das wirkt kostendämpfend. Man braucht eben nicht mehr 120 Laborwerte, sondern vielleicht nur noch 10, die relevant sind. Dies betrifft die Diagnose, aber auch in der Therapie können Kosten eingespart werden, beispielsweise durch Medikamentenreduktion. Dem Patienten ist es leider meistens nicht bewusst, dass eine Packung Ciproxin (ein Antibiotikum) wesentlich mehr kostet als eine Packung orthomulekularer Substanzen (aus der Holopathie), die in vielen Fällen, nicht in allen, das Gleiche leisten. Wenn die Kassen die Kosten für unsere Substanzen übernähmen, könnte eine echte Kostenreduktion erzielt werden.

F: Die Holopathie bietet auch Möglichkeiten der Heimtherapie. Bedeutet das, dass der Patient nicht mehr in die holopathische Praxis kommen muss?

CS: Wir haben kleine Geräte entwickelt, auf die der holopathische Therapeut das ermittelte Therapieprogramm programmieren kann. Dieses Gerät trägt der Patient am Gürtel oder in einer Brust- oder Gesäßtasche, in der Nacht kann er es unter das Kopfkissen legen. Dieses Programm wiederholt automatisch die vom Therapeuten gefundenen Therapieprogramme in einer Endlosschleife. Man kann auch einzelne Programme auswählen, und Zeiten vorgeben. Man erreicht dadurch einen Effekt, als würde der Patient jeden Tag in die Praxis kommen. In manchen Fällen ist es natürlich nicht ganz so, da erreicht man nur annähernd diesen Effekt. Besonders für chronische Patienten ist das sehr wichtig. Es spart Kosten, denn die Miete für das Gerät ist natürlich viel preisgünstiger als häufige Praxisbesuche, und wir erreichen damit, dass bei chronischen Patienten die Therapiefortschritte gehalten, oder langsam ausgebaut werden können, und nicht wieder verschwinden, sobald der Patient die Praxis verlässt.

Ich möchte noch einmal zurückkommen auf die eingangs erwähnten Umweltfaktoren. Elektrosmog ist ein Faktor, den es natürlich schon sehr lang gibt, so lange, wie es eben Elektrizität gibt, aber man muss sich klar machen, dass gerade in der heutigen Zeit wesentlich mehr Sender gebraucht werden und auch in wesentlich mehr Frequenzen arbeiten als jemals vorher. Das hat in einem atemberaubenden Tempo und Ausmaß zugenommen. Sie können heute mit dem Handy im Keller eines einsamen, freistehenden Hauses telefonieren. Sie können versuchen irgendwo Sendelöcher zu finden, aber es gibt sie kaum. Es gibt im ganzen Bundesgebiet nur ganz vereinzelte Sendelöcher. Man kann sagen, 99% der gesamten Bundesrepublik werden permanent abgedeckt. Das Entscheidende ist, dass diese Strahlung auch im Schlaf wirksam wird. Mit energetischen Verfahren, nicht nur mit der Holopathie alleine, sondern auch mit RAC-Test, Kinesiologie, Elektroakupunktur, Kirlianfotografie, z.T. auch Infrarotwärmefotografie, also mit biologisch orientierten Verfahren kann man zeigen, dass durch Elektrosmog Veränderungen im Körper entstehen. Mittlerweile bestreiten das nicht einmal mehr die Betreiber, sie geben jedoch nicht zu, wie negativ diese Veränderungen sein können. Mit Hilfe biologischer Tests lässt sich aber zeigen, dass gerade Allergiker auf Elektrosmog massiv reagieren. Pollenallergiker erleben eine Verschlimmerung, wenn sie längere Zeit mit dem Handy telefonieren, ebenso Asthmatiker. Auf lange Sicht treten Verschlimmerungen auch bei anderen Autoimmunerkrankungen ein, bei Neurodermitis, Kolitis und allen anderen Autoimmunerkrankungen.

Das Schwierige ist, dass es zwar Studien gibt, die das zeigen, aber Gegenstudien, die das auch widerlegen. Entscheidend war die skandinavische Studie zum vermehrten Auftreten von Gehirntumoren entlang von Hochspannungsleitungen, die dann wiederum wegdiskutiert wurde. Immerhin hat sie aber dazu geführt, dass in Skandinavien Schulen und Kindergärten nicht mehr entlang von Hochspannungsleitungen gebaut werden dürfen. Mittlerweile gibt es auch Länder, die die Installation von Handy-Sendemasten bei Schulen und Kindergärten verboten haben. Also wir sind in der eigenartigen Situation, dass offiziell alle diese Einwirkungen als schadensfrei, als harmlos eingestuft werden, aber dann doch wieder Unbehagen hervorrufen, und dieses Unbehagen findet durchaus Eingang in die Gesetzgebung, obwohl die entsprechenden Studien immer wieder als nicht sauber und nicht maßgebend bezeichnet werden.

Es gibt aber auch im klinisch-medizinischen Bereich immer mehr Ärzte, die aus ihren Erfahrung heraus einen Zusammenhang zwischen Erkrankungen und Elektrosmog sehen. In österreichischen Ärztezeitschriften, auch in deutschen, wird dieses Thema in diesem Sinne diskutiert wird, dass Handys durchaus Verschlimmerungen chronischer Krankheiten bewirken können. Es findet zum Teil auch ein Umdenken auf kommunaler Ebene statt, indem Kommunen fordern, dass der Grenzwert reduziert wird nach dem Salzburger Muster. Salzburg ist in Österreich ein Vorbild, weil dort der Grenzwert um den Faktor 100 nach unten gedrückt wurde.

Jetzt gibt es immer mehr Kommunen, die das in ihrem Bereich auch wollen. Also obwohl offiziell die Handystrahlung, oder höherfrequente Elektrostrahlung angeblich harmlos ist, sind sich die Bevölkerung, der kleine Mann und sehr viele Ärzte dann doch wiederum einig, dass dem aufgrund der Erfahrungen so nicht sein kann. Mit den oben genannten Methoden, Kinesiologie, RAC und anderen biologischen Verfahren, und natürlich auch mit der Holopathie kann man den Zusammenhang, dass Elektrosmog die Immunität stark verändert, klar erkennen.

Nochmal zurück zur Heimtherapie. Da die meisten Personen, die zu uns kommen, oder zu Therapeuten, die mit der Holopathie arbeiten, zurückgehen in ihr Umfeld welches mit Elektrosmog belastet ist, ist es zweckmäßig die Therapie möglichst lange fort zu setzen, um Strahlungsfreiheit zu simulieren. Das ist also ein Faktor. Man kann ohnehin keine Strahlungsfreiheit herstellen, aber man kann den Körper an die zunehmenden Belastungen gewöhnen, man kann ihn energetisch stärken, dass er sie aushält. Diese Funktion übernimmt in der Heimtherapie die QuintBox, ein kleines programmierbares Therapiegerät.

F: Also wir können gegen den Elektrosmog generell nichts machen, aber den Patienten wirksam schützen.

CS: Ja, biophysikalisch lässt sich Elektrosmog praktisch nicht abschirmen, oder wenn, dann nur mit sehr großem Kostenaufwand. Daher gehen wir den Weg, dem Patienten Informationen zu geben, die ihn immunisieren, vergleichbar einer Impfung.

F: Ist diese Immunisierung dauerhaft?

DS: Nein, nur so lange das Gegenprogramm einwirkt. Speziell gegen Elektrosmog haben wir, außer der Box noch ein relativ kostengünstiges Produkt entwickelt, spezielle Folien, die halbleitend sind, und in ihrem Bindegefüge auf eine bestimmte Weise von uns geprägt worden sind. Wenn die Strahlungen eines Gerätes hindurchgehen, wird dieser Gerätestrahlung eine bestimmte homöopathische Schwingung hinzugefügt, überlagert. Sie können diese Folie auf den Akku Ihres Handys kleben, worauf das Handy biologisch gesehen verträglich wird. Tausende sind davon im Umlauf, und es werden sehr gute Erfahrungen damit gemacht. Wir bekommen damit zumindest symptomatisch den Elektrosmog in den Griff. Es gibt verschiedene Folien, je nach Gerätetyp für Handys, Computer, SAT-Anlagen und die normale Elektroanlage in Häusern oder Wohnungen.

F: Hat die Holopathie auch eine geistig-spirituelle Dimension? Kann man jemanden in seinem Erkenntnisweg fördern, ihn zur Erleuchtung führen?

CS: Der Ansatz ist der, dass alles, was im Geist passiert, zunächst mal zu einer elektrophysiologischen Veränderung des Gehirns führt, und diese auch zu einer stoffwechselmäßigen Veränderung. Das sieht man im MRT, also in Magnetresonanzbildern von Depressiven, oder auch im Kernspintomogramm. Man kann mit bildgebenden Verfahren zeigen, dass der Hirnstoffwechsel von Depressiven anders aussieht als von Normalen oder von Leuten mit Burn-out-Syndrom oder von Schizophrenen. Natürlich geht dieser Hirnstoffwechsel immer auch mit elektrophysiologischen Veränderungen einher. Sprich, mit der Energie, in Anführungszeichen. Diese Größen sind aber auch miteinander verzahnt. Der Patient erlebt beispielsweise Angst subjektiv als ein äußerst unangenehmes Gefühl, aber diese Angst ist jetzt real gesprochen eine Veränderung in seinem Hirnstoffwechsel und in seinem energetischen Gefüge des Gehirns, das ist sichtbar zu machen. Wenn es gelingt, dieses energetische Gefüge, also den Energiefluss der inneren Hirnmeridiane zu verändern, so dass sich auch der Hirnstoffwechsel verändert, verschwindet auch die Angst. Das ist unser Ansatzpunkt, wir sagen, es ist nicht notwendig, dass der Patient uns seine Angst mitteilt, sein Gehirn teilt es uns aufgrund der energetischen Veränderungen ohnehin mit. Wir können das testen, wir können auch Therapien abrufen, die diese energetischen Veränderungen wieder geradebiegen, also neutralisieren, und dadurch, nicht sofort, aber über lange Sicht, auch den Gehirnstoffwechsel beeinflussen, was bedeutet, dass auch die Angst verschwindet.

F: Die wird gelöscht?

CS: Ich mag den Ausdruck „löschen" nicht sehr, weil es in Wirklichkeit viel komplizierter ist, aber nennen wir es mal so, ja.

F: Weil sie nicht mehr nötig ist? Also wenn die Angst nötig wäre, würde sie sich vielleicht nicht löschen lassen? Angst hat ja immer auch eine Berechtigung.

CS: Es ist so, dass die Patienten meist dann Angst haben, wenn das Unterbewusstsein Dinge unter dem Teppich hervorholt, mit Teppich meine ich jetzt, dass im Leben viele Dinge passieren, die wir nicht verarbeiten können, aber das Leben geht weiter. Nahe Angehörige sterben, man erlebt Ehekrisen, Verletzungen in den Beziehungen, Verluste, viele Dinge. Man nimmt sie eben zur Kenntnis, man verarbeitet sie nicht wirklich, man schiebt sie eben unter den Teppich. Dort bleiben sie aber und drängen nach einiger Zeit wieder heraus, wenn sie nicht eingeordnet werden können und wenn der Patient vergessen hat, dass er sie hat. Er weiß nicht mehr, was dieses diffuse Unlustgefühl hervorruft, und das erzeugt eben Angst oder auch Aggression, je nachdem, da sind eine Reihe von Gefühlen möglich.

Wir können in der Holopathie so vorgehen, dass wir sagen, wir stärken den Hirnstoffwechsel des Patienten energetisch und auch die Hirnphysiologie, das energetische Gefüge des Patienten, und den Stoffwechsel durch ausgewählte orthomolekulare Substanzen, das sind seltene Erden wie Molybdän, Beryllium, Mangan und andere, in Mikrodosierung. Wir stärken auf diese Weise den Hirnstoffwechsel derart, dass der Patient die Energie bekommt, diese Dinge unter dem Teppich hervor zu holen und in der Traumarbeit erneut eine Konfrontation mit ihnen einzugehen. Erst dadurch findet eine Bearbeitung statt. Diese Bearbeitung muss nicht bewusst sein. Sie kann auch in den höheren Schichten des

Unterbewusstseins erfolgen, solange der Patient unterbewusst positiv dazu eingestellt ist, solange er es will, solange er versteht, dass eine derartige Traumarbeit nötig ist, und dass es manchmal auch nötig ist, dass er unruhig schläft, um darüber hinweg zu kommen. So lange er also grundsätzlich bereit ist, das zu verarbeiten, wird sein Unterbewusstsein diesen Wunsch oder Befehl übernehmen und diese Arbeit leisten.

Wenn der Patient sich sperrt, was natürlich sein gutes Recht ist, und was man als Therapeut auch zur Kenntnis nehmen muss, werden durch die Holopathie die Dinge zwar hochgehoben, es kommt auch zur Traumarbeit, aber der Patient will nichts davon wissen. Dann könnte es sein, dass er aufwacht, um dem zu entgehen, oder es könnte auch sein, dass er die gehobenen Probleme wieder in Form von rein körperlichen Symptomen manifestiert. Der Holopath muss natürlich den Patienten genau beobachten und am Anfang an der kurzen Leine halten, um zu sehen, ob Erstverschlimmerungen auftreten als Folge davon, dass der Patient seelisch noch nicht dazu bereit ist, diese Dinge zu verarbeiten. Das muss man zur Kenntnis nehmen und diesen Teil der Therapie lassen und im organischen Bereich bleiben. Wenn aber ein grundsätzliches geistig-seelisches Einverständnis von Seiten des Patienten da ist, die grundsätzliche Bereitschaft sich mit den eigentlichen Problemen auseinanderzusetzen, dann funktioniert das, dann kann die Holopathie die tiefen, auch unbewussten Konflikte aktivieren und einer Verarbeitung zuführen, so dass tiefgehende Veränderungen stattfinden.

Ich habe hier viele erstaunliche Dinge erlebt, speziell auch bei Kindern mit Entwicklungsstörungen, die oft irgendwelche Schocks aus dem familiären Unterbewusstsein übernommen haben, beispielsweise sexuelle Dinge, die sie nicht verkraften können. Diese Kinder setzen ihre normale Entwicklung fort, wenn diese Dinge hochgehoben und verarbeitet werden. Oder Patienten mit chronischen Allergien. Allergie ist meistens ein Ersatzkrieg für etwas ganz anderes. Wenn die unterschwelligen Verletzungen erfasst und mit der Holopathie einer Verarbeitung zuführt werden, hören auch die Allergien auf. Es sind also sehr, sehr tiefe Anwendungen möglich.

Ich würde sagen, holopathisch lassen sich wahrscheinlich 80% der chronischen Krankheiten heilen. Die restlichen 20% sind entweder schon zu weit fortgeschritten, oder fallen unter die Kategorie, dass die Menschen noch keine seelische Bereitschaft haben für die Auseinandersetzung mit den eigentlichen Gründen, was man, wie ich schon sagte, akzeptieren muss. Es ist gut und in Ordnung, dass es keine Erlösung aus der Steckdose gibt. Man kann nichts aufpfropfen. Die Willensfreiheit des

Patienten ist nach wie vor gültig. Der Patient muss von sich aus eine grundsätzliche Bereitschaft haben, sein Leben in der Tiefe umzustellen. Das muss oft gar nicht verbalisiert werden. Es ist oft so, dass die Leute es nicht ausdrücken können, es reicht die Bereitschaft, dass sie wirklich anders leben möchten als vorher. Aber wenn sie sagen, „ja Herr Doktor, wissen Sie, ich hab keine Probleme, ich möchte nur gesund werden", dann ist das das Problem. Oder Tumorpatienten, die zu mir kommen und sagen, „wissen Sie, ja, ich hab einen Tumor, ich hab zwar den und den Laborwert, ja, aber ich hab keine Probleme, und bleibt mir vom Leib, das mit der Psyche, das interessiert mich nicht". Gut, man muss das akzeptieren, und es gibt Erkrankungsformen, wo ich sicherheitshalber einen verfrühten Einstieg in die Arbeit mit dem Unterbewusstsein vermeide, dazu gehört die Tumor-Erkrankung. Ein zu früher Einstieg kann einen bösen Rückfall erzeugen. Trotzdem ist meine Erfahrung, dass diejenigen unter meinen Patienten, die den Tumor ausgeheilt haben, diejenigen sind, die sich der Auseinandersetzung mit den eigentlichen Ursachen in irgendeiner Weise gestellt haben. Das muss nicht groß dramatisch sein, dass man weinend zusammenbricht, oder in eine Beziehungskrise geht, oder sich scheiden lässt, nur weil man sich vom Partner verletzt fühlt. Es kann auf stille Art ablaufen, einfach innehalten und sich trauen, das, was wehtat, noch mal anzusehen. Erstaunlicherweise ist das oft schon die Heilung.

Das Anschauen läuft oft so halb bewusst, indem der Patient sich mehr Zeit für sich nimmt, indem er einfach etwas Ruhiges tut, beispielsweise Gartenarbeit, und dabei irgendwie auch kontempliert, in sich selber zurückgeht. Früher dachte ich, ich müsse den Patienten ein Programm entwerfen, was sie tun sollen, hochstehende Musik hören, hochstehende Bücher lesen, bestimmte Formen der Meditation. Davon bin ich wieder abgekommen, jeder hat seinen eigenen Weg, und das Entscheidende ist die Motivation. Wenn jemand wirklich die Motivation hat, sein Leben anders zu leben als vorher, dann ist es das, und dann wird er seinen Weg gehen, und dann kann die Holopathie ihm ganz entscheidend helfen. Wenn er aber eine tiefgreifende Erkrankung nur als eine vorübergehende Störung sieht, und glaubt, genauso in jeder Form weiterleben zu können wie vorher, wird auch die Holopathie nur symptomatisch wirken.

F: Man braucht also die Mitarbeit vom Patienten schon?

CS: Ja, die äußere und die innere Mitarbeit. Die äußere Mitarbeit müssen wir voraussetzen, dass der Patient zum Beispiel seine Ernährung umstellt und sich ausreichend bewegt, solche Dinge, auch die Mittel entsprechend einnimmt. Die innere Mitarbeit ist sehr schwer zu verordnen. Wie gesagt, früher habe ich den Patienten Programme verordnet, aber das hat nicht so gut hingehauen. Ich habe gesehen, dass Leute auf ganz unterschiedliche Weise ihre Probleme verarbeiten, wo ich dachte, Mensch, das kann es doch nicht sein, aber genau das war es eben. Dieses Innehalten, dass die Leute selbst eine stimmige Form der Meditation finden. Für den Außenstehenden schaut das nach gar nichts aus, aber sie schauen nach innen und finden etwas, und das ist es.

Sie schauen nach innen und machen sich Gedanken über ihr Leben und ihre Motive, etwas, was sie all die Jahre vorher nie getan haben. Sie schauen ihre Beziehung an, oder etwas, was sie krank gemacht hat, und sind imstande zu weinen, Dinge eben, die ein Außenstehender vielleicht gar nicht merkt. Glücklicherweise sind mindestens 70% der Patienten in dieser Weise positiv eingestellt, und so kann man in der Tiefe mit ihnen arbeiten. Bei dem Rest ist es in irgendeiner Weise schwierig. Sei es, dass ein heimlicher Krankheitsgewinn vorliegt, indem die Ehefrau oder der Ehemann eine Krankheiten entwickelt, um dem Partner zu zeigen, wie schlecht er ist, wie sehr er unter dem anderen leidet. Was auch immer, da gibt es viele Spielarten, die natürlich dem Betreffenden oft gar nicht bewusst sein müssen.

F: Dann wäre das natürlich der Ansatzpunkt?

CS: Natürlich. Ich will den Leuten hier nicht unterstellen, dass sie das absichtlich tun, dann würde es ja nicht funktionieren. Aber das Unterbewusstsein folgt natürlich unseren geheimen Wünschen. Jemand hat gesagt, hütet euch vor euren Wünschen, sie könnten in Erfüllung gehen. Und wenn ich den geheimen Wunsch habe, es dem anderen mal so richtig zu zeigen, indem ich ihn spüren lasse, wie er mich fertig macht, könnte es sein, dass Unterbewusste sagt, okay, gut, wie machen wir das jetzt, und es konkret umsetzt. Oder man will sich selbst bestrafen, Frauen nach Abtreibungen, indem sie sagen, ich habe dafür eine Strafe verdient, und wenn ich jetzt einen Herzinfarkt bekomme, ist dies die gerechte Strafe, das hat mir der Herrgott auferlegt, das muss so sein. Wenn sie das so glauben, wird ihr Unterbewusstsein dafür sorgen, dass es so eintrifft. Anderen zu verzeihen ist schon schwer, aber sich selber zu verzeihen scheint manchmal fast unmöglich zu sein. Da kann natürlich auch eine gezielte Psychotherapie helfen, Holopathie alleine reicht nicht, weil der Patient einen Bewusstwerdungsprozess durchlaufen muss.

F: Die Holopathie kann dann begleitend wirken?

CS: Ja, durch die holopathische Begleitung können Bewusstwerdungsprozesse leichter laufen. Ich erlebe das bei Familienaufstellungen, dass die Patienten, die ich holopathisch vortherapiert habe, wesentlich schneller zu einer Aufstellung zugelassen werden, als andere. Normalerweise schauen sie nur zu, bis sie offen werden, mit der holopathischen Vortherapie machen viele schon beim ersten Mal aktiv mit, lassen sich also selbst aufstellen.

F: Haben Sie auch Glückseligkeit, Alleinsein oder Göttlichkeit in ihre Software mit aufgenommen?

DS: Wie oft im Leben lässt sich die negative Seite leichter erfassen als die positive. Angst, Aggressionen oder Minderwertigkeitsgefühle lassen sich gut erfassen, während positive Muster sehr viel schwerer zu fassen sind. Wir arbeiten daher so, dass wir die negativen Muster eingescannt haben und auf empirische Weise Homöopathika gefunden haben, die diese ausgleichen. Man kann also die negativen Muster verwenden, um den positiven Effekt hervorzurufen.

Es gibt ja auch diese homöopathische Umkehrwirkung, wenn ich ein Gift, sagen wir mal, Quecksilber, in mir habe, und ich gebe dieses Gift in einem Potenzakkord oder in einer Potenz, wirkt es gegengerichtet. Ich kann den Potenzakkord von Angst geben. Digital ist das möglich. Oder den Potenzakkord von Minderwertigkeit. Genauer gesagt, den Potenzakkord des elektrophysiologischen Abdrucks von Minderwertigkeit. Wie wir das einscannen? Ich sage dem Patienten, „jetzt konzentrieren Sie sich bitte mal auf Ihre Angst, was macht Ihnen Angst?" und gehe dann auf bestimmte Akupunkturpunkte, um sie einzuscannen. Dieses elektrophysiologische Schwingungsmuster hat sich dann als sehr wirksam erwiesen, auch bei anderen Patienten mit Angstzuständen. Auf diese Weise konnte ich eine bestimmte Palette von energetischen Zuständen des Gehirns erstellen.

Momentan ist unser System so konzipiert, dass wir die negativen Dinge aufspüren, und sie die mit den Mitteln der digitalen Homöopathie in etwas Positives umwandeln.

Wir haben aber auch noch einen zweiten Weg: Dem Patienten mit Angstzuständen geben wir bestimmte homöopathische Substanzen von denen wir wissen, dass sie das elektrophysiologische Signal „Angst" neutralisieren können. Beispielsweise Selen, es ist nicht allgemein bekannt, aber Selen kommt sowohl in den weißen Blutkörperchen, im Gehirn und in der Leber vor. Selen wirkt also in diesen Bereichen. Selen ist ein natürliches Antibiotikum zur Abwehrstärkung, wirkt aber auch gegen Angst. Andere Elemente, Tellur z.B. wirkt gegen Frustration, das habe ich empirisch herausgefunden. Silicea ist in der klassischen Homöopathie bekannt bei Minderwertigkeit. Silicium in Mikrodosierung ist also in diesen Fällen angebracht. Mit der Holopathie kann man dann sehr gut nachkontrollieren, dass diese Substanzen wirken.

F: Woher nehmen Sie all dieses Wissen? Träumen Sie das nachts?

DS: Nein, ich habe schon versucht, die Literatur zu sichten, so weit wie möglich. Was schwierig ist, weil sie sehr unsystematisch ist. Speziell die homöopathische Materia Medica liefert viel zu viel Informationen. Ich habe sehr vieles im Selbstversuch gemacht und durch energetische Testungen. Patienten mit ausgeprägten Minderwertigkeitsgefühlen kann man dann testen, ich hab mir einfach Zeit genommen und wirklich 25 oder 30 Spurenelemente ausgetestet, um herauszufinden, welches davon besteht die Testung in der Holopathie so, dass die entsprechenden Signale von Minderwertigkeit aufhören. Das ist eigentlich nur mit der Holopathie möglich, weil wir Testverfahren haben, mit dem die entsprechenden Schwingungsmuster direkt ins Gehirn gestrahlt werden können. Dadurch kann eine starke Reaktion stattfinden. Das hat am Anfang sehr, sehr viel Zeit gebraucht, aber ich habe die gefundenen Ergebnisse kartiert, also praktisch in Karten und Mustern zusammengefasst und systematisiert. Und heute haben wir sie im Computer integriert, und daher geht das sehr schnell.

F: Das klingt nach viel Fleißarbeit!

CS: Stimmt, ich habe fast zehn Jahre gebraucht, um das System lauffähig zu bekommen. Nachdem es aber jetzt im Computer integriert ist, steht es jedem zur Verfügung, das ist der große Vorteil.

F: Wie wichtig ist die Einnahme von den Aminosäuren und Spurenelementen?

CS: Bei jungen Leuten kann der Stoffwechsel alleine durch Energiegabe in Form von Schwingungen verändert werden, speziell bei Kindern, aber auch bei Menschen bei denen der Gesamtzustand gut ist. Je älter der Organismus wird, umso mehr braucht der Stoffwechsel andere Formen der Unterstützung. Dazu nutzen wir die Spurenelemente und natürlich auch herkömmliche Mineralien wie Kalium, Calcium und andere. Wenn man die energetische Therapie mit Gaben unserer orthomolekularen Substanzen abrundet, wie Molybdän, Mangan, Beryllium, Lanthan und anderen seltenen Erden, entstehen Effekte, die bisher nicht für möglich gehalten wurden, besonders im Gehirnstoffwechsel.

Wir haben hier eine homöopathische Verschreibungsart, wobei es nicht um die Verschüttelung oder Verreibung geht, sondern darum, dass das die einfachste Form ist, z.B. ein Metall in Milligramm- oder Mikrogrammdosen zu geben, indem man es jetzt z.B. in D4 oder D6 verreibt.

F: Das ist in diesen ATKs?

CS: Ja, das ist in den orthomolekularen Kapseln enthalten, die wir verwenden.

F: Sie haben eben über die Anwendung der Holopathie bei Kindern gesprochen, ab welchem Alter ist die holopathische Behandlung möglich?

CS: Die Holopathie können Sie auch bei Säuglingen anwenden. Allerdings am besten in Kombination mit der Mutter. Je kleiner ein Kind ist, desto eher geht es eine energetische Symbiose mit der Mutter ein. Es entsteht, man könnte sagen, fast ein einheitlicher Organismus, der sehr ähnlich reagiert. Nehmen wir mal an, ein Kind hat ein chronisches Problem, sagen wir mal, Neurodermitis, dann ist es wahrscheinlich so, dass die Mutter unterschwellige Probleme hat, die bei ihr noch nicht ausgebrochen sind, also kompensiert werden, beim Kind aber immunologisch nicht kompensiert werden können, und ausbrechen. Oder Bettnässen oder was auch immer. Die chronischen, also die tiefgehenden Kinderprobleme lassen sich wirklich am besten durch die Mutter-Kind-Therapie lösen. Bei akuten Problemen, Husten, Schnupfen usw. behandeln wir die Kinder auch direkt. Kleine Kinder sitzen dann meistens auf dem Schoß der Mutter und werden behandelt.

F: Wir danken Ihnen für das Interview.

(Ende des Interviews)